循環器疾患ディベート
II

EVIDENCE AND EXPERIENCE BASED MEDICINE

著 佐々木達哉
医療法人正和病院 循環器内科

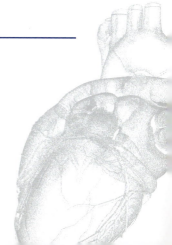

メディカル・サイエンス・インターナショナル

Debate on Cardiovascular Diseases II
—Evidence and Experience Based Medicine—

First Edition
by Tatsuya Sasaki

© 2018 by Medical Sciences International, Ltd. Tokyo
All rights reserved.
ISBN 978-4-8157-0129-1

Printed and Bound in Japan

はじめに

　続編である．なので，循環器診療のコアではなく，多くは循環器診療の周辺事情について議論してみた．最近はパッと見てパッとわかるカラフルな本が主流で，本書のような考えるためのネタを示すだけで答えのない地味な本は流行らない．文章ばかりで図や表がないので，前著は「変な小理屈の羅列ばかりでは眠前にちょうどよかろう」とも揶揄された．しかし，著者はそれでよしとしている．引っかかったところは自分で調べればいいだけの話で，調べる手立ては現代では豊富にある．そもそも，見開いてパッとわかりやすいような本なら他にいくらでもあるからでもある．

　それよりも，前著の致命的な勘違いや単純ミスを今頃になっていくつか見つけた．著者としては，このままにしておくのは寝覚めが相当に悪い．とはいっても，そんなことを発表しながら歩いて回るのもおかしいので，前著を出していただいた出版社に続編出版をお願いし，そのなかで修正することにした．気持ちが悪いので早々に修正する．

- p.27, 18行目：凝固阻止因 → 凝固阻止因子
- p.35, 16行目：QRS幅が広い心房細動があるが → QRS幅が狭くて洞調律の
- p.168, 本文の4行目：カルペリチド 1.67γ → ニコランジル 1.67γ
- p.172, 12行目：カルペリチドは投与しない → カルペリチドは通常量では投与しない

　穴があったら入りたいというのは，こういうことである．前著をお持ちの方は，早々に赤ペンで訂正していただきたい．お詫びに，今回の続編では専門外の内容にも怯まずに独りよがりな暴論を吐いておいた．ただし，嘘は書いてはいないが本心でもないので，真に受けて恨み骨髄とばかりに夜道などで後ろから刺さないようにしてもらいたい．かわりに，勇み足になりがちな「閑話休題」は姿勢を正して精一杯まじめに書いた．これで勘弁願いたい．

本書でも前著と同様に，原文を読めば誰でも自ずとツッコミどころが容易くわかるようなところは，わざと言及しなかったところがある。むしろ著者としては，他人の書いたサマリーを鵜呑みにせずに，批判的な目をもって原文に当たるということを奨励したい。そういう手間をかけないと，表面的に一般に言われていることの真相は一切見えてこない。真相を探るための手間は，端折るところではない，と著者は信じているからである。

　マニュアルやクリニカルパスはそれなりに有用なので，それらを守っていればとりあえずは合格点は取れるであろう。それでよしとするならばそれでもよかろうが，そこまでである。我々は，合格点を取るということだけのために日々過ごしているのではないのである。

著者

目　次

Ⅰ　抗血栓関連

1　NVAFでは血栓リスクが低くても抗凝固が必要　　　*2*
2　抗血小板薬投与時にはPPIを併用するべき　　　*12*
3　アスピリンは心血管疾患の一次予防には使用すべきではない　　　*20*
4　慢性透析例へのワルファリンは禁忌である　　　*28*
5　抗凝固薬服用中の脳出血発症後，抗凝固療法は早期に再開する　　　*35*

Ⅱ　糖尿病，代謝性疾患関連

1　糖尿病合併高血圧の第一選択薬はRAS抑制薬である　　　*44*
2　無症候性の高尿酸血症でも尿酸値は下げるべきである　　　*53*
3　SGLT2阻害薬は心血管イベントを抑制する　　　*60*
4　GLP-1受容体作動薬は心血管イベントを抑制する　　　*69*
5　糖尿病は厳格にコントロールしてはいけない　　　*76*

Ⅲ　高脂血症，動脈硬化関連

1　PCSK9阻害薬は適応を広げるべきである　　　*86*
2　薬剤でHDLを上げても効果はない　　　*93*
3　中性脂肪はフィブラート系薬剤でしっかり下げるべし　　　*103*
4　炎症を抑えると動脈硬化進展は抑制できる　　　*113*
5　脂質摂取・吸収への介入は虚血性心疾患イベントを減らす　　　*122*

Ⅳ 心不全周辺事情

1. 睡眠時無呼吸に介入すると心不全は改善する ………… *132*
2. CoQ10は心不全に有効 ……………………………………… *140*
3. スタチンは心不全治療薬になる ………………………… *146*
4. 大動脈弁狭窄進行抑制にスタチンは有効である ……… *153*
5. DPP-4阻害薬で心不全が起こりやすくなる …………… *161*

Ⅴ 救急処置関連

1. 感染性心内膜炎予防には口腔ケア，特に歯みがきが基本である ……………………………………………………… *172*
2. 中心静脈穿刺は鎖骨下静脈より内頸静脈のほうがよい … *179*
3. 過換気症候群にペーパーバッグ法はしてはいけない …… *186*
4. 急性心原性肺水腫では気管内挿管よりもまずNPPV …… *192*
5. 敗血症性ショックへのβ遮断薬投与は有効 ………………… *199*

あとがき ……………………………………………………………… *208*
索 引 ………………………………………………………………… *210*

閑話休題

- とは言っても，結果ではなくて過程……………………………………… *11*
- 医学統計で知っておくべき指標—平均値と中央値（1）……………… *27*
- 医学統計で知っておくべき指標—平均値と中央値（2）……………… *41*
- 医学統計で知っておくべき指標—RRRとARR（1）………………… *52*
- 医学統計で知っておくべき指標—RRRとARR（2）………………… *68*
- 医学統計で知っておくべき指標—RRRとARR（3）………………… *84*
- 医学統計で知っておくべき指標—疫学調査と介入試験…………… *102*
- 51対49でも勝ちは勝ち ………………………………………………… *121*
- 苦手意識………………………………………………………………… *139*
- 恣意的なバイアス……………………………………………………… *169*
- 勘違い…………………………………………………………………… *185*

注 意

本書に記載した情報に関しては，正確を期し，一般臨床で広く受け入れられている方法を記載するよう注意を払った。しかしながら，著者ならびに出版社は，本書の情報を用いた結果生じたいかなる不都合に対しても責任を負うものではない。本書の内容の特定な状況への適用に関しての責任は，医師各自のうちにある。

著者ならびに出版社は，本書に記載した薬物の選択，用量については，出版時の最新の推奨，および臨床状況に基づいていることを確認するよう努力を払っている。しかし，医学は日進月歩で進んでおり，政府の規制は変わり，薬物療法や薬物反応に関する情報は常に変化している。読者は，薬物の使用にあたっては個々の薬物の添付文書を参照し，適応，用量，付加された注意・警告に関する変化を常に確認することを怠ってはならない。これは，推奨された薬物が新しいものであったり，汎用されるものではない場合に，特に重要である。

I 抗血栓関連

1 NVAFでは血栓リスクが低くても抗凝固が必要

| Pro | Con |

CHADS2スコア1点以下でも積極的に抗凝固すべき

　まず，この話題に出てくる「非弁膜症性」心房細動（NVAF）という用語について。「弁膜症性」心房細動とは，リウマチ性僧帽弁疾患（主に狭窄症）と人工弁置換（機械弁，生体弁とも）に合併した心房細動という意味である。僧帽弁形成術後や弁逸脱などが原因の非リウマチ性僧帽弁閉鎖不全症は含まない。いくら重症の僧帽弁閉鎖不全症であっても，リウマチ性でなければ「非弁膜症性」に分類する。最近ではリウマチ性僧帽弁疾患はほとんど見なくなったので，「弁膜症性」心房細動は現在の本邦では実質的には人工弁置換後ということになっている。

　さて，そのNVAF患者の脳梗塞予防だが，脳梗塞発症リスクは一般にはCHADS2スコア［参考1］で層別化するのが簡便である。もちろんスコアが高いほど発症リスクは高く，JAMA（2001）によると，心房細動患者の脳梗塞年間発症率はCHADS2スコア3点で5.9%，6点で実に18.2%になるという。こういう高いリスクの患者にしっかりと抗凝固療法を行うのは当然である。しかし，CHADS2スコア1点でも2.8%，0点でも1.9%の患者が1年間に脳梗塞を発症している。問題は，このCHADS2スコアが低い患者はそのままでいいのか，ということである。CHADS2スコア1点以下の患者の絶対数は相当多いので，低リスクといえども発症する人数の絶対値はそこそこ大きいだろうと思われる。実際，本邦で行われた8,000例近くの登録研究であるJ-RHYTHM Registry（2011）では，エントリー症例の約半数が1点以下（1点34.0%，0点15.7%）であったので，発症リスクを加味すると，脳梗塞患者のほぼ1/4はCHADS2スコア1点以下からの発症と思われる。これは放ってはおけない。

　心原性脳梗塞はアテローム性脳梗塞に比べて梗塞範囲が広いので，重

症化しやすいことはよく知られている。すなわち,もともと心原性脳梗塞リスクが低い患者でも,いったん脳梗塞を発症すると,命はとりとめてもその後の生活の質は格段に落ちる。ここがよく誤解されているところで,「CHADS2スコア低値の患者が発症する心原性脳梗塞は軽症の脳梗塞だろう」と考える人も多いのである。実際は,CHADS2スコアが低くても,発症する心原性脳梗塞は決して軽症ではない。姉川らの研究(脳卒中 2010)によると,CHADS2スコア1〜0点からの心原性脳梗塞発症例で,発症時に軽症だった割合は40%程度,退院時の社会復帰は50%未満であり,これはCHADS2スコア3・4点の患者と同程度であったという。すなわち,心原性脳梗塞発症前のCHADS2スコアは,発症した脳梗塞の重症度や退院後の社会復帰の可否とは相関しない。やはりCHADS2スコア低値の患者からも,発症頻度は低いかもしれないが,心原性脳梗塞は発症させてはいけないのである。

抗凝固療法を施行するにあたり危惧すべきは,出血の問題であろう。NVAF患者への抗凝固療法施行時の出血リスク評価では一般にHAS-BLEDスコア[参考2]が用いられるが,このスコアに含まれる7項目のうち3項目はCHADS2スコアにも含まれている。したがって,脳梗塞発症リスクが低い人は出血リスクが低いということである。ならば,NVAFであればCHADS2スコア低値の患者に抗凝固療法を行うことに躊躇うことはないはずである。

[参考1] CHADS2スコア (Gage BF, et al. JAMA 2001;285;2864-70)

C	Congestive heart failure	1
H	Hypertension	1
A	Age≧75 years	1
D	Diabetes mellitus	1
S2	Prior Stroke or TIA or Thromboembolism	2

CHADS2スコア	Strokeリスク(%/年)
0	1.9
1	2.8
2	4.0
3	5.9
4	8.5
5	12.5
6	18.2

[参考2] HAS-BLEDスコア (Pisters R, et al. Chest 2010；138：1093-100. Camm AJ, et al. Eur Heart J 2010；31：2369-429)

ワルファリンによる抗凝固療法中の心房細動患者での出血リスクを評価するスコア（合計0〜9点）。1年後の大出血発現リスクは，スコア0点（低リスク）：1%前後，1〜2点（中等度リスク）：2〜4%，3点以上（高リスク）：4〜6%以上。

項目……高血圧（収縮期160mmHg超）：1点，腎/肝機能異常：各1点，脳卒中の既往：1点，出血：1点，INR不安定：1点，年齢＞65歳：1点，薬物/アルコール依存：各1点，の最高9点。

1) 腎機能異常：透析，腎移植，または血清クレアチニン≧200mmol/L（＝2.32mg/dL）
2) 肝機能異常：慢性肝疾患または顕著な肝障害の生化学的エビデンス（例：正常上限値の2倍を超えるビリルビン値，かつ正常上限の3倍を超えるAST/ALT/ALP値）
3) 出血：出血の既往および/または出血性素因
4) INR不安定：INRが不安定/高値または目標治療域内時間不十分
5) 薬物/アルコール依存：抗血小板薬・NSAIDsなどの薬物の併用またはアルコール中毒

*　　　　　*　　　　　*

- JAMA (2001)：Gage BF, et al. Validation of clinical classification schemes for predicting stroke：results from the National Registry of Atrial Fibrillation. JAMA 2001；285：2864-70.
- J-RHYTHM Registry (2011)：Atarashi H, et al. The J-RHYTHM Registry Investigators. Present status of anticoagulation treatment in Japanese patients with atrial fibrillation. Circ J 2011；75：1328-33.

本邦の心房細動患者の抗凝固療法の現状を明らかにするための，外来通院している心房細動患者連続例（158施設7,937例）のレジストリー研究。結果：平均年齢69.7歳。ワルファリン投与例（全体の87%）はやや高齢（p＜0.0001）であったが，性差なし。PAFは高血圧・心筋症・弁膜症・糖尿病が少なく（p＜0.0001），脳卒中/TIAも少なく（p＜0.0001），抗凝固療法を行われない傾向があった（p＜0.0001）。また，心房細動のタイプ別のCHADS2スコアは，

　　全体　　0：15.7%，1：34.0%，≧2：50.3%
　　発作性　0：20.8%，1：38.5%，≧2：40.7%
　　持続性　0：19.4%，1：32.4%，≧2：48.2%
　　永続性　0：10.6%，1：31.0%，≧2：58.4%

であり，心房細動のタイプによってCHADS2スコアの分布に大きな偏りはなかった。

- 脳卒中 (2010)：姉川敬裕，他. 非弁膜症性心房細動に伴う脳梗塞の重症度・転帰とCHADS2スコアとの関連に関する研究. 脳卒中 2010；32：129-32.

| Pro | **Con** |

CHADS2スコアが低くても出血リスクの高い例がある

　抗凝固療法施行時の出血リスクの指標であるHAS-BLEDスコアは，CHADS2スコアと3項目〔高血圧，脳卒中の既往，年齢（ただし65歳以上）〕重なるが，HAS-BLEDスコアにあってCHADS2スコアにないのは腎機能・肝機能障害，出血歴・出血傾向，INRコントロール不良，薬剤（抗血小板薬，NSAIDs）やアルコール依存，65歳から75歳未満，の5つ，逆にCHADS2スコアにあってHAS-BLEDスコアにないのは心不全の既往と糖尿病の2つ，である。ということは，例えば他にリスクがないときは，「若年で糖尿病＋心不全」例はCHADS2スコア＝2，HAS-BLEDスコア＝0（脳梗塞発症4.0％/年，出血発症1.13％/年）だから抗凝固を行うメリットのほうが大きいので，抗凝固開始。逆に「抗血小板薬服用中の70歳で心不全も糖尿病もない大酒飲み」例はCHADS2スコア＝0，HAS-BLEDスコア＝2（脳梗塞発症1.9％/年，出血発症3.33％/年）だから抗凝固のデメリットのほうが大きいので，抗凝固するのは躊躇われる，ということになる。こういうふうに，いくら項目が重なるとはいうもののCHADS2スコアとHAS-BLEDスコアには独自の項目があるのだから，その両スコアを天秤にかけて抗凝固を行うかどうかを決めるべきである。もちろん，CHADS2スコア低値の患者はいっさい抗凝固しなくてもよい，と言っているわけではない。出血リスクとの相談であると言っているのである。そういう意味で，ワルファリンであれば，HAS-BLEDスコアが高ければPT-INRを少し低めにコントロールするだろうし，HAS-BLEDスコアが低ければしっかりと効かしにいくであろう。DOACの投与の減量基準にはこの出血リスクについて明確に定めたものはないし，そもそもCHADS2スコア低値かつHAS-BLEDスコア高値の患者に対する安全性が担保されたDOACは現段階では「ない」。

　CHADS2スコア低値でも脳梗塞のリスクのある例を抽出できれば，この悩ましい問題は一歩前進するだろう。その基準で抽出されれば抗凝固療法を考えてもいいが，抽出されなければ本当に低リスクなので抗凝固療法はしなくてもよい，という基準である。CHADS2スコアでカウントされない因子でも，心筋症，65〜77歳，陳旧性心筋梗塞などが脳梗塞の危険因子とされているので，それらを加味したCHA2DS2-VAScスコア［参考］が欧州では一般的である。CHADS2スコアに，年齢

(65～74歳)，陳旧性心筋梗塞などの血管疾患合併例，女性をそれぞれ1点とし，75歳以上の年齢は2点として計算される。しかし経験的には，これでもまだ足らない。第一，左房拡大・左室拡張障害（左室肥大で代用するほうが実際的か）という要因が組み込まれていないし，Dダイマー値などの血液凝固因子側の要因，左心側へのカテーテルアブレーションなどの物理的要因も加味されていない。すなわち，現段階では脳梗塞発症低リスク患者のなかでの出血リスクの層別化すら十分でないということである。そういうなかで出血のリスクを冒してまで闇雲に全例に，通常の抗凝固療法を推し進めるのは反対である。

[参考] CHA2DS2-VAScスコア (European Heart Rhythm Association, European Association for Cardio-Thoracic Surgery. Eur Heart J 2010；31：2369-429, Lip GY, et al. Stroke 2010；41：2731-8)

C	Congestive heart failure	1
H	Hypertension	1
A2	Age≧75 years	2
D	Diabetes mellitus	1
S2	Prior Stroke or TIA or Thromboembolism	2
V	Vascular disease	1
A	Age 65～74 years	1
Sc	Sex category (i.e. female sex)	1

CHA2DS2-VAScスコア	Strokeリスク（%/年）
0	0
1	1.3
2	2.2
3	3.2
4	4.0
5	6.7
6	9.8
7	9.6
8	12.5
9	15.2

個人的解釈

実臨床での悩み

DOACの臨床試験の解釈で注意すべき点が3点ある。これらをもって，この命題に対する個人的意見としたい。

①対象となるワルファリン療法の精度

ワルファリンには治療域というものがあり，その範囲内でないと抗血栓と出血の折り合いがつかない。もちろんTTR〔time in therapeutic range：PT-INRが至適範囲にある期間（%）〕は高ければ高いほうがよく，脳卒中発症リスクはTTR 41～50%ならワルファリン非服用と同等，TTRがそれ以下ならむしろ服用しないほうがましとされている（Thromb Res 2009）。

PT-INRが異常高値であれば出血を助長するのは有名だが，PT-INR＜1.5の低い状態も実は危険である。というのも，ワルファリンはビタミンK依存性凝固因子のみならず，ビタミンK依存性凝固阻止因子であるプロテインC・プロテインSをも抑制し，これらの抑制のほうがビタミンK依存性凝固因子の抑制よりも低用量で発揮されるので，ワルファリンを服用していながらPT-INR＜1.5である状態は，血栓形成を助長するということになる。そういう状態では，脳梗塞が発症しやすく，発症時のNIHSSが高く，退院時のmRSスコアが低い（Fukuoka Stroke Registry 2013）［参考］。したがって，ワルファリンを導入するときにはPT-INR＜1.5の期間を極力短かくせねばならないので，目標値までは，せめて1.6までは，さっとPT-INRを上げなければならない。ゆえに私は，導入時には1mg/日から徐々に増量するのではなく，初期からある程度の量（体重と腎機能からの予想維持量）を投与して，そのあとでPT-INRをメルクマールに短期間に投与量を調整するという方法をとっている。

それはさておき，Thromb Res（2009）の結果から言えることは，TTRが50～60%台のpoorなコントロール状況のワルファリンを対照としている比較試験でワルファリンより勝ったという結果が出ても，そのまま鵜呑みにしてはいけない，ということである。DOACの臨床試験の対照となったワルファリン群のTTRは，ダビガトラン（RE-LY 2009）では64%，アピキサバン（ARISTOTLE 2011）では66%，リバーロキサバン（ROCKET AF 2011）では58%，エドキサバン（ENGAGE

AF-TIMI48 2013)では65%である。この50～60%台という値は，本邦の循環器内科医のreal worldのワルファリンコントロール状況と同程度ではある（Circ J 2011）。この本邦のreal worldの結果が2011年に報告されたときには，いかにも情けない低値である，と我々は愕然としたものであるが，そういうレベルのワルファリンコントロールを対照としているのである。きちんと評価するのなら，きちんとコントロールしたワルファリン療法と比較しないといけないはずである。こういう杜撰なワルファリンコントロールと比較して，メタ解析（2014）で「DOACはワルファリンよりも全死亡が少ない」と言ったところで，意味はない。最近のメタ解析（2017）では，ワルファリンに対するDOACの利点はワルファリン療法のTTR＞70%で消失するという。「なんでもかんでもDOAC」というのは，かつての「なんでもかんでもARB」という幻想に踊らされた時代を彷彿とさせる。

② Net clinical benefitについて

　少し状況は異なるが，虚血イベントと出血イベントのジレンマに関する興味ある試験を提示する。COMPASS（2018）である。これは，安定冠動脈疾患の外来患者へのアスピリン単独，リバーロキサバン単独，両者併用の3群の有用性を評価するランダム化プラセボ対照二重盲検試験である。対象は陳旧性心筋梗塞かつ多枝病変でPCIまたはCABG歴のある安定冠動脈疾患患者24,824例であり，アスピリン単独群（100 mg, 1日1回）（n＝8,261），リバーロキサバン単独群（5 mg, 1日2回）（n＝8,250），併用群：低用量リバーロキサバン（2.5 mg, 1日2回）＋アスピリン（100 mg, 1日1回）（n＝8,313）のほぼ同数の3群に無作為に割付け，有効性の主要アウトカムは心筋梗塞・脳卒中・心血管死の発現として，平均追跡期間約2年で行われた。

　結果は，主要アウトカムは，アスピリン単独群（6%：n＝460），リバーロキサバン単独群（5%：n＝411），併用群（4%：n＝347）であり，併用群ではアスピリン単独群に比しHR＝0.74, p＜0.0001で有意に少なかった。すなわち，低用量アスピリンに少量のリバーロキサバンを追加すると主要アウトカムが減った，ということである。また，リバーロキサバン単独群も，有意ではなかったがアスピリン単独群に比し少ない傾向にあった（HR＝0.89, p＝0.094）。これだけを見ると，冠動脈疾患に対してはアスピリンへのDOACの少量追加は有用であるように思える。しかし，絶対値を見てみると，たかだが4～6%の間のことであ

る。一方，大出血はアスピリン単独群（2%：n=158），リバーロキサバン単独群（3%：n=236），併用群（3%：n=263）であり，アスピリン単独群に比し大出血が，併用群でも（HR=1.66，p＜0.0001），リバーロキサバン単独群でも（HR=1.51，p＜0.0001）多かった。

　まあ，抗血栓薬併用投与はある意味double-wedged swordなので致し方ないのだが，問題はこの「主要アウトカム」と「大出血」の合計である。合計は，アスピリン単独群（8%：n=618），リバーロキサバン単独群（8%：n=647），併用群（7%：n=610）でほぼ同数である。これは何たることか。高価な薬剤を併用するメリットはどこにあるのか。確かに死亡率は併用群が3%（n=262）であり，アスピリン単独群の4%（n=339）と比較して有意に低く（HR=0.77，p=0.0012），相対リスクは23%の差であるが，これとて絶対リスクはわずかの差にすぎない。

　我々が知りたいのはそういうことではなくて，併用でメリットを受けるのはどのような患者なのか，デメリットを被るのはどのような患者なのか，である。Mass全体の結果からは，何も見えてこない。CHADS2スコア＝0でも抗凝固療法をすべき病態は何か，してはいけない病態は何か。するとしたらどのような方法でするのか。

③抗凝固療法をすべきかどうか判断に苦しむその他の状況

　CHADS2スコアもHAS-BLEDスコアも，抗凝固療法の適応を決めるときに必要だが，実際にすべきかどうか判断に苦しむ患者の状況がある。これからますます高齢化社会になっていくので，そのような患者は増えるであろう。すなわち，その患者のADLと認知症の度合いである。

　例えば，いわゆる患者との意思疎通ができない状況でも，減量基準を満たさなければfull doseを投与すべきか。そもそも，そういう患者に抗凝固療法を行うことが正しい医療であろうか。意思疎通ができない寝たきりの状況ではどうであろうか，悪性疾患合併ではそのステージで抗凝固療法の可否を決めるべきか。例えば，認知症例で長谷川式が○点以下ならばマイナス○点とか，肝メタがあればマイナス○点とか，こっそりと換算すべきであろうか。そういう，心房細動そのもの以外の要因によるCHADS2スコアの「減点」基準があってもよいのではないだろうか。現場ではそういうことが重要なのだが，机上で大規模試験の解析結果だけで議論している方々には，こんな実際的な発想はないのだろうか。

[参考]
- NIHSS (NIH Stroke Scale)
  脳卒中重症度評価スケールの1つ。
- mRS (modified Rankin Scale)
  脳卒中予後評価スケールの1つ。

*　　　　*　　　　*

- Thromb Res (2009)：Morgan CL, et al. Warfarin treatment in patients with atrial fibrillation：observing outcomes associated with varying levels of INR control. Thromb Res 2009；124：37-41.
- Fukuoka Stroke Registry (2013)：Nakamura A, et al. Intensity of anticoagulation and clinical outcomes in acute cardioembolic stroke：the Fukuoka Stroke Registry. Stroke 2013；44：3239-42.
- RE-LY (2009)：Connolly SJ, et al. RE-LY Steering Committee and Investigators. Dabigatran versus warfarin in patients with atrial fibrillation. N Engl J Med 2009；361：1139-51.
- ARISTOTLE (2011)：Granger CB, et al. The ARISTOTLE Committees and Investigators. Apixaban versus warfarin in patients with atrial fibrillation. N Engl J Med 2011；365：981-92.
- ROCKET AF (2011)：Patel MR, et al. The ROCKET AF Investigators. Rivaroxaban versus warfarin in nonvalvular atrial fibrillation. N Engl J Med 2011；365：883-91.
- ENGAGE AF-TIMI 48 (2013)：Giugliano RP, et al. for the ENGAGE AF-TIMI 48 Investigators：Edoxaban versus warfarin in patients with atrial fibrillation. N Engl J Med 2013；369：2093-104.
- Circ J (2011)：Okumura K, et al. Time in the therapeutic range during warfarin therapy in Japanese patients with non-valvular atrial fibrillation：A multicenter study of its status and infuential factors. Circ J 2011；75：2087-94.
- メタ解析 (2014)：Liew A, et al. Comparing mortality in patients with atrial fibrillation who are receiving a direct-acting oral anticoagulant or warfarin：a meta-analysis of randomized trials. J Thromb Haemost 2014；12：1419-24.
- メタ解析 (2017)：Carmo J, et al. Non-vitamin K antagonist oral anticoagulants compared with warfarin at different levels of INR control in atrial fibrillation：A meta-analysis of randomized trials. Int J Cardiol 2017；244：196-201.
- COMPASS (2018)：Connolly SJ, on behalf of the COMPASS investigators. Rivaroxaban with or without aspirin in patients with stable coronary artery disease：an international, randomised, double-blind, placebo-controlled trial. Lancet 2018；391：205-18.

閑話休題

とは言っても，結果ではなくて過程

　例えばアスピリンだが，心血管疾患の一次予防では虚血イベントの予防メリットよりも出血のデメリットのほうが大きいという．しかし，大腸癌に対する意味不明の予防効果もありそうで，もし一次予防にダメというのならば，かつての常識は何だったのだろう．それなりの証拠があって投与していて，良いことをしていると信じていたはずなのだが，もしダメだということなら，それが良かった30年前といけなくなった現在を，年齢その他の背景因子を合わせて，脳出血なりなんなりの良からぬことが本当に減ったのかを検証してみなければいけないだろう．

　そうは言うものの，そもそもスタチンや降圧薬などの優秀な予防薬投与が常識になっている現在と，そうでなかった30年前との条件を揃えた比較は無理であろう．心不全や虚血に対する新しい薬剤が歴然とした有用性を証明できなくなったのは，現在では優秀な他の薬剤の投与が常識となったからであろう．残余リスクが相当になくなった状況で，追加で結果を出すのはさすがにきつい．効果のある薬剤でも，その差がわずかなので，何千というような大規模な試験でもない限り有意差がつかないのであろう．逆に，何千というmassの平均の結果がどうであろうと，目の前の患者にそれが当てはまるかどうかは定かでない，というジレンマも生じる．

　話をアスピリンに戻す．ならばどうすればいいのだということだが，「そこまで考えてあえて投与しない」というのならば，それはそれで立派な判断である．もちろん，一次予防の話である．しかし「予防などということはさらさら思い及ばずに，単に投与しない」というのは，愚かの極みである．勉強不足に尽きる．勉強不足では自分の意見がないので，他人に言われるがままに行動せねばならない．そういう姿勢なら，いずれAIに仕事を取られるであろう．

2 抗血小板薬投与時にはPPIを併用するべき

Pro | Con

当然

　アスピリンはサリチル酸系薬剤で，主にCOX-1を阻害することで，強力な血小板凝集作用を有するトロンボキサン A_2 の合成を阻害し，血小板凝集を抑制する。このCOX-1は胃粘膜上皮細胞でアラキドン酸からPGE2が産生されるときの酵素なので，これをアスピリンで阻害すると胃粘膜上皮細胞でのPGE2が減少する。PGE2は粘液産生・重炭酸分泌・微小循環などを介して消化管粘膜防御機構を司る主役であるので，PGE2が減少することによって胃粘膜傷害が起こる。アスピリンの胃粘膜傷害の作用機序はこういうことなので，これを防止するにはPGE2製剤投与が理論的にはよい。だが，適当な薬剤がない。また，アスピリンによる胃粘膜傷害は用量に関係なく発症するので（BMJ 2000），減量しても改善するはずもない。なので，胃酸のほうを抑制しようということである。

　近年，虚血性心疾患へのインターベンション治療が普及し，アスピリンとチエノピリジン系抗血小板薬を併用（DAPT）する機会が増えた。チエノピリジン系抗血小板薬単独でも胃粘膜傷害は発症するが，その機序はまだよくわかっていないところも多い。しかし，両者を併用すると胃粘膜傷害を5〜7倍増加することははっきりしている（BMJ 2006）。両者を併用せねばならないような事態では強力な酸分泌抑制薬が必要で，胃粘膜の酸分泌を部分的にしか抑制できない H_2 ブロッカーでは心もとない。日本消化器病学会のガイドラインでも，アスピリンの胃粘膜傷害防止にプロトンポンプ阻害薬（PPI）を推奨する論文に推奨度1，エビデンスレベルAがつけられている（COGENT 2010, メタ解析 2011）。さらに，上部消化管出血の既往患者がアスピリンを服用する際にはヘリコバクター・ピロリ（*H. pylori*）除菌とともにPPI投与することが推奨度

1、エビデンスレベルAで推奨されている（NEJM 2002）。最近では低用量アスピリン使用時の消化性潰瘍予防にPPIが有用であることがメタ解析で報告されているし（メタ解析 2015a），この効果はH_2ブロッカーより強いことも報告されている（メタ解析 2015b）。したがってアスピリンを投与する際は，議論するまでもなくPPIを併用すべきである。

ここで，チエノピリジン系抗血小板薬とPPIの併用について誤解を解いておきたい。クロピドグレルは代謝活性化する際にCYP2C19を必要とするが，PPIの多くはCYP2C19で代謝され不活化されるので，「クロピドグレルにPPIを併用すると，競合阻害されて抗血小板作用が弱まる」という考え方である。実際に併用によって全死亡とACS再発が増加したというJAMA（2009）の報告が出たときには循環器内科医はあわてたが，これは後ろ向き研究であり，前向きに検証してみたらそんなことはなかったというオチである。

FAST-MIサブ解析（2011）を紹介する。対象はFAST-MI登録の急性心筋梗塞患者のうち，発症時にクロピドグレル，PPI投与未経験の2,744症例。発症から48時間以内のクロピドグレル/PPI投与の有無によって4群に分け（＋/＋：n＝1,453，＋/－：n＝900，－/＋：n＝158，－/－：n＝233），1年間観察した。結果は，PPIを併用しても院内主要イベント発症リスクは上昇せず，PPI投与は1年後の生存（HR＝0.97, ns），心筋梗塞＋脳卒中＋死亡の複合エンドポイント（HR＝0.98, ns）に関与しなかった。また，クロピドグレルでよく話題になるCYP2C19遺伝子型も，臨床転帰に関与しなかった。

これで，もうよかろう。抗血小板薬投与時にはPPIを併用して，胃粘膜傷害を予防すべきである。例外はない。

*　　　　　*　　　　　*

- BMJ (2000)：Derry S, et al. Risk of gastrointestinal haemorrhage with long term use of aspirin：metaanalysis. BMJ 2000；321：1183-7.
- BMJ (2006)：Hallas J, et al. Use of single and combined antithrombotic therapy and risk of serious upper gastrointestinal bleeding：population based case-control study. BMJ 2006；333：726.
- COGENT (2010)：Bhatt DL, et al. COGENT Investigators. Clopidogrel with or without omeprazole in coronary artery disease. N Engl J Med 2010；363：1909-17.

　抗血小板薬クロピドグレル＋アスピリン併用療法を受けている冠動脈疾患患者3,761例へのPPI（オメプラゾール）併用の有効性と安全性を検討するランダム化プラセボ対照二重盲検試験。結果：180日間の上部消化管由来の

一次イベント発生率は，オメプラゾール群でプラセボ群に比し有意に低下（1.1 vs 2.9％：HR＝0.34，p＜0.001）。胃・十二指腸の顕性出血＋出血部位不明の上部消化管の顕性出血の発生率も，オメプラゾール群で有意に低下（0.2 vs 1.2％，p＝0.001）。安全性では，180日間の心血管イベント発生率には有意な群間差なし（4.9 vs 5.7％，p＝0.96）。すなわち，クロピドグレルとオメプラゾールとの心血管系の相互作用は確認できなかった。

- メタ解析 (2011)：Lanas A, et al. Low doses of acetylsalicylic acid increase risk of gastrointestinal bleeding in a meta-analysis. Clin Gastroenterol Hepatol 2011；9：762-8.
- NEJM (2002)：Lai KC, et al. Lansoprazole for the prevention of recurrences of ulcer complications from long-term low-dose aspirin use. N Engl J Med 2002；346：2033-8.
- メタ解析 (2015a)：Tran-Duy A, et al. Should patients prescribed long-term low-dose aspirin receive proton pump inhibitors? A systematic review and meta-analysis. Int J Clin Pract 2015；69：1088-111.

  低用量アスピリン使用時のPPI併用に関する13の報告（2つのRCT，10の観察研究，1つのコホート研究）のメタ解析。PPI併用は非併用に比し，消化性潰瘍（RR＝0.27），消化管出血（RR＝0.50）を有意に減少させた。

- メタ解析 (2015b)：Mo C, et al. PPI versus histamine H_2 receptor antagonists for prevention of upper gastrointestinal injury associated with low-dose aspirin：Systematic review and meta-analysis. PLoS One 2015；10：e0131558.

  低用量アスピリン使用時のPPI併用 vs H_2ブロッカー併用の9つのRCTのメタ解析（n＝1,047）。PPI併用はH_2ブロッカー併用に比し，低用量アスピリンによる胃粘膜erosion/ulcer（OR＝0.28），出血（OR＝0.28）が少なかった。

- JAMA (2009)：Ho PM, et al. Risk of adverse outcomes associated with concomitant use of clopidogrel and proton pump inhibitors following acute coronary syndrome. JAMA 2009；301：937-44.
- FAST-MIサブ解析 (2011)：Simon T, et al. Clinical events as a function of proton pump inhibitor use, clopidogrel use, and cytochrome P450 2C19 genotype in a large nationwide cohort of acute myocardial infarction：results from the French Registry of Acute ST-Elevation and Non-ST-Elevation Myocardial Infarction (FAST-MI) registry. Circulation 2011；123：474-82.

| Pro | **Con** |

PPI長期投与による副作用が無視できない

PPIに特徴的な副作用を列挙する。
① ビタミン・ミネラル吸収障害

ループ利尿薬と併用した際のMg吸収障害（Am J Kidney Dis 2015）

とビタミンB_{12}吸収障害（JAMA 2013）は，criticalになる可能性がある。

②腸内細菌叢の変化

　PPIの強力な酸分泌抑制作用によって胃酸による殺菌能力が低下し，腸内細菌叢の様相が変化する。その結果，あらゆる薬剤（特にアスピリンやNSAIDs）で生じ得る腸粘膜傷害が増悪したり，*Clostridium difficile*関連下痢症が生じたりする。

③骨折リスクの増加

　これについて少し述べる。JAMA（2006）にさかのぼる。1年以上のPPI投与によって，股関節骨折がOR＝1.44で増加するという。しかも，この傾向は投与量が多い例，投与期間が長い例に顕著であるという。この結果を見て，循環器内科医は驚愕した。当時から，PCI後のDAPT期間からアスピリン単剤になっても，そのままだらだらとPPI投与を継続していたからである。これ以降も同様な報告が相次ぎ，FDAは2010年になって製造メーカーに「PPIでは骨折リスクが増大する」という表示をするように指示し，「頻発性の胸やけの治療としての使用は14日以内，しかもどのようなときも14日の使用が年3回を超えてはいけない」とアナウンスした。11の観察ケースコントロール研究とコホート研究からなるメタ解析（2011）でも，PPI服用によって股関節骨折（RR＝1.30），脊椎骨折（RR＝1.56）が増加することが示された。さらに，この副作用はH_2ブロッカーにはみられないこともわかった。

　さて，この副作用の機序は何であろうか。実は，破骨細胞にもプロトンポンプがおおいに働いており，酸を分泌している。PPIはこれも強力に抑制するので，局所での骨代謝は骨芽細胞の骨形成が優位になり，典型的なosteopetrosis（大理石骨病）の状態になるということである。硬いものは脆い，の理屈から，骨形成が優位になると折れやすくなるという機序である。骨折が多発するosteopetrosisの本体は，先天的に破骨細胞が働かない同様な機序のosteopetrosisなのである。最近問題になったビスホスホネート薬での骨折の多発も同様で，ビスホスホネート薬が破骨細胞の機能を抑制し，硬くて脆い骨に変えてしまうからである。本来は骨粗鬆症に投与し破骨細胞を押さえ込んで骨を強くしようとした薬剤が，かえって骨を脆くする可能性があるという笑えない内容になっている。

　話を元に戻す。さて，そうすると抗血小板薬の胃粘膜傷害予防に投与すべきは何か。少し前の報告だが，H_2ブロッカーが有用であるという

臨床試験(FAMOUS 2009)を紹介する。この試験は,低用量アスピリン(75〜325mg)服用中の患者404名を対象に,H_2ブロッカーのファモチジン40mg/日群とプラセボ群に分けて,3カ月後の消化性潰瘍発症率を比較したランダム化プラセボ対照二重盲検試験である。結果は,ファモチジン群ではプラセボ群に比し胃潰瘍の発生が15.0%から3.4%に減少し,十二指腸潰瘍の発生が8.5%から0.5%に減少した(それぞれp=0.00021, 0.0045)。この試験の「逆流性食道炎+潰瘍」のRRRは1-5.9/33=82%と大きく,ARRも33-5.9=27.1%,NNTは12週でなんと3.7である。さらに,ファモチジン群では消化管出血が0%に抑制されていた。臨床イベントに差はないとはいうものの,CYP代謝の観点から特に一部のPPI(オメプラゾール)にはやはり懸念が残るなか(Br J Clin Pharmacol 2010),抗血小板薬の胃粘膜傷害予防には安全の面からPPIではなくH_2ブロッカーにすべきであろう。さらに,本邦と香港の大学の共同研究(Gastroenterology 2017)では,消化管出血の既往のある例への低用量アスピリン投与時の胃粘膜保護に,H_2ブロッカーはPPIとほぼ同等であると報告されている。以上から,「治療」ならまだしも「予防」では,強力だが副作用がいろいろとあるPPIをあえて選択すべきではなく,安全なH_2ブロッカーにすべきである。

* * *

- Am J Kidney Dis (2015):Kieboom BC, et al. Proton pump inhibitors and hypomagnesemia in the general population:a population-based cohort study. Am J Kidney Dis 2015;66:775-82.
- JAMA (2013):Lam JR, et al. Proton pump inhibitor and histamine 2 receptor antagonist use and vitamin B_{12} deficiency. JAMA 2013;310:2435-42.
- JAMA (2006):Yang YX, et al. Long-term proton pump inhibitor therapy and risk of hip fracture. JAMA 2006;296:2947-53.
- メタ解析 (2011):Yu EW, et al. Proton pump inhibitors and risk of fractures:a meta-analysis of 11 international studies. Am J Med 2011;124:519-26.
- FAMOUS (2009):Taha AS, et al. Famotidine for the prevention of peptic ulcers and oesophagitis in patients taking low-dose aspirin (FAMOUS):a phase III, randomised, double blind, placebo-controlled trial. Lancet 2009;374:119-25.
- Br J Clin Pharmacol (2010):Furuta T, et al. Influences of different proton pump inhibitors on the anti-platelet function of clopidogrel in relation to CYP2C19 genotypes. Br J Clin Pharmacol 2010;70:383-92.
- Gastroenterology (2017):Chan FK, et al. Similar efficacy of proton-pump

inhibitors vs H₂-receptor antagonists in reducing risk of upper gastrointestinal bleeding or ulcers in high-risk users of low-dose aspirin. Gastroenterology 2017；152：105-10.

　消化管出血の既往があり，かつ低用量アスピリン（≦325mg/日）服用者270人。H₂ブロッカー（ファモチジン40mg/日，1日1回）とPPI（ラベプラゾール40mg/日，1日1回）による上部消化管出血および潰瘍の予防効果を比較したランダム化二重盲検比較試験。結果：12カ月の研究期間中，ラベプラゾール群 vsファモチジン群で，上部消化管再出血は0.7 vs 3.1％（p＝0.16），上部消化管再出血＋内視鏡的潰瘍は7.6 vs 12.4％（p＝0.26）と同等であった。

個人的解釈

長期安全性に疑問

　まず，Conで自信をもって述べられているFAMOUS（2009）について問題提起する。確かにファモチジンには効果はあった。効果はあったが，それはプラセボに対してであって，ファモチジンがPPIと同等の効果があるとは思えない。この試験でも，3カ月間に胃・十二指腸病変が3.9％も発生している。これには，逆流性食道炎などの食道病変は含まれていないのに，である。また，この試験のクロピドグレル併用率は19％と低い。ということは，DAPT期間中（おそらくこの試験の倍の期間の6カ月以上）のH₂ブロッカーの効果が証明されたわけではない。やはり，DAPT期間にはH₂ブロッカーでは心もとないのである。

　また，Conで紹介されているGastroenterology（2017）について。この試験では有意差はついてはいないが，明らかにPPI治療群のほうが再出血・潰瘍の発生は少ない。症例数が少ない試験なので有意差がつかなかっただけであろう。ただしこの試験は，本来ならば1日2回投与するべきH₂ブロッカーが1日1回投与であるし，PPIのほうは通常の倍量の投与である。すなわち，PPIが有利なように組まれた研究なので，こういう不利な条件下で有意差がなかったというだけで，H₂ブロッカーもそこそこ効果があるということかもしれない。

　ならばやはり，Proが主張するようにPPIかということになるが，いずれにしてもアスピリンは二次予防として終生服用すべき薬剤なので，PPI長期投与の安全性が十分に確立されていない現段階では，私は「DAPT期間中はPPI，単剤になればH₂ブロッカー」ということにしている。PPIは「いざとなったら必要ではあるが，だらだらと無目的に投

与する薬剤ではない」と考えているからである。Conで指摘されている種々の副作用以外に、前向きのコホート研究でPPIは死亡率を上昇させると報告されているのである(BMJ Open 2017)。これでは長期に安心して使用はできまい。なお、現在治療中の胃潰瘍や十二指腸潰瘍がなければ、逆流性食道炎、NSAIDsや低用量アスピリン投与時における胃・十二指腸潰瘍の「再発抑制」(ということは既往がなければいけない)などといった病名がない場合は、PPIもH_2ブロッカーも、現在の本邦の保険診療では投与は認められていない。本邦の保険診療では、「予防的投薬」そのものが基本的には認められていないのである。

さて、Conで触れられていないPPIと認知症・腎機能障害について触れておく。これもまた、PPI長期投与にとってはpositiveとは言えない報告である。

まず認知症である。以前から疫学研究でPPIと認知症の関連が報告されていたが、紹介するのは前向きの観察研究で、ドイツ最大の公的健康保険制度の記録からPPIの使用と認知症リスクとの関連を検討したものである(JAMA Neurol 2016)。認知症のない75歳以上の73,679人を8年追跡した結果、PPI使用で認知症リスクの有意な上昇が認められた(HR=1.44, $p<0.001$)。これにはおそらく、一部にはビタミンB_{12}吸収障害が関与しているのであろうが、この結果が本当ならば大変なことだが、そうでないという報告(J Am Geriatr Soc 2017, Gastroenterology 2017)もあり、決着はまだついていない。

腎機能障害に関しては、これまた衝撃的な報告がある(JAMA Intern Med 2016)。これは米国人10,482人(平均63歳)を対象とした約14年という長期の追跡調査で、その後CKDを発症していたのはベースラインでPPIを使用していた322人中56人(発症率は1,000人・年当たり14.2人)、非使用者10,160人中1,382人(同10.7人)で、非使用群と比較したCKD発症のHRは1.5であり、10年間のCKDの絶対リスクはPPI使用群が11.8%、非使用群は8.5%で、ARRは3.3%だった。差はわずかだが、同様の報告がほかにも複数あるので、これは本当らしい(J Am Soc Nephrol 2016, BMC Nephrol 2013, CMAJ Open 2015)。この機序は、以前からPPIで報告されている急性間質性腎炎とはおそらく違うのだろうが、いずれにしろH_2ブロッカーではこのようなことはまったくない。

PPI長期投与の弊害についての報告はエビデンスレベルが低いということだが(Gastroenterology 2017)、やはりPPIはだらだらと使い続け

ていないで,長期投与は厳密に対象を絞るべきだろうと私は考える。終生服用することが前提のアスピリンとの合剤など,そもそもいかがなものかと思う。

*　　　　　*　　　　　*

- BMJ Open (2017):Xie Y, et al. Risk of death among users of proton pump inhibitors:a longitudinal observational cohort study of United States veterans. BMJ Open 2017;7:e015735.

  退役軍人を対象とした縦断的観察コホート研究。5.71年(中央値)の観察で,PPIの使用はH_2ブロッカー使用に比べ死亡リスクが上昇した(HR=1.25)。PPI使用の死亡リスクは,PPI非使用(HR=1.15),PPIとH_2ブロッカー両方非使用(HR=1.23)より高かった。この傾向は胃腸症状のない例でも明らかで,新たにPPIを使用した患者間ではPPI使用期間が長いほど死亡リスクが高かった。

- JAMA Neurol (2016):Gomm W, et al. Association of proton pump inhibitors with risk of dementia:A pharmacoepidemiological claims data analysis. JAMA Neurol 2016;73:410-6.

- J Am Geriatr Soc (2017):Goldstein FC, et al. Proton pump inhibitors and risk of mild cognitive impairment and dementia. J Am Geriatr Soc 2017;65:1969-74.

- Gastroenterology (2017):Lochhead P, et al. Association between proton pump inhibitor use and cognitive function in women. Gastroenterology 2017;153:971-9.

- JAMA Intern Med (2016):Lazarus B, et al. Proton pump inhibitor use and the risk of chronic kidney disease. JAMA Intern Med 2016;176:238-46.

- J Am Soc Nephrol (2016):Xie Y, et al. Proton pump inhibitors and risk of incident CKD and progression to ESRD. J Am Soc Nephrol 2016;27:3153-63.

  退役軍人局の全国データベースで,PPI投与群(n=173,321)とH_2ブロッカー投与群(n=20,270)を5年間追跡して腎機能に対する影響を検証。結果:PPI投与群はH_2ブロッカー投与群に比し,eGFR<60ml/min/1.73m^2(HR=1.22)およびCKD(HR=1.28)が増加した。

- BMC Nephrol (2013):Klepser DG, et al. Proton pump inhibitors and acute kidney injury:a nested case-control study. BMC Nephrol 2013;14:150.

  腎疾患とPPI使用とは正の相関あり(OR=1.72,p<0.001)。

- CMAJ Open (2015):Antoniou T, et al. Proton pump inhibitors and the risk of acute kidney injury in older patients:a population-based cohort study. CMAJ Open 2015;3:E166-71.

  PPI療法を開始した66歳以上の290人は対照群592人に比し,急性腎障害(13.49 vs 5.46人/1,000人・年:HR=2.52)および急性間質性腎炎(0.32 vs 0.11人/1,000人・年:HR=3.00)が多かった。

- Gastroenterology (2017):Vaezi MF, et al. Complications of proton pump inhibitor therapy. Gastroenterology 2017;153:35-48.

3 アスピリンは心血管疾患の一次予防には使用すべきではない

| Pro | **Con** |

出血リスクのほうが大きい

かつては心血管イベントの一次予防にアスピリンが広く使用されていたが,出血イベントを増加させるという理由で現在では推奨されていない。報告は多くあるが,JPAD (2008) やAAA (2010) を含む9つの臨床試験のメタ解析 (2012) を紹介する。これは無作為割付け,プラセボ対照の比較試験の10万例以上が対象である。結果は,平均追跡期間6年で心血管イベントは2,169例 (71％は非致死的心筋梗塞) であり,アスピリンによって心血管イベントは10％抑制されたが〔アスピリン群12.8 vs プラセボ群14.1/1,000人・年：OR=0.90,NNT=120 (6年間)〕,心血管死は減少しなかった (3.9 vs 4.0/1,000人・年：OR=0.99)。一方,アスピリンによって臨床的に重要な出血 (9.7 vs 7.4/1,000人・年：OR=1.31,NNH=73),全出血 (36.0 vs 21.2/1,000人・年：OR=1.70) が増加した。総計するとメリットよりもデメリットのほうが大きく,心血管イベントの一次予防目的のアスピリン投与は推奨されない,という結論である。これを受けてFDA (2014) は「心臓発作や脳卒中の一次予防を目的としたアスピリンの使用はエビデンスに乏しい」と勧告した。

本邦でもJPPP (2014) で詳細に検証されたので紹介する。血管イベントの危険因子 (高血圧,高脂血症,糖尿病) を保有した14,464例 (全国1,007施設) を対象として,アスピリン低用量 (100mg/日) の心血管疾患一次予防効果を検討した,追跡期間約5年の試験である。結果は,1年目の時点で複合エンドポイント (心血管死+非致死的脳卒中+非致死的心筋梗塞) はアスピリン投与群 (n=7,220) 2.77％,非投与群 (n=7,244) 2.96％で両群間に有意差はなかったため〔HR=0.94,NNT=526 (1年間),p=0.54〕,試験は早期終了となった。一次エンドポイントにTIA,狭心症そして手術またはインターベンションを要する動脈硬化性

3 アスピリンは心血管疾患の一次予防には使用すべきではない

疾患を加えても,両群間に有意差はなかった。また,死亡・心血管死・非心血管死・非致死的脳血管疾患・狭心症・手術またはインターベンションを要する動脈硬化性疾患それぞれにおいても,両群間に有意差はみられなかった。つまり,アスピリンを投与してもメリットがなかったということである。その一方で,輸血または入院が必要な重篤な頭蓋「外」出血はアスピリン投与群で有意に多かった〔0.86 vs 0.51%:HR = 1.85,NNH = 256(1年間),p = 0.004〕。また,致死性脳出血は両群ともに5例であったが,非致死性脳出血(0.32 vs 0.14%),非致死性くも膜下出血(0.11 vs 0.06%)はアスピリン群で多かった。以上から,心血管イベントの一次予防としての低用量アスピリンは,本邦では出血のデメリットだけで益はなかった。さらに,2型糖尿病に限定したJPAD,JPAD2(2017)でも同様で,アスピリンには心血管イベントの明らかな抑制効果はなく,出血(上部消化管出血)を増加させた。

以上から,心血管イベントの一次予防にアスピリンは用いてはいけない。

*　　　　*　　　　*

- JPAD (2008):Ogawa H, et al. for the Japanese Primary Prevention of Atherosclerosis With Aspirin for Diabetes (JPAD) Trial Investigators. Low-dose aspirin for primary prevention of atherosclerotic events in patients with type 2 diabetes:a randomized controlled trial. JAMA 2008;300:2134-41.

  本邦の2型糖尿病患者(n = 2,539)を対象に血管イベントの一次予防に対するアスピリンの効果を検討した研究。主要エンドポイント〔突然死+心血管死+非致死性急性心筋梗塞+不安定狭心症+新規労作性狭心症+非致死性脳卒中(虚血性および出血性)+TIA+非致死性の大動脈/末梢動脈疾患〕発症を約4年間観察。結果:アスピリン群(n = 1,262)と非アスピリン群(n = 1,277)で,一次エンドポイントに有意差なし(5.4 vs 6.7%,HR = 0.80,p = 0.16),全死亡も有意差なし(HR = 0.90,p = 0.67)。脳出血と胃腸出血は両群に有意差はなかったが,出血性脳卒中+重篤な消化管出血は10 vs 7例,重篤な消化管出血は4 vs 0例,と,アスピリン群に多い傾向があった。

- AAA (2010):Fowkes FG, et al. Aspirin for Asymptomatic Atherosclerosis Trialists. Aspirin for prevention of cardiovascular events in a general population screened for a low ankle brachial index:a randomized controlled trial. JAMA 2010;303:841-8.

  ABI≦0.95の一般住民でのアスピリンの心血管イベント一次予防効果を検討したランダム化プラセボ対照二重盲検試験。約8年の観察。結果:一次エンドポイント(致死的・非致死的冠動脈イベント+脳卒中+血行再建術の複合エンドポイント)は,アスピリン群とプラセボ群で有意差なし(10.8 vs

10.5％：HR＝1.03)。二次エンドポイント（狭心症や間欠性跛行＋TIAを含む全血管イベント）(17.2 vs 17.3％：HR＝1.00)，全死亡 (10.5 vs 11.1％：HR＝0.95) も両群に有意差なし。入院を必要とする大出血発生は，アスピリン群のほうが多い傾向 (2.0 vs 1.2％：HR＝1.71)。

- メタ解析 (2012)：Seshasai SR, et al. Effect of aspirin on vascular and non-vascular outcomes：meta-analysis of randomized controlled trials. Arch Intern Med 2012；172：209-16.
- FDA (2014)：Use of aspirin for primary prevention of heart attack and stroke. (https://www.fda.gov/drugs/resourcesforyou/consumers/ucm390574.htm，最終updateは12/30/2016)
- JPPP (2014)：Ikeda Y, et al. Low-dose aspirin for primary prevention of cardiovascular events in Japanese patients 60 years or older with atherosclerotic risk factors：a randomized clinical trial. JAMA 2014；312：2510-20.
- JPAD2 (2017)：Saito Y, et al. for the JPAD Trial Investigators. Low-dose aspirin for primary prevention of cardiovascular events in patients with type 2 diabetes mellitus. 10-year follow-up of a randomized controlled trial. Circulation 2017；135：659-70.

JPADの対象のうちJPADの観察期間中に心血管イベントを生じなかった人全員をJPAD2の対象とし，中央値10.3年で解析。結果：観察期間中，心血管イベントはアスピリン群 (n＝992) で151回，非アスピリン群 (n＝1,168) で166回発生。JPAD (2008) の主要エンドポイントの発生率に両群差はなかった（調整HR＝1.04)。出血イベント (HR＝1.22)，出血性脳卒中 (HR＝0.71) も両群に差がなかったが，上部消化管出血 (HR＝2.14) はアスピリン群で多かった。

Pro	Con

高リスク例には有効

Proに挙げられているJPAD (2008) のサブ解析で，主要エンドポイントは65歳未満ではアスピリン群と非アスピリン群に差はなかったが (4.2 vs 4.3％：HR＝1.0，p＝0.98)，65歳以上ではアスピリン群が有意に少なかった (6.3 vs 9.2％：HR＝0.68，p＝0.047)。ということは，65歳以上にアスピリンを一次予防で投与すると恩恵があるということである。また，年齢を制限しなくても致死的な冠動脈/脳血管イベントは明らかにアスピリン群が少なかった〔1例（脳卒中）vs 10例（心筋梗塞5例，脳卒中5例)：HR＝0.10，p＝0.0037〕。しかも，小さなものも含めてすべての出血イベントはアスピリン群で1,262例中34例の2.7％にすぎない。このわずかな率の出血イベントを避けんがために，「65歳以上」

もしくは「致死的な冠動脈/脳血管イベント」へのアスピリンの明らかな予防効果を利用しないという手はないように思える。また，Proに挙げられているメタ解析（2012）でも，アスピリン投与で「非致死的心筋梗塞」（OR＝0.80）は減少し，非致死的心筋梗塞回避のNNTは162（6年間）と十分小さな値である。これを，totalでは有意差がつかないということでアスピリンの有用性が全否定されるというのはいかがなものか。

　WHS（2005）を紹介する。この試験は，45歳以上の女性の心血管イベントの一次予防と癌予防にアスピリンとビタミンEが有効か否かを検証した，対象者約4万人，平均追跡期間約10年のランダム化プラセボ対照二重盲検試験である。注目すべきは，対象は喫煙者13.1％，高血圧25.9％，高脂血症29.5％，糖尿病2.6％，Framinghamリスクスコアによる10年冠動脈疾患リスク＜5％が84.5％という，それほど高リスクではない集団だということである。この試験のアスピリンの部分の結果は，以下のとおりである。アスピリン群はプラセボ群に比し，主要心血管イベント（非致死的心筋梗塞＋非致死的脳卒中）はRR＝0.91（p＝0.13）で差はなかったが，脳卒中はRR＝0.83（p＝0.04），うち脳梗塞はRR＝0.76（p＝0.009）とアスピリン群で有意に少なかった。すなわち，アスピリンは「45歳以上の女性の虚血性脳血管疾患の一次予防」には有用であったということである。この試験では，致死的/非致死的心筋梗塞（RR＝1.02，p＝0.83），心血管死（RR＝0.95，p＝0.68）にはアスピリンは予防効果はなかったが，これはそもそも女性は心筋梗塞の発症自体が少ないためであろうと思われる。より高リスクである65歳以上のサブ解析では，アスピリンは主要心血管イベント（RR＝0.74，p＝0.008），脳梗塞（RR＝0.70，p＝0.05），心筋梗塞（RR＝0.66，p＝0.04）を有意に抑制した。残念ながら輸血を要する胃腸出血は有意に多かったが（RR＝1.40，p＝0.02），出血性脳卒中は有意ではなく，増加傾向にとどまった（RR＝1.24，p＝0.31）。この試験から言えることは，高リスクの女性が対象であれば，アスピリンは心血管イベントの一次予防に有用であるということである。

　以上から，アスピリンの心血管イベントの一次予防は，全否定ではなく，少なくとも女性，特に65歳以上の高リスク例には有用であろうと考える。

＊　　　　＊　　　　＊

- WHS (2005): Ridker PM, et al. A randomized trial of low-dose aspirin in the primary prevention of cardiovascular disease in women. N Engl J Med 2005；352：1293-304.

個人的解釈

バランスを考えて投与する手もあり

　要はバランスの問題である。そういう意味では，私はConの立場を取る。おおまかには，心血管イベントの一次予防にアスピリンは用いるべきではないが，特に虚血性心疾患の高リスク例には胃粘膜保護（PPIまたはH_2ブロッカー，ただし私自身はDAPTでない限り極力H_2ブロッカーにしている）のもとで投与してもいいかと思っている。また，Proで挙げられている報告についていくつか問題点があり，一概にはそうは言えないと思っているからである。気になる点を列挙する。

　まず，Proで挙げられていたメタ解析（2012）だが，対象者は「男性46％，糖尿病8％，喫煙者16％，収縮期血圧138mmHg，総コレステロール212.68mg/dL」である。この集団は虚血性心疾患の比較的低リスク群といえるだろう。それでも心血管イベントは10％抑制され，これは主として非致死的心筋梗塞の抑制によるものであるという〔4.1 vs 5.1/1,000人・年：OR＝0.80，NNT＝162（6年間）〕。ということは，広く一般ではなくて，「心筋梗塞のリスクの高い人限定」で有効であるということである。

　次に，FDAの勧告（2014）について。この勧告は「何も考えないで広くルーチンに投与しないこと」という意味なので，それはそれで正しいのだが，どういう患者に投与するのがよいのか，今まで投与していた人はやめるべきか，という問いに対しては「各患者の状況にとって何が最良の治療かについて，患者が担当の医療従事者と相談することを推奨する。FDAが行う規制上の決定は国民全般の健康を対象としており，その決定の際に用いるエビデンスは，特定の患者を治療している医師が用いるエビデンスとは異なる場合がある」と現場の医療側に丸投げしている。こういうのを責任逃れという。

　さらに，JPPP（2014）。本邦では心血管イベントの発生そのものが少ないのであろうか，至適薬物療法が行き渡っているのであろうか，一次エンドポイントである複合心血管イベント発症率がアスピリン群・非ア

スピリン群ともに3%未満である。同様な複合心血管イベントを設定した欧米の大規模試験では発症率は少なくとも15%以上なので，発症率が3%程度のエンドポイントでは差はつかなかったのであろうと推察される。この発症率の低さが至適薬物療法が広まっているからだということであれば，本邦の国民皆保険制度がそれだけ優秀であるということであろう。それはさておき，JPPPで解せないのはエンドポイントの設定の仕方である。まず，「脳卒中」として脳梗塞も脳出血も一括りにしている点であり，アスピリンの効果を検証するならば，副作用である脳出血をエンドポイントに含めるのはどうなのだろうか。おかしくはないか。実際，アスピリン群では脳梗塞発症はやや少ないが脳出血は多いために，結果的に両群で脳卒中発症に有意差なしという結果になってしまっている。個々に見ると，非致死的心筋梗塞（0.30 vs 0.58％：HR＝0.53，p＝0.02），TIA（0.26 vs 0.49％：HR＝0.57，p＝0.04）はアスピリン群で有意に少なかったのである。どうも，アスピリンに不利な試験デザインになっているような気がしてならない。確かに頭蓋「外」出血（多くは上部消化管）はアスピリン群で有意に多かったが（0.86 vs 0.51％：HR＝1.85，p＝0.004），これはそもそもPPIやH_2ブロッカーを投与すればある程度は予防できるものではないだろうか。

本当に必要な情報は，どのような人に必要で，どのような人には害か，ということであろう。Ann Intern Med（2016）では，米国の国勢調査やシステマティックレビューからシミュレーションして，一次予防としてアスピリンを服用してメリットのある集団を推定した。結果だけ述べるが，「低用量アスピリン（≦100mg/日）は40～69歳で服用し始め，生涯にわたって使用する男女の心血管疾患と大腸癌の発生を減らして，それらによる死亡を減らし，寿命を延長させる。このメリットはベースラインの10年心血管疾患リスクが高いほど大きい。一方，アスピリンは70歳代で服用を始めても害を上回る利益がみられない」ということである。あくまでシミュレーションだが，臨床試験の結果とは年齢の部分が異なるものの，共通しているのは「心血管疾患リスクが高い例にはデメリットよりもメリットが大きい」ということである。

ただし，以上は一次予防の話である。二次予防についてのアスピリンの効用は広く認知されている。低用量アスピリンは出血性脳卒中後でさえ生存率を相当に改善する（Thromb Haemost 2017）。

＊　　＊　　＊

- Ann Intern Med (2016): Dehmer SP, et al. Aspirin for the primary prevention of cardiovascular disease and colorectal cancer: A decision analysis for the U.S. Preventive Services Task Force. Ann Intern Med 2016; 164: 777-86.
- Thromb Haemost (2017): González-Pérez A, et al. Low-dose aspirin after an episode of haemorrhagic stroke is associated with improved survival. Thromb Haemost 2017; 117: 2396-405.

　出血性脳卒中（脳内出血1,004名，SAH 929名）の発症30日後から6.4年（中央値）追跡。結果：低用量アスピリンの使用は生存率を改善〔調整HR＝0.68（脳内出血は0.66，SAHは0.61）〕。発症前に抗血栓薬を使用していた例では，低用量アスピリンの使用により生存率は改善したが（調整HR＝0.56），クロピドグレルの使用では改善しなかった（調整HR＝1.35）。また，低用量アスピリンの中止は生存率の低下と関連していた（調整HR＝1.54）。したがって，特に発症前に抗血栓療法を受けていた患者では，低用量アスピリンを使用して血管リスクを低下させることが安全である。

閑話休題

医学統計で知っておくべき指標——平均値と中央値（1）

　集団が正規分布ならば，平均値というのはそれなりに大きな意味をもつ。しかしまあ，世の中の事物はそんなに綺麗に分布しているわけではない。例えば貧富の差が大きい国では，一部の富裕層が平均年収をつり上げてしまっているので，その国の平均年収は普通の人の年収よりもずっと高い値になる。そういうような国での「平均」年収という指標は，その国の普通の人の生活水準を評価するのには向かない。

　具体例を挙げよう。年収300万円の人が20人，年収400万円の人が40人，年収500万円の人が30人，という90人の集団の平均年収は，（300×20＋400×40＋500×30）÷90＝411.111…万円である。ここに年収20億円の大金持ちが1人加わったとすると，この91人の平均年収は{（300×20＋400×40＋500×30）＋200000}÷91＝約2604万円になって，この集団内の誰をも反映しない値になる。世の中はたいてい，こういう「一人勝ち」の構造なので，そういう集団の実態を表すには平均値ではなく中央値が有用なのである。

　この91名の集団の中央値は45番目か46番目の人の収入だから400万円で，これは全体をまあまあ反映する。集団内の格差が小さければ平均値と中央値が似通った値になるので，別の見方をすれば，平均値と中央値の差がその集団のなかでのいわゆる「格差」の指標になるかもしれない。

4 慢性透析例へのワルファリンは禁忌である

| Pro | **Con** |

慢性透析例には使用すべきではない

　一般に，ワルファリンは腎機能低下例や透析例ではPT-INRが不安定になり，出血性合併症も多い。心房細動合併の外来慢性血液透析患者1,671例の後ろ向き研究（J Am Soc Nephrol 2009）では，クロピドグレルやアスピリン投与群では脳卒中発症は増加しなかったが，ワルファリン投与群では脳卒中発症が多く（HR＝1.93），しかも脳出血（HR＝2.22），脳梗塞（HR＝1.81）ともに多かった。PT-INRのモニタリングを受けなかったワルファリン投与群では，さらに脳卒中発症が多かった（HR＝2.79）。PT-INRのモニタリングをしていないことがまずもっておかしいが，モニタリングをしていても，慢性血液透析患者へのワルファリン投与は「害」である，ということである。

　ほかに，同様な対象例へのワルファリン投与は，75歳以上の高齢者で有意に脳卒中が増加する（Kidney Int 2010），脳梗塞の発症率は同等だが脳出血が有意に多い（HR＝2.38：Clin J Am Soc Nephrol 2011），血栓塞栓リスクは減少するが脳出血は増加する（NEJM 2012），など微妙に結果は違うが，一貫して有用性・安全性に疑問を呈するものである。ただし，これらを受けた日本透析医学会のガイドラインは「心房細動に対する安易なワルファリン治療は行わないことが望ましいが，ワルファリン治療が有益と判断した場合には PT-INR＜2.0に維持する」としている（透析会誌 2011）。これは，個々の患者に対する実際の判断は現場の医師が個別に行え，と言っているようなもので，「ガイド」する「ライン」を示してくれていないので何の役にも立たない。最近の後ろ向き研究（Circulation 2014）とメタ解析（2016）でも，心房細動合併の慢性透析患者の脳卒中予防のためのワルファリン投与は，無益であるばかりでなく有害であることがはっきりしている。本邦からの報告（Clin

Exp Nephrol 2016)でも，ワルファリンは慢性透析患者の脳卒中発症予防に無益であるとされている。したがって，慢性透析患者へのワルファリン投与は禁忌とまではいかないまでも，もっと積極的に「使用すべきではない」くらいは勧告してもよかろう。

*　　　　　*　　　　　*

- J Am Soc Nephrol (2009)：Chan KE, et al. Warfarin use associates with increased risk for stroke in hemodialysis patients with atrial fibrillation. J Am Soc Nephrol 2009；20：2223-33.
- Kidny Int (2010)：Wizemann V, et al. Atrial fibrillation in hemodialysis patients：clinical features and associations with anticoagulant therapy. Kidney Int 2010；77：1098-106.

  日本を含む12カ国が参加した透析患者の国際研究での2,188例の心房細動合併の透析患者を解析。結果：高齢，非黒人，高カルシウム血症，人工心臓弁および弁膜性心疾患は，新規発症心房細動に関連。また，心房細動そのものは全死亡および脳卒中と正の相関。心房細動患者におけるワルファリンの使用は，特に75歳以上の患者で脳卒中のリスクが有意に高かった（HR＝2.17，p＝0.04）。

- Clin J Am Soc Nephrol (2011)：Winkelmayer WC, et al. Effectiveness and safety of warfarin initiation in older hemodialysis patients with incident atrial fibrillation. Clin J Am Soc Nephrol 2011；6：2662-8.

  新規発症心房細動の維持透析患者2,313例中，ワルファリン投与された249例を約2年観察。結果：投与群は非投与群に比し，脳梗塞の発症率は同等（HR＝0.92）であったが，脳出血発症率は多かった（HR＝2.38）。

- NEJM (2012)：Olesen JB, et al. Stroke and bleeding in atrial fibrillation with chronic kidney disease. N Engl J Med 2012；367：625-35.

  デンマークの国内レジストリー（1997〜2008年）の132,372例の解析。非末期CKD（n＝3,582），末期CKD（n＝901）は，脳卒中・全身性血栓塞栓症のリスクが高かった〔それぞれHR＝1.49（p<0.001），1.83（p<0.001）〕。このリスクは，ワルファリン投与で減少したが〔それぞれHR＝0.84（p＝0.07），0.44（p＝0.002）〕，アスピリン投与では減少しなかった〔それぞれHR＝1.25（p＝0.011），0.88（p＝0.54）〕。一方，出血リスクは非末期CKDでも末期CKDでも高く〔それぞれHR＝2.24（p<0.001），2.70（p<0.001）〕，ワルファリン投与〔それぞれHR＝1.36（p<0.001），1.27（p＝0.15）〕およびアスピリン投与〔それぞれHR＝1.12（p＝0.14），1.63（p＝0.003）〕のいずれでも増大傾向であった。

- 透析会誌 (2011)：平方秀樹，他．日本透析医学会：血液透析患者における心血管合併症の評価と治療に関するガイドライン．透析会誌 2011；44：337-425.
- Circulation (2014)：Shah M, et al. Warfarin use and the risk for stroke and bleeding in patients with atrial fibrillation undergoing dialysis. Circulation 2014；129：1196-203.

  カナダのケベック州とオンタリオ州で心房細動の初診または二次診断を

受けた65歳以上の入院患者の後ろ向き観察研究。腹膜透析患者を含む透析患者（1,626名）のうちワルファリン投与群（756名）は非投与群（870名）に比し，脳卒中リスクは同等で（HR=1.14），出血リスクが高かった（HR=1.44）。

- メタ解析 (2016)：Dahal K, et al. Stroke, major bleeding and mortality outcomes in warfarin users with atrial fibrillation and chronic kidney disease：A meta-analysis of observational studies. Chest 2016；149：951-9.

  11,600人以上のワルファリン使用者を含む総数48,500人以上の患者を含む11のコホート（2003〜2015年の間の6つの後ろ向き試験と5つの前向き試験）からの13報告のメタ解析。結果：心房細動合併の非末期CKDの患者では，ワルファリンは虚血性脳卒中/血栓塞栓症（HR=0.70，p=0.004）および死亡率（HR=0.65，p＜0.00001）を低下させ，重大な出血に影響はなかった（HR=1.15，p=0.31）。一方，心房細動合併の末期CKDの患者では，ワルファリンは脳卒中のリスク（HR=1.12，p=0.65）および死亡率（HR=0.96，p=0.60）を改善せず，重大な出血のリスクが高かった（HR=1.30，p=0.005）。

- Clin Exp Nephrol (2016)：Hayashi M, et al. Warfarin Study Group. Safety of warfarin therapy in chronic hemodialysis patients：a prospective cohort study. Clin Exp Nephrol 2016；20：787-94.

  日本人維持透析患者1,057例の大規模コホート研究。ワルファリン投与群（n=365）と非投与群（n=692）では年間脳卒中発生件数に差がなかった（2.9 vs 2.7人/100人・年）。

Pro	**Con**

きちんとコントロールできればメリットのほうが大きい

NEJM (2012) に関するProの解釈について異議がある。Proではさらっと「血栓塞栓リスクは減少するが脳出血は増加する」と述べられているが，細かく数値を見てみると解釈は異なる。心房細動合併の末期CKD例にワルファリンを投与すると，脳卒中または全身性血栓塞栓症が0.44倍に減り（p=0.002），出血が1.27倍に増える（p=0.15）。実は，出血の増加は有意ではないのである。すなわち，脳卒中または全身性血栓塞栓症は56％減り，出血が27％増える，ということで，「脳卒中または全身性血栓塞栓症」と「出血」の臨床上の重みをevenとすると，トータルすればワルファリン投与にメリットがあるということになる。一方，アスピリンは脳卒中または全身性血栓塞栓症が0.88倍に減り（p=0.54），出血が1.63倍に増える（p=0.003）。こちらのほうは，脳卒中または全身性血栓塞栓症は減少傾向だが有意ではなく，出血が有意に増加

する。ゆえに，アスピリンは投与してはいけない。以上がこの報告の正しい解釈である。

また，Proで挙げられた本邦からの報告では，ワルファリン投与群のPT-INRは治療域に達していないものが多く（PT-INR＝1.5〜1.6），これでは脳梗塞および全身の血栓塞栓症の予防は期待薄である。さらに，欧米からの報告でもワルファリンのTTRすら明記されていないものが多く，これでは科学的評価の体をなしていない。

もちろん，慢性透析患者では血栓塞栓症も出血も非透析患者より多いのは間違いない。ワルファリンは出血をいくらかは助長するかもしれないが，それを凌駕してあまりあるほどに血栓塞栓症を予防できるのであって，投与することによってトータルして重大なイベント（全死亡など）を抑制する効果があればいいのである。CKD患者へのワルファリン投与の功罪を評価したJACC（2014）では，慢性透析患者（n＝1,728）はそうでないCKD患者に比し，CHA2DS2-VAScスコア＝0では5.5倍，CHA2DS2-VAScスコア≧2では1.6倍も脳卒中・全身塞栓症が多かった。これはまあ当然であろうが，しかし，CHA2DS2-VAScスコア≧2の慢性透析患者はワルファリン投与によって全死亡が減少したのである（HR＝0.85）。さらに，CHA2DS2-VAScスコア≧2の非透析CKD患者（n＝11,128）はワルファリン投与によって致死的脳卒中/致死的出血（HR＝0.71）が少なかっただけでなく，心血管死（HR＝0.80），全死亡（HR＝0.64）が少なかった。ということは，ある程度の血栓塞栓症のリスクのあるCKD患者なら，非透析例なら当然のこと，透析例でもワルファリン投与は死亡回避のメリットがあるということである。さらに，SWEDEHEART（2014）のCKDステージ5の患者478例では，死亡＋心筋梗塞による再入院＋虚血性脳卒中の複合エンドポイント発生は，ワルファリン投与例で非投与例に比しリスクが有意に低かったのは当然としても（83.2 vs 128.3/100人・年：HR＝0.57），ワルファリン投与による出血リスクの有意な上昇は認められなかったのである（9.1 vs 13.5/100人・年：HR＝0.52）。

以上から，ワルファリンは心房細動合併の慢性透析患者の脳卒中発症予防に有益であると結論できる。もちろんこれは，きちんとPT-INRをコントロールしての話である。

*　　　　　*　　　　　*

- JACC (2014): Bonde AN, et al. Net clinical benefit of antithrombotic therapy in patients with atrial fibrillation and chronic kidney disease: a nationwide observational cohort study. J Am Coll Cardiol 2014; 64: 2471-82.
- SWEDEHEART (2014): Carrero JJ, et al. Warfarin, kidney dysfunction, and outcomes following acute myocardial infarction in patients with atrial fibrillation. JAMA 2014; 311: 919-28.

スウェーデンの循環器救急医療施設に入院した患者の全例登録データ（n＝24,317）を用いて，心房細動患者へのワルファリン治療の転帰と腎機能の関係を検討した。結果：心房細動を合併した急性心筋梗塞患者のうちワルファリン投与群は非投与群に比し，CKDの重症度にかかわらず，1年後の死亡・心筋梗塞・虚血性脳卒中が少なく，出血リスクの上昇もなかった。

個人的解釈

層別化のデータが足りない

NEJM（2012）のConの解釈はそれはそうなのだが，1点だけ問題がある。心房細動合併の末期CKD例での脳卒中または全身性血栓塞栓症と出血の発症率を考慮し忘れている。報告では前者は5.61/100人・年，後者は8.89/100人・年なので，そもそも出血のほうが約1.6倍多い。これを考慮して発生の絶対数で計算し直してもやはりワルファリンはメリットが大きく，アスピリンはデメリットが大きいのだが，ワルファリンのメリットはConが言うほど大きくはない。わずかである。

当然，ワルファリンはコントロールが悪ければ血栓塞栓症を予防できないし（PT-INRが治療域を下回る場合），出血も増加する（PT-INRが治療域を上回る場合）。したがって，ワルファリンに関する臨床研究ではワルファリンコントロール状況，少なくとも目標PT-INR，実際のPT-INRの平均値と中央値，TTR値ははっきりと明記しないといけないはずである。それがなされていないので，個々の報告の結果の解釈のしようがないし，比較のしようがない。報告によって結果がまちまちなのは，Conで触れられているように，ワルファリンのコントロール状況が曖昧だからである。例えば，TTR＜70%のようなpoorなワルファリンコントロールでは話にならないのである。要は，いまだに確固としたエビデンスは得られていないということである。以下は，きちんとワルファリンがコントロールされているという前提での話とする。

これは以前からよく言っているように，ある病名に対してある画一的

な治療法・治療薬は決定すべきではない。基本は決定してもよいが，その病名の疾患の重症度，合併症，その患者の社会的背景等々によって調整すべきである。これは，心房細動があるからといって，意思疎通ができない高度認知症の寝たきりの末期癌患者にDOACを投与するのか，というように考えれば当然のことである。そういう意味で，どの疾患でも，少なくとも疾患重症度と合併症については治療法・治療薬を層別化すべきであろう。

心房細動合併の透析患者へのワルファリン投与に関しては，Chest (2009) がこの層別化の最初のきちんとした試みであろうか。これによると，心房細動合併の透析患者へのワルファリン投与の適応は，①左房内血栓，②機械弁，③CHADS2スコアがOBRIスコア［参考］より2点以上高値，④僧帽弁狭窄，⑤TIA/脳梗塞の既往，⑥患者の希望，であり，非適応は，①血栓塞栓のリスクのない65歳未満，②コントロールできていない高血圧，③抗血小板療法中，④calciphylaxis（カルシフィラキシス）の既往，⑤重篤な出血の既往，⑥高度の低栄養，⑦服薬アドヒアランス不良，⑧頻繁な転倒，であるという。この適応の③「CHADS2スコアがOBRIスコアより2点以上高値」というところがポイントで，Conでいうところの「トータル」でメリットがあれば投与する，という考え方である。他の項目に異論はないが，この項目のCHADS2スコアをCHA2DS2-VAScスコアに，OBRIスコアをHAS-BLEDスコアに替えたときに何点以上高ければ投与すべきか，ということが知りたい。

最後に，慢性透析患者にワルファリンを投与したときに注意すべき皮膚疾患について述べておく。Chest (2009) にも非適応として挙げられているcalciphylaxisである。皮膚などの細動脈石灰化が主因の難治性多発性の有痛性皮膚潰瘍であり，欧米では透析患者の1～4％の有病率とされているが，本邦では0.5％とまれであるという（正しく診断されていない可能性が高い）。ワルファリンは強い発症危険因子であり，投与開始後半年～1年以内に激痛を伴う紫斑として四肢・体幹・手指・足趾・陰茎に発症し，皮膚潰瘍へ進展する。上肢に生じることは比較的少ない。厚労省研究班の診断基準があり，多くの症例では感染症から敗血症を呈し，死亡率は50％以上とも言われ，ワルファリンを中止しないかぎり病状の進行は止められない。鑑別すべき疾患にワルファリン皮膚壊死があるが，これはワルファリン投与開始後早期（1～2週間）に強い

疼痛を伴う紫斑・出血性皮膚膿疱・皮膚潰瘍などがみられる。好発部位は四肢・臀部・胸部であり，calciphylaxisとはやや異なる。ワルファリン皮膚壊死はⅠ-1「NVAFでは血栓リスクが低くても抗凝固が必要」に記した機序での，ワルファリン投与直後の一過性過凝固が主因である。

[参考] OBRIスコア（Outpatient Bleeding Risk Index）
　65歳以上，脳卒中既往，消化管出血既往で各1点，最近の心筋梗塞，ヘマトクリット＜30％，血清クレアチニン＞1.5mg/dL，糖尿病のうち1つでもあれば1点を加算。0〜4の5段階で評価。

*　　　　　*　　　　　*

● Chest (2009)：Sood MM, et al. The intersection of risk and benefit：is warfarin anticoagulation suitable for atrial fibrillationin patients on hemodialysis? Chest 2009；136：1128-33.

5 抗凝固薬服用中の脳出血発症後，抗凝固療法は早期に再開する

Pro | Con

3日目に再開

　抗凝固薬服用中に発症した脳出血後に抗凝固薬をいつ再開するかについて，脳卒中治療ガイドライン（2015）には「再開のタイミングについては十分な科学的根拠がない」と記載されている。再開に際しては慎重な意見がないこともないが，メタ解析（2017）では再開するほうが脳塞栓のリスクは圧倒的に小さく，かつ再脳出血のリスクは増えない，ということが明らかになったので，再開することについては異論はないだろう。

　問題は，その再開の時期である。J Thromb Haemost（2011）では早期に抗凝固療法を再開しても血腫増大や死亡率に有意な差はなかったと報告されており，中止期間中は常に脳梗塞発症の危険にさらされているわけだから（Arch Neurol 2000, Neurology 2003），早期再開が望ましいと思われる。これは当然のことで，もともと抗凝固療法を行われているような患者は脳梗塞を含む全身塞栓症リスクのある患者であり，休薬すればした分だけ塞栓症リスクが確実に増えるだろうからである。実際，日本の報告であるSAMURAI-WAICH（2015）では，休薬中に患者の17％が塞栓症を発症し，発症時期の中央値は8日目（5〜14日）だったということなので，早期再開といっても脳出血発症1週後では遅いということである。

　日本でのアンケート結果（J Neurol Sci 2012）では，CTでの血腫吸収傾向（47％）や血腫増大がないこと（28％）が再開のメルクマールであることが多かったが，どのタイミングで再開するかはいろいろな考え方があり，施設によってやり方が違うのが現実である。ただ，よほど血圧のコントロールが悪い場合や再出血しやすい脳幹部・小脳の出血でない限り，出血から3日も経てば止血は通常は完了しているはずであり，投与

していたワルファリンの効果はほとんどなくなっているはずなので，3日で再開してもよいのではないだろうか。DOACならば，ワルファリンよりも作用持続時間が短いので，より安心だろうと思われる。数日という早期の再開に対しては再出血を心配する声が上がるが，3日程度で再開して再出血が増えたというしっかりしたエビデンスは，実はないのである。逆に，3日以内に再開しないと脳梗塞発症の危険性が高まるというシステマティックレビューすらあるのである（J Thromb Haemost 2010）。

＊　　　　＊　　　　＊

- 脳卒中治療ガイドライン (2015)：日本脳卒中学会 脳卒中ガイドライン委員会. 脳卒中治療ガイドライン 2015. 協和企画, 東京, 2015.
- メタ解析 (2017)：Murthy SB, et al. Restarting anticoagulant therapy after intracranial hemorrhage：A systematic review and meta-analysis. Stroke 2017；48：1594-600.

  抗凝固療法再開と頭蓋内出血再発・血栓塞栓合併症リスクの関連を検討する後ろ向きコホート8研究 (n=5,306) の解析。結果：抗凝固療法の再開は頭蓋内出血発症後10～39日後 (中央値)。再開群 vs 非再開群で，血栓塞栓合併症発症率は6.7 vs 17.6％ (RR=0.34)，頭蓋内出血再発率は8.7 vs 7.8％ (RR=1.01)。すなわち，頭蓋内出血後10～39日に抗凝固療法を再開すると，頭蓋内出血再発は増えずに血栓塞栓合併症は減少した。

- J Thromb Haemost (2011)：Paciaroni M, et al. Efficacy and safety of anticoagulants in the prevention of venous thromboembolism in patients with acute cerebral hemorrhage：a meta-analysis of controlled studies. J Thromb Haemost 2011；9：893-8.
- Arch Neurol (2000)：Phan TG, et al. Safety of discontinuation of anticoagulation in patients with intracranial hemorrhage at high thromboembolic risk. Arch Neurol 2000；57：1710-3.

  ワルファリン療法中の頭蓋内出血患者141名〔人工心臓弁 (1群, n=52)，心房細動および心原性脳塞栓 (2群, n=53)，再発性TIAまたは虚血性脳卒中 (3群, n=36)〕。ワルファリンを服用していない期間の中央値は10日間で，中断から30日以内に3名が虚血性脳卒中を発症した。Kaplan-Meier生存率の推定では，1・2・3群のワルファリン治療停止後30日での虚血性脳卒中の可能性は2.9％，2.6％，4.8％であった。ワルファリン療法を再開した35例の患者は，同じ入院中に再発しなかった。

- Neurology (2003)：Blacker DJ, et al. Stroke risk in anticoagulated patients with atrial fibrillation undergoing endoscopy. Neurology 2003；61：964-8.
- SAMURAI-WAICH (2015)：Osaki M, et al. Stroke Acute Management with Urgent Risk-factor Assessment and Improvement Study Investigators. A multicenter, prospective, observational study of warfarin-associated intracerebral hemorrhage：The SAMURAI-WAICH study. J Neurol Sci

2015 ; 359 : 72-7.
- J Neurol Sci (2012) : Maeda K, et al. Stroke Acute Management with Urgent Risk-factor Assessment and Improvement (SAMURAI) Study Investigators. Nationwide survey of neuro-specialists' opinions on anticoagulant therapy after intracerebral hemorrhage in patients with atrial fibrillation. J Neurol Sci 2012 ; 312 : 82-5.
- J Thromb Haemost (2010) : Hawryluk GW, et al. Management of anticoagulation following central nervous system hemorrhage in patients with high thromboembolic risk. J Thromb Haemost 2010 ; 8 : 1500-8.

頭蓋内出血後の再出血と血栓塞栓症についての63報告を解析。結果：患者の7.7%が出血性合併症を経験し，6.1%が血栓塞栓症を経験した。発症72時間以内には出血性合併症が多かったが，その後は血栓塞栓症の頻度が増えた。72時間後に抗凝固療法を再開した患者では血栓塞栓症を発症する可能性が有意に高く（p=0.006），72時間以前に再開した患者は出血合併症が多い傾向にあったが有意ではなかった（p=0.0727）。再出血に関連する因子は，若年，外傷性原因，硬膜下血腫，抗凝固療法をリバースしないこと，であった。血栓塞栓症の合併症は，より若年の患者，脊髄出血，多発性出血，非外傷性の原因で多かった。より低い強度での抗凝固療法の再開も，血栓塞栓症の合併症のリスクを有意に増加させた。

Pro	Con

早くても1～2週後が現実的

日本のアンケート（J Neurol Sci 2012）では，抗凝固療法の再開は発症4日以内が7%，以後は，発症5～7日後が21%，発症8～14日後が25%，発症15～28日後が2%，発症29日以降が18%であった。現実的には，3日目はさすがに早すぎる（J Neurol 2012）。やはり，再出血が増えることが怖いのである。1週間程度遅らせたからといって，その間に血栓塞栓症がそれほど高率に増えるとは思えず，遅くできれば再出血の恐れが少なくなるのは確実であるので，可能な限り遅くしたいというのが臨床現場の本音である。抗凝固療法の再開は10～14日後がよいという報告（Europace 2015），4～8週後にDOACの開始を推奨する報告（Cerebrovasc Dis 2006），10～30週後とかなり遅い時期の再開を推奨するスウェーデンの後ろ向きコホート研究の報告（Stroke 2010）すらある。確かに抗凝固薬を早期再開しなかった場合の脳梗塞リスクはゼロではないので，Proで言われているように抗凝固療法中止期間中の血栓塞栓症のリスクは回避したい。が，そもそも抗凝固療法中止期間中の血栓

塞栓症発症はそれほど頻度の高いわけではなかろう。それを過剰に心配して抗凝固療法をあわてて再開し出血合併症が起こってしまえば，元も子もない。完全に出血傾向がおさまって，PT-INRが下がりきったのを確認してから再開したいものである。

　安全を期すならば，具体的には，まずPT-INRが正常値まで十分に低下したことを確認する。次に，頭部CTで血腫が拡大していないかを確認する。これは数日置いて2回確認するほうが安全であろう。しかるのちに，それまでは絶食になっているはずなので，経口摂取できることを確認して，抗凝固療法を再開する，という段取りになる。これらの過程をきちんと経れば，いくら急いでもほぼ1週間かかる。Proで言及されている本邦のreal worldでのSAMURAI-WAICH (2015) のワルファリン関連脳出血患者では，ワルファリン単独の再開時期は中央値6日であり，それで再開後の急性期再出血はなかったのである。最近のドイツのコホート研究の報告でも，6日以内に再開した際は再出血＋血栓塞栓症の合計が増加する (HR=2.51, p=0.03) ということである (EHJ 2018)。早期とはいっても，これが最短であろう。したがって，1週後というのが現実的であろうと思われる。

＊　　　　＊　　　　＊

- J Neurol (2012)：Cervera A, et al. Oral anticoagulant-associated intracerebral hemorrhage. J Neurol 2012；259：212-24.
- Europace (2015)：Heidbuchel H, et al. Updated European Heart Rhythm Association Practical Guide on the use of non-vitamin K antagonist anticoagulants in patients with non-valvular atrial fibrillation. Europace 2015；17：1467-507.
- Cerebrovasc Dis (2006)：Steiner T, et al. Recommendations for the management of intracranial haemorrhage—part I：spontaneous intracerebral haemorrhage. The European Stroke Initiative Writing Committee and the Writing Committee for the EUSI Executive Committee. Cerebrovasc Dis 2006；22：294-316.
- Stroke (2010)：Majeed A, et al. Optimal timing of resumption of warfarin after intracranial hemorrhage. Stroke 2010；41：2860-6.
  　頭蓋内出血2,869人の検討。ワルファリン関連頭蓋内出血は8.2％であり，そのうち76％ (n=117) は最初の1週目に生存していた。これらの患者の経過観察期間の中央値は69週。59人の患者が5.6週 (中央値) 後にワルファリンを再開した。ワルファリン再開による再発性頭蓋内出血のHRは5.6であり，虚血性脳卒中のHRは0.11であった。ワルファリンが約10〜30週間後に再開された場合，再発性頭蓋内出血または虚血性脳卒中の合併リスクが最も低かった。

- EHJ (2018)：Kuramatsu JB, et al. Management of therapeutic anticoagulation in patients with intracerebral haemorrhage and mechanical heart valves. Eur Heart J, ehy056, http://doi.org/10.1093/eurheartj/ehy056 Published：24 February 2018.

個人的解釈

出血と塞栓のバランスで決める

血栓塞栓症のリスクが高ければ早く再開，再出血のリスクが高ければ遅くに再開．これに尽きる．一概には決められないのである．これはⅠ-1「NVAFでは血栓リスクが低くても抗凝固が必要」で議論したのとまったく同じで，再開することは再開するが，個々の患者の再開の時期についてCHADS2スコア（またはCHA2DS2-VAScスコア）とHAS-BLEDスコアを評価して，それぞれのイベントの年間発症率を参考に，早くするか遅くするかを決めればよいだけの話である．もう一点考慮するとすれば，Proで述べられている脳出血の部位であろう．したがって，一律に「○日目に」と決めるのはナンセンスである．

さて，脳卒中治療ガイドライン（2015）の脳内出血の再発予防に関する部分の，前回のガイドラインからの変更事項と新たな推奨事項は，
①すべての頭蓋内出血患者において血圧をコントロールすべきである．（クラスⅠ：エビデンスレベルA）
②血圧コントロールは頭蓋内出血発症後直ちに開始すべきである．（クラスⅠ：エビデンスレベルA）
③収縮期血圧<130 mmHg，拡張期血圧<80 mmHgを長期目標とすることが妥当である．（クラスⅡa：エビデンスレベルB）
④1日2杯を超える飲酒，喫煙および違法薬物の使用を控えるなどの生活習慣の改善とともに，閉塞性睡眠時無呼吸の治療は有益だろう．（クラスⅡa：エビデンスレベルB）
⑤非脳葉性頭蓋内出血後の抗凝固療法およびすべての頭蓋内出血後の抗血小板薬単独投与は，特にこれらの薬剤に強い適応がある場合には考慮してもよいだろう．（クラスⅡb：エビデンスレベルB）
⑥抗凝固療法に関連する頭蓋内出血後の経口抗凝固療法再開の最適時期は確立していない．機械弁を植込んでいない患者では，少なくとも4週間は経口抗凝固療法を控えることにより頭蓋内出血再発のリスクが

低下する可能性がある。(クラスⅡb：エビデンスレベルB)
⑦アスピリン単独投与が適応となる場合には，最適時期は確定していないが，頭蓋内出血発症から数日後に投与を再開することが有益と思われる。(クラスⅡa：エビデンスレベルB)
⑧心房細動を有し，頭蓋内出血の既往がある患者の再発リスクを低下させるためのダビガトラン，リバーロキサバンまたはアピキサバンの有用性は確立していない。(クラスⅡb：エビデンスレベルC)

①〜④，⑦は当然だろうが，⑤は判断が微妙であり，⑧は現段階ではエビデンスレベルが低いので推奨できない。⑥は⑦と開始時期に相当の開きがある。心房細動でDES留置患者の場合は，将来的には6カ月〜1年間はDOAC＋チエノピリジン系薬剤ということになりそうだが，この場合はどうすればいいのだろうか。

いずれにしろ，これからDOAC投与例の頭蓋内出血例(頻度は少ないであろうが)の経験が積み重なっていくはずで，抗凝固療法を再開することは再開するのだが，しっかりした層別化されたエビデンスが早く欲しい。

閑話休題

医学統計で知っておくべき指標—平均値と中央値 (2)

　少し古いのだが，このようなデータがある。ある転職エージェントのサイトに登録している正社員に限っての，年代別・男女別の平均年収と中央値とその差である。

	平均年収	中央値	差
男性			
20代	361万円	350万円	11万円
30代	485万円	450万円	35万円
40代	637万円	600万円	37万円
50代	777万円	700万円	77万円
女性			
20代	317万円	300万円	17万円
30代	380万円	350万円	30万円
40代	461万円	400万円	61万円
50代	486万円	406万円	80万円

　正社員に限って，しかも転職サイトに登録しているので現在の職場に必ずしも満足していないかもしれない人たちのデータであるので，これは全体像ではないが，それなりに面白い。男女で仕事内容が異なることが多いので一概には比較できないが，男女とも年代とともに平均年収と中央値の差は広がる。ということは，年代とともに年収は正規分布からずれていっているということで，年代とともに一部の人間はかなり収入がよくなる（おそらく，いわゆる「抜擢」ないし「出世」），ということである。それ以外にも，男性は50代から，女性では40代から大きく差がつくこと（すなわち，その年代にそういうことが起こる），全体で見れば差があるといってもたかだか平均年収の10%程度なのでそれほど飛び抜けた高給取りはいないこと（おそらく，そういう人は転職サイトに登録はしない），などが推察される。

　平均年収がどうのというよりも，こういうところから現代の日本の世相の一端が見えてきて興味深い。このデータだけから見ると，現代の日本はむしろ年収が異様に均一化された社会ではないだろうか。

II 糖尿病, 代謝性疾患関連

1 糖尿病合併高血圧の第一選択薬はRAS抑制薬である

| **Pro** | Con |

当然

　一般には，糖尿病を合併する患者の降圧薬の第一選択はRAS抑制薬のACE阻害薬ないしARBであるとされている。これらRAS抑制薬の臓器保護作用およびインスリン抵抗性改善作用が，糖尿病の病態にとって好ましいものであるからである。カルシウム拮抗薬もインスリン抵抗性を改善させるが，RAS抑制薬ほどではない。一方，β遮断薬や利尿薬はインスリン感受性を低下させ，血清中性脂肪（TG）値を上昇させるので，糖尿病患者には好ましくない。

　糖尿病患者でのRAS抑制薬の腎症進展抑制効果について述べる。大規模臨床試験のIDNT（2001），INNOVATION（2007）などで2型糖尿病に対するARBの「降圧を超えた腎症進展抑制効果（beyond blood pressure効果）」が証明されており，ARBの臓器障害進展抑制効果は明白である。一方，ARBよりもACE阻害薬のほうがさらによいというメタ解析（2013）がある。一次エンドポイントを，全死亡，末期腎不全，血清クレアチニンの2倍化，とした糖尿病合併高血圧患者に対する薬物治療の63試験（n＝36,917）の解析である。結果は，①全死亡はわずか2,400例（6.5％）であったが，プラセボと比較するとβ遮断薬のみが有意に死亡リスクが高かった（OR＝7.13）。すなわち，糖尿病患者にβ遮断薬を投与すると他の薬剤よりも予後が悪くなるということである。全死亡の抑制効果がβ遮断薬に比べ最も大きかったのはACE阻害薬＋カルシウム拮抗薬（OR＝0.067），次いでACE阻害薬＋利尿薬（OR＝0.121），ACE阻害薬単独（OR＝0.137）の順で，カルシウム拮抗薬単独（OR＝0.145）とARB単独（OR＝0.153）はプラセボ（OR＝0.140）と同等であった。すなわち，糖尿病患者へのカルシウム拮抗薬単独投与とARB単独投与は無投薬と同等であるということである。②末期腎不全に関する解

析（19試験，n=25,813）では，これも発症は766例（3％）と少なく，最も有効な治療法，2番目に有効な治療法である可能性は，ACE阻害薬が最も高く（それぞれ29.6％，37.5％），次いでARB（26.6％，35.0％）であった。こちらのほうはARBでもよいということである。③血清クレアチニンの2倍化に関する検討（13試験，n=25,055）でも発生例は少なく1,099例（4.4％）であったが，ACE阻害薬はプラセボ（OR=0.58），β遮断薬（OR=0.12）に比し有意にリスクが低かった。以上から，糖尿病合併高血圧患者に対する最も有効な薬物である可能性はACE阻害薬が最も高く，ACE阻害薬を第一選択とすべきであるという結論である。

いずれにしても，RAS抑制薬は糖尿病を合併する患者の臓器障害進展抑制が顕著であり，これらを第一選択とすべきであるのは間違いない。

*　　　　　*　　　　　*

- IDNT (2001)：Lewis EJ, et al. for the Collaborative Study Group. Renoprotective effect of the angiotensin-receptor antagonist irbesartan in patients with nephropathy due to type 2 diabetes. N Engl J Med 2001；345：851-60.

 2型糖尿病性腎症を合併する高血圧例へのARB（イルベサルタン）vs カルシウム拮抗薬（アムロジピン）の腎症進展抑制の比較試験。一次エンドポイントは，血清クレアチニン濃度の倍増＋末期腎障害発症＋全死亡。二次エンドポイントは，心血管死＋非致死性心筋梗塞＋入院を要する心不全＋脳血管イベントによる永続性神経障害＋下肢切断。平均2.6年追跡のランダム化プラセボ対照二重盲検試験（n=1,715）。結果：ARB群（n=579）はプラセボ群（n=569）とカルシウム拮抗薬群（n=567）に比し，一次エンドポイントのRRはそれぞれ20％低下（p=0.02），23％低下（p=0.006），血清クレアチニン濃度の倍増リスクはそれぞれ33％低下（p=0.003），37％低下（p<0.001），末期腎障害発症はそれぞれ23％低下（p=0.07），23％低下（p=0.07）であった。ARBのプラセボに対しての一次エンドポイントのARRは6.4％，NNTは2.6年で16（1年に換算すると41.6）。これらの結果は降圧の程度とは独立していた。二次エンドポイントは群間で有意差はなかった。したがって，ARB（イルベサルタン）は2型糖尿病性腎症の進展予防にカルシウム拮抗薬（アムロジピン）よりも有用であり，その効果は降圧の程度とは独立したものである（beyond blood pressure：降圧を超えた臓器保護効果）。

- INNOVATION (2007)：Makino H, et al. for the INNOVATION study group. Prevention of transition from incipient to overt nephropathy with telmisartan in patients with type 2 diabetes. Diabetes Care 2007；30：1577-8.

 早期腎症（微量アルブミン尿）を合併した2型糖尿病患者に対するARB（テルミサルタン）の顕性腎症への進展抑制効果を検証した試験。一次エンドポイントは顕性腎症への進展率。平均1.3年追跡のランダム化プラセボ対

照二重盲検試験（n=514）。結果：一次エンドポイントは，テルミサルタン80mg群16.7%，40mg群22.6%，プラセボ群49.9%と，ARB群はプラセボ群より有意に低かった（80mg群 vs プラセボ群：RRR=66%，p＜0.0001）。微量アルブミン尿の寛解率は80mg群21.2%，40mg群12.8%，プラセボ群1.2%（p＜0.001：ARB群 vs プラセボ群）。80mg群と40mg群のプラセボに対しての一次エンドポイントのARRは33.2%と27.3%，NNTは1.3年で3.01と3.7（1年に換算すると3.9と4.8）。以上の結果は降圧の程度に関係なく，しかも正常血圧例への投与でも同様であった。したがって，2型糖尿病患者の早期腎症から顕性腎症へのARBの進展抑制効果は用量依存的で，降圧効果には依存しなかった。

- メタ解析 (2013)：Wu HY, et al. Comparative effectiveness of renin-angiotensin system blockers and other antihypertensive drugs in patients with diabetes: systematic review and bayesian network meta-analysis. BMJ 2013; 347: f6008.

Pro	**Con**

ARBの効果は疑問

　RAS抑制薬，特にARBの降圧を超えた腎保護効果が大々的に取り沙汰されているが，そもそもこれは本当だろうか。血圧と尿中アルブミン排泄率が正常な1型糖尿病患者にRAS抑制薬を投与しても，腎症進展を抑制できなかった（RASS 2009）。また，心血管系疾患の既往や糖尿病のある正常血圧者を対象にしたONTARGET（2008）では，ACE阻害薬（ラミプリル）単独群に比べ，ACE阻害薬（ラミプリル）＋ARB（テルミサルタン）の2剤併用群では逆に腎障害が有意に増悪した。これと同時に行われたTRANSCEND（2009）のサブグループ解析では，微量アルブミン尿のない糖尿病例にテルミサルタンを投与すると，微量アルブミン尿症発症は抑制されるが，主要な腎臓転帰は不変で，むしろGFRが低下してしまった。

　これと同様な結果がROADMAP（2011）でも報告されている。この試験では，ARBはプラセボに比べて微量アルブミン尿の発症/進展は抑制したが，肝心の心血管イベントを抑制できなかったのである。本当の臓器保護効果があって微量アルブミン尿を減らしているならば，この結果はおかしな話だが，これには理由がある。それは，ARB投与によって輸出細動脈が拡張したためにGFRが低下し，これによって一見，微量アルブミン尿が減っているように見えるだけなのである。微量アルブ

ミン尿は早期腎症のメルクマールであるのは間違いないが，それを見かけ上だけ改善したところで本質は改善していないのであって，そもそもGFRを低下させることは心血管イベント増加につながる。ということは，腎機能の軽症例〜正常例にRAS抑制薬を投与すると，腎症進展が予防できないばかりでなく，害になる場合もあるということである。高血圧や糖尿病の治療の大きな目的は心血管イベントの抑制であるはずなのに，これでは本末転倒と言わざるを得ない。さらに，全例が2型糖尿病患者ではないが，ACE阻害薬＋カルシウム拮抗薬併用群とACE阻害薬＋利尿薬併用群を比較したACCOMPLISH (2008) では，利尿薬併用群でアルブミン尿は改善するもののGFRは低下し，カルシウム拮抗薬併用群ではアルブミン尿は改善しなかったがGFRは増加した。その結果，一次エンドポイントである心血管系疾患による死亡/発症のHRは，カルシウム拮抗薬併用群で利尿薬併用群よりも20%減少した。

やはり，見かけ上のアルブミン尿を改善させるということよりも，GFRそのものを改善させるほうが臨床的意義が大きいのである。これらを受けて，2012年に米国K/DOQIガイドライン（米国腎臓財団提唱の腎臓病予後改善対策のガイドライン）では，「血圧正常例への糖尿病性腎症抑制にACE阻害薬/ARBは推奨しない」と改訂されている。

以上から，糖尿病合併高血圧に対しては，耐糖能に影響せず心血管イベント抑制効果に優れるカルシウム拮抗薬をメインに用いるべきであり，ACE阻害薬/ARBをメインにした降圧薬レジメ，少なくともそれらの単独使用や利尿薬との併用は推奨できない。

*　　　　*　　　　*

- RASS (2009)：Mauer M, et al. Renal and retinal effects of enalapril and losartan in type 1 diabetes. N Engl J Med 2009；361：40-51.

  ACE阻害薬（エナラプリル），ARB（ロサルタン）の1型糖尿病患者（正常血圧，正常アルブミン尿）に対する腎症進展予防効果と網膜症発現予防効果を検証した，追跡5年間のランダム化プラセボ対照二重盲検試験（n＝285）。主要エンドポイントは，腎生検での糸球体内のメサンギウム容積の変化。結果：メサンギウム容積の変化にはACE阻害薬，ARB，プラセボの3群間に有意差なし。同時に検証された網膜症発症は，プラセボ群に比しACE阻害薬群で65%低下（OR＝0.35），ARB群で70%低下した（OR＝0.30）。この抑制効果は血圧の変化とは独立していた。したがって，1型糖尿病患者では早期のRAS抑制による腎症の進展抑制効果はみられなかったが，網膜症の進展は抑制した。

- ONTARGET (2008)：The ONTARGET investigators. Telmisartan,

ramipril, or both in patients at high risk for vascular events. N Engl J Med 2008；358：1547-59.
● TRANSCEND サブグループ解析 (2009)：Mann JF, et al. TRANSCEND Investigators. Effect of telmisartan on renal outcomes：a randomized trial. Ann Intern Med 2009；151：1-10.

　ACE阻害薬不耐容で微量アルブミン尿や心不全のない，心血管疾患または末梢血管障害のある糖尿病患者5,927人にARB（テルミサルタン）80mg/日またはプラセボを平均56カ月投与。エンドポイントは，透析または血清クレアチニンの倍加，GFRの推移，およびアルブミン尿症の変化の複合腎転帰。結果：複合腎転帰は，ARBのHR=1.29（p=0.20）。ARB vs プラセボで，透析移行は7 vs 10例，血清クレアチニン倍加は56 vs 36例（HR=1.59，p=0.031），アルブミン尿症発症は32 vs 63％（p＜0.001），eGFRの低下は−3.2 vs −0.26mL/min/1.73m^2，p＜0.001）。したがって，心血管疾患はあるが微量アルブミン尿を伴わない糖尿病患者では，ARB（テルミサルタン）投与は微量アルブミン尿症発症を抑制するが，主要な腎臓転帰は不変で，むしろGFRを低下させた。

● ROADMAP (2011)：Haller H, et al. for the ROADMAP Trial Investigators. Olmesartan for the delay or prevention of microalbuminuria in type 2 diabetes. N Engl J Med 2011；364：907-17.

　心血管リスクのある正常アルブミン尿の2型糖尿病患者へのARB（オルメサルタン）の微量アルブミン尿進展抑制効果・発症予防効果を検証した，3.2年（中央値）追跡のランダム化プラセボ対照二重盲検試験（n=4,447）。一次エンドポイントは，微量アルブミン尿（尿中アルブミン/クレアチニン比：女性＞35，男性＞25）初発までの時間。結果：オルメサルタン40mg/日投与群（n=2,232）はプラセボ群（n=2,215）に比し，血圧の推移は同等だったが，微量アルブミン尿発症は少なく（8.2 vs 9.8％），微量アルブミン尿初発までの時間（中央値）は722 vs 576日と23％延長した（p=0.01）。一方，eGFRはARB群で低下し（ベースライン時85.0→80.1mL/min/1.73m^2）vs プラセボ群（84.7→83.7mL/min/1.73m^2）（p＜0.001），心血管合併症＋心血管死は4.3 vs 4.2％（p=0.99）で両群に差はなかった。また，心血管死18例のうち12例が冠動脈疾患既往例（1,104例）であり，ARB群で冠動脈疾患既往例の心血管死リスク上昇があった（p=0.02，post hoc解析）。したがって，2型糖尿病患者へのARB投与は，微量アルブミン尿の発症を遅らせたが心血管イベントは抑制せず，冠動脈疾患既往例では心血管死リスク上昇が認められた。

● ACCOMPLISH (2008)：Jamerson K, et al. for the ACCOMPLISH Trial Investigators. Benazepril plus amlodipine or hydrochlorothiazide for hypertension in high-risk patients. N Engl J Med 2008；359：2417-28.

　高リスクの高血圧患者11,506例を対象に，ACE阻害薬（ベナゼプリル）＋カルシウム拮抗薬（アムロジピン）併用療法の心血管イベント抑制効果は，ベナゼプリル＋サイアザイド系利尿薬（ヒドロクロロチアジド）併用療法より優れている，という仮説を検証することを目的にした，平均3年間追跡の二重盲検試験。一次エンドポイントは，心血管死，心血管イベント（非致死

的心筋梗塞，非致死的脳卒中，狭心症による入院，突然心停止からの蘇生，血行再建術）の初発．結果：ACE阻害薬は，利尿薬よりもカルシウム拮抗薬との併用のほうが心血管イベント抑制効果が大きかった．

個人的解釈

尿蛋白の有無によって選ぶ薬剤は違う

話を腎保護効果に絞る．アンジオテンシンⅡは，腎糸球体の輸出細動脈を収縮させ糸球体内圧を上昇させる．糸球体はその圧をdriving forceにしてクレアチニンなどを排出しているわけだが，ACE阻害薬/ARBというRAS抑制薬を投与すれば輸出細動脈が拡張して老廃物排出の圧が低下するので，GFRが低下して血中クレアチニン値が上昇する．これは，この薬剤本来の作用であり，軽度であれば無害であるとされてきた．糖尿病合併高血圧でも，RAS抑制薬は糸球体内圧亢進を軽減させ，尿蛋白を減少させ，長い目で見れば腎保護になるとされてきた．尿蛋白が尿細管を傷害するのは間違いないので，RAS抑制薬で尿蛋白を減少させれば，それによる腎保護効果は当然期待されるはずである．しかし，Conで紹介された数々の報告のように，この期待は確固としたエビデンスには乏しいのである．Conでも触れられているが，RAS抑制薬はGFRを低下させて見かけ上のアルブミン尿の改善効果を示しているだけともいえる．一般には「RA系阻害薬は全身血圧を降下させるとともに，輸出細動脈を拡張させて糸球体高血圧/糸球体過剰濾過を是正するため，GFRが低下する場合があるが，この低下は腎組織障害の進展を示すものではなく，投与を中止すればGFRが元の値に戻ることからも機能的変化である」とされているが，ならばアルブミン尿の改善効果も一過性なのであろうか．

実際，IRMA-2サブ解析（2003）では，2年間のARB（イルベサルタン）投与終了1カ月後にはARBのアルブミン尿抑制効果は速やかに消失したという．それならば，投与し続けなければいけないということか．そもそも，アルブミン尿の改善を腎機能改善のメルクマールとしているのならば，内服中止後になぜすぐに効果は消失するのだろうか．やはりこれはConで述べられているように，本当に腎機能が改善したのではなく，「見かけ」だけなのかもしれない．

さて，糖尿病合併高血圧患者の腎症についてあらためて考える．糖尿

病合併高血圧のある腎臓では，糖尿病そのものによる腎障害（糖尿病性腎症）と，糖尿病そのものにはよらないが糖尿病で助長される高血圧・動脈硬化による腎障害（腎硬化症）が混在している。

糖尿病性腎症では，糸球体の輸出細動脈がアンジオテンシンⅡの過剰な働きで収縮しているために糸球体内圧が上昇して糸球体が傷害され，その結果，蛋白が尿へと漏れ出て尿細管に傷害を起こす。それにはアンジオテンシンⅡの働きを抑制するRAS抑制薬を投与すれば，糸球体内圧が低下して尿蛋白が減少し，尿細管の傷害が抑制される。このとき，カルシウム拮抗薬では糸球体の輸出細動脈よりも輸入細動脈が強く拡張するので，さらに糸球体内圧が上昇してしまって，かえって糸球体に傷害を起こす恐れがある。したがって，尿蛋白が尿細管を傷害する糖尿病性腎症では，なによりも尿蛋白を減少させることが大事で，そのためにはRAS抑制薬は第一選択とされるべきであろう。

一方，尿蛋白が認められない腎硬化症では，糸球体の輸入・輸出細動脈ともに狭窄/閉塞しているので，腎血流量自体が少なくなって腎機能が低下し，糸球体が傷害されるというのが本体である。このような状態ならば，カルシウム拮抗薬は輸入・輸出細動脈を拡張させるので腎血流量が増加し，結果として糸球体の傷害が抑制される。このとき，RAS抑制薬では主に輸出細動脈が拡張するため，さらに腎血流量が減って，かえって腎機能が悪化するだろうと推察される。

したがって私の結論は，「糖尿病合併高血圧患者には，尿蛋白が陽性ならRAS抑制薬で尿蛋白を減らす。尿蛋白が陰性ならカルシウム拮抗薬で血圧をしっかり下げる」である。実際，両者を併用する場合がほとんどだが，血圧の調節はもっぱらカルシウム拮抗薬で行っている。降圧効果自体も，ARBでは降圧不十分な2型糖尿病合併高血圧患者の家庭血圧の降圧には，ARBを増量するよりもカルシウム拮抗薬（アムロジピン）を追加併用するほうが効果的であるとされている（ADVANCED-J 2012）。

*　　　*　　　*

● IRMA-2サブ解析 (2003)：Andersen S, et al. Irbesartan in Patients With Type 2 Diabetes and Microalbuminuria Study Group. Kidney function during and after withdrawal of long-term irbesartan treatment in patients with type 2 diabetes and microalbuminuria. Diabetes Care 2003；26：3296-302.

2型糖尿病に微量アルブミン尿を合併する高血圧患者へのARB（イルベサ

ルタン)の腎保護効果を検討したIRMA-2試験の,ARB投与中止後の転帰。結果:尿中アルブミン排泄は,イルベサルタン150mg/日,300mg/日,プラセボで,−34%→+11%,−60%→−47%,−8%→+14%($p<0.05$)と,300mg群で有効性が持続したが,150mg投与群では効果が消失した。糸球体濾過量は,ARB群では投与中止後に開始時の値にまで上昇した。

● ADVANCED-J (2012):Miyauchi K, et al. for the ADVANCED-J investigators. Management of home blood pressure by amlodipine combined with angiotensin II receptor blocker in type 2 diaberes. Circ J 2012;76:2159-66.

標準用量のARBでは降圧不十分な2型糖尿病合併高血圧患者に対して,ARBの増量とカルシウム拮抗薬(アムロジピン)併用の降圧効果を比較したランダム化オープン試験(n=263)。結果:他の降圧薬併用例は,アムロジピン併用群32.1%,ARB増量群59.8%($p<0.001$)。1年後の早朝家庭血圧(一次エンドポイント)は,ARB増量群(157.3/84.4→149.1/78.1 mmHg)に比し,カルシウム拮抗薬併用群(158.2/82.5→139.6/74.6 mmHg)で有意に大きく低下した(群間差は,収縮期血圧:$p<0.001$,拡張期血圧:$p=0.010$)。ARB増量群では1年後にeGFRが有意に低下したが(72.34→69.22 mL/min/1.73 m^2:$p=0.005$),カルシウム拮抗薬併用群は不変(70.82→69.80 mL/min/1.73 m^2)。頸動脈内膜-中膜肥厚は1年後に,ARB増量群で増加(0.864→0.886 mm),カルシウム拮抗薬併用群で減少(0.879→0.872 mm:群間比較 $p=0.073$)。BNPは,ARB増量群で増加,カルシウム拮抗薬併用群で低下($p=0.049$)。

閑話休題

医学統計で知っておくべき指標—RRRとARR（1）

A薬を効果を検証する600人の前向き試験（コホート試験）で，

	死亡数	生存数	合計
A薬	20	280	300
プラセボ	50	250	300

だったとする。

この場合の相対リスク減少（RRR：relative risk reduction）は，
RR（relative risk）＝（20/300）÷（50/300）＝0.4なので，
RRR＝1－RR＝1－0.4＝0.6

したがって，「A薬はプラセボ薬と比べて死亡リスクを60％減らす」。

一方，絶対リスク減少（ARR：absolute risk reduction）は，
ARR＝（50/300）－（20/300）＝0.1

したがって，「A薬の介入によってイベントの発生を10％減らす」。

これはだいぶ印象が違う。さらにわかりやすいのは，治療効果を得るのに必要な人数，つまり「何人に1人の割合で治療効果が得られるか」という指標で，NNT（number needed to treat：治療必要数）という。

NNT＝1÷ARR なので，この場合の
NNT＝1÷0.1＝10

したがって，「A薬を10人に投与すれば1人，死亡を回避できる」と言える。

ただし試験ごとに追跡期間が違うので，例えばNNT＝10（5年間）というふうに記載する。「A薬を10人に5年間投与すれば1人，死亡を回避できる」という意味である。そこで，イベントが一定の頻度で起こったと仮定して，比較しやすいように1年に換算すると，これはNNT＝50（1年間）ということになる。本文でもこのような換算をたびたび行っているが，むろんこれは便宜的であり，正確な換算ではない。

2 無症候性の高尿酸血症でも尿酸値は下げるべきである

| Pro | Con |

積極的に下げるべき

 尿酸は，リボース五リン酸を起点として，プリン体合成経路を下ってヒポキサンチン，キサンチンを経由し，最後はキサンチンオキシダーゼ（キサンチンデヒドロゲナーゼ）によって合成される。尿酸はヒトではプリン体合成経路の最終産物だが，その他の大部分の哺乳動物では尿酸オキシダーゼによってさらに酸化されてアラントインという物質として尿中に排泄される。したがって，高尿酸血症の動物実験がそうそうは容易くできないという事情もあって，高尿酸血症をめぐる疾病の詳細はあまりよくわかっていない。

 さて，この尿酸が善玉か悪玉かということだが，観察研究では高尿酸血症の患者は腎障害が進行しやすく（Am J Kidney Dis 2004），高血圧が悪化しやすく（Hypertension 2006），血清尿酸値1mg/dLの増加は喫煙や血圧などの因子をすべて補正しても心血管死のリスクが1.22倍になり（J Hypertens 2014），高尿酸血症は心血管死の独立した危険因子であるという（VHM&PPサブ研究 2008）。高血圧関連の大規模臨床試験のサブ解析（SHEPサブ解析 2000）では，高血圧患者への利尿薬投与による血清尿酸値の上昇に伴って脳・心血管イベントが増加することが報告されている。また逆に，ARBであるロサルタン（LIFEサブ解析 2004），スタチンであるアトルバスタチン（GREACEサブ解析 2004）による血清尿酸値低下が臓器保護作用や心血管イベント抑制に貢献したという報告もある。メタ解析（2014）でも，血清尿酸値低下による臓器障害進展抑制効果が示唆されている。このような報告から，日本痛風・核酸代謝学会の「高尿酸血症・痛風の治療ガイドライン」(2010) では，無症候性の高尿酸血症は「生活指導の実施にかかわらず，尿酸値が9.0mg/dL以上の場合は薬物治療を考慮する。尿路結石，腎疾患，高血圧などの合

併症がある場合，尿酸値が8mg/dLを超えると薬物介入を考慮する」とされている。これは，症状がなくても高尿酸血症を積極的に治療せよということである。

さらに，血清尿酸値を下げれば血圧も下がるという報告を紹介しておく。JAMA (2008) は，血清尿酸値≧6mg/mLの軽症高血圧患者30例 (11〜17歳) を対象にしたランダム化プラセボ対照二重盲検クロスオーバー試験であるが，アロプリノール200mg×2/日の4週間投与群はプラセボ群に比し血圧が低下した ($-6.9/-5.1$ vs $-2.0/-2.4$ mmHg, $p=0.009/p=0.05$)。またHypertension (2012) は，血清尿酸値≧6mg/mLで肥満の若年者 (n=60，平均BMI=35.7kg/m^2，これも11〜17歳) を対象にしたランダム化プラセボ対照二重盲検試験の報告であるが，アロプリノール投与 (200mg×2/日) 群 vs 尿酸排泄薬プロベネシド投与 (500mg×2/日) 群 vs プラセボ群では，7週後には血圧が$-10.1/-8.0$ vs $-10.2/-8.8$ vs $+1.0/+1.3$ mmHgで，実薬群はいずれも有意に血圧が低下した。これらの血圧に関する報告の本当の機序は不明だが，いずれにしても血清尿酸値を下げるメリットの1つであると思われる。

以上から，高尿酸血症であれば症状がなくても血清尿酸値を下げるのになんら躊躇うことはない。

＊　　　＊　　　＊

- Am J Kidney Dis (2004)：Iseki K, et al. Significance of hyperuricemia as a risk factor for developing ESRD in a screened cohort. Am J Kidney Dis 2004；44：642-50.

   対象は沖縄保健協会が1993年に行った沖縄県保健衛生管理者の参加者48,177人。結果：平均血清尿酸値は，男性では$6.4±1.4$mg/dL，女性では$4.8±1.1$mg/dL。高尿酸血症の罹患率は，男性で31.9％，女性で13.6％。2000年末までに総数103人 (男性53人，女性50人) が透析に移行し，高尿酸血症に対する調整HRは男性では2.004 (ns) だが，女性では5.770 ($p=0.0002$) と有意であった。

- Hypertension (2006)：Perlstein TS, et al. Uric acid and the development of hypertension：the normative aging study. Hypertension 2006；48：1031-6.

   2,062人の男性の尿酸値と高血圧発症との関係を前向きに検討。ベースラインの血清尿酸値と，年齢・体格指数・腹囲・喫煙・アルコール・TG・総コレステロールおよび血漿グルコースと高血圧の発症との関係を調べた。結果：平均21.5年間の追跡期間で892人の男性が高血圧を発症し，血清尿酸値は高齢者の高血圧発症の独立した規定因子であった (年齢調整RR=1.10，$p<0.001$，および多変量RR=1.05，$p=0.02$)。

- J Hypertens (2014)：Bombelli M, et al. Prognostic value of serum uric acid：new-onset in and out-of-office hypertension and long-term mortality. J Hypertens 2014；32：1237-44.

  イタリアのPAMELA研究の参加者で血清尿酸値と心血管系の様々な危険因子（コレステロール値や血圧など）との関係を16年間にわたって調べ，尿酸値が高血圧発症の危険因子であり，心血管死の独立した因子であることを示した。

- VHM&PPサブ研究 (2008)：Strasak AM, et al. VHM&PP Study Group. Serum uric acid is an independent predictor for all major forms of cardiovascular death in 28,613 elderly women：a prospective 21-year follow-up study. Int J Cardiol 2008；125：232-9.

  オーストリアVHM&PP研究の参加者28,613人（平均年齢62.3歳）。全心血管疾患・心不全・脳卒中・冠動脈疾患の死亡リスクに対する血清尿酸値の関係を調査。結果：血清尿酸値の最も高い四分位数（5.41 mg/dL以上）群は最も低い四分位数群に比し，心血管死が有意に多かった（$p<0.0001$；調整HR＝1.35）。サブグループ解析では，血清尿酸値は急性/亜急性（$p<0.0001$）および慢性（$p=0.035$）の冠動脈疾患死亡の独立した予測因子で，血清尿酸値は致命的な心不全（$p<0.0001$）および脳卒中（$p=0.018$）とも有意に相関した。

- SHEPサブ解析 (2000)：Franse LV, et al. Serum uric acid, diuretic treatment and risk of cardiovascular events in the Systolic Hypertension in the Elderly Program (SHEP). J Hypertens 2000；18：1149-54.

  ベースラインの血清尿酸値の四分位数についての心血管イベント発生率（/1,000人・年）は，第1四分位：32.7人，第2四分位：34.5人，第3四分位：38.1人，第4四分位：41.4人（傾向$p=0.02$）。血清尿酸値の最高四分位数 vs 最低四分位数に対する心血管イベントの調整HRは1.32であった。試験開始後，利尿薬治療群で血清尿酸値増加（中央値）＜＋0.06 mmol/Lの例は，＞＋0.06 mmol/Lの例に比し，冠動脈イベント発生が少なかった（HR＝0.58）。この違いは血圧の影響では説明できず，利尿薬治療による降圧療法にもかかわらず血清尿酸値増加（中央値）＞＋0.06 mmol/Lの例の冠動脈イベントのリスクはプラセボ群と同等に高値であった。

- LIFEサブ解析 (2004)：Hφieggen A, et al. LIFE Study Group. The impact of serum uric acid on cardiovascular outcomes in the LIFE study. Kidney Int 2004；65：1041-9.

  ベースライン血清尿酸値は心血管イベントと関連があったが（HR＝1.024, $p<0.0001$），男性では有意ではなかった（HR＝1.009, $p=0.108$）。Framinghamリスクスコアで調整しても，同様の結果であった。一次複合エンドポイント（心血管死，心筋梗塞，脳卒中）へのロサルタンの治療効果についての血清尿酸値の寄与率は29％（$p=0.004$）であった。

- GREACEサブ解析 (2004)：Athyros VG, et al. GREACE Study Collaborative Group. Effect of statins versus untreated dyslipidemia on serum uric acid levels in patients with coronary heart disease：A subgroup analysis of the GREek Atorvastatin and Coronary-heart-disease Evaluation

(GREACE) study. Am J Kidney Dis 2004；43：589-99.

スタチン投与群（n=800）は非投与群（n=800）に比し，血清尿酸値が低下した（−8.2 vs ＋3.3％）。血清尿酸値の推移は血清クレアチニンの推移と正に（r=0.82，p＜0.0001），eGFRの推移と負に（r=−0.77，p＜0.0001）相関した。冠動脈疾患関連の19の予測因子を調整してもなお血清尿酸値は冠動脈疾患の独立した危険因子であり，冠動脈疾患発症のHRは血清尿酸値0.5mg/Lの低下で0.89（p=0.03），1mg/Lの低下で0.76（p=0.001），0.5mg/Lの増加で1.14（p=0.02），1mg/Lの増加で1.29（p=0.001）であった。

- メタ解析（2014）：Bose B, et al. Effects of uric acid-lowering therapy on renal outcomes：a systematic review and meta-analysis. Nephrol Dial Transplant 2014；29：406-13.

アロプリノール治療の8つの試験（n=476）が対象。5つの試験では，アロプリノールと対照群のGFRの変化に差はなかった。3つの試験では，アロプリノール治療はベースラインからの血清クレアチニンの増加を抑制した。アロプリノールは蛋白尿および血圧に影響を与えなかった。

- JAMA（2008）：Feig DI, et al. Effect of allopurinol on blood pressure of adolescents with newly diagnosed essential hypertension：a randomized trial. JAMA 2008；300：924-32.
- Hypertension（2012）：Soletsky B, et al. Uric acid reduction rectifies prehypertension in obese adolescents. Hypertension 2012；60：1148-56.

| Pro | Con |

尿酸そのものは善玉である

高尿酸血症を生じる食事内容や飲酒習慣は，心血管疾患やメタボリックシンドロームと共通の危険因子である。血清尿酸値と心血管系疾患の重症度が相関するのは，高尿酸血症と同時に存在する心血管系疾患の危険因子によって心血管系疾患が重症になるにすぎない。したがって，高尿酸血症だけを薬剤で改善させても，食事内容や飲酒習慣が改まらない限り心血管疾患やメタボリックシンドロームが改善することはないので，心血管系疾患の発症率や重症度が下がるわけではない。そもそも，高尿酸血症そのものの介入試験のエビデンスはほとんどないのである。これは当然で，尿酸そのものが悪いのではなく，活性酸素を生成するキサンチンオキシダーゼが心血管にとって悪いからである。活性酸素などによる酸化ストレスは老化・動脈硬化をはじめ種々の病態と関連しているが，尿酸は逆にビタミンCに匹敵するほどの抗酸化作用をもつ活性酸素のスカベンジャーである（Nature 1970）。キサンチンオキシダーゼを

抑制して心機能が改善したり (Eur Heart J 2005),心不全の予後が改善する (Arch Intern Med 2010) というのはわかるが,痛風を発症する値ならまだしも,血清尿酸値だけを低下させる尿酸排泄促進なぞ,活性酸素スカベンジャーを排出していることになるので,やっていることが逆であると言わざるを得ない。そもそも,糸球体で濾過された尿酸のほとんどは近位尿細管で再吸収されて1割程度しか尿中に排泄されない。体に害をなすような物質を積極的に再吸収するという仕組みが生体にあるはずがない。生物は無駄な進化なぞしないものである。

さて,百歩譲って痛風の予防目的に高尿酸血症を治療するとしよう。患者はまず肉やビールを避けよと指導されるが,これは実は肥満例にはそれほど効果はない。食事内容や飲酒習慣以外の要因で,肥満やメタボリックシンドロームのみで高尿酸血症になりやすい理由を述べておく。

①高インスリン血症

まず,肥満やメタボリックシンドロームに合併するインスリン抵抗性によって代償的に高インスリン血症になる。腎臓ではNa再吸収に共役して尿酸が再吸収されるが,これが高インスリン血症によって促進される。最近発売された高尿酸血症治療薬のベンズブロマロンやプロベネシドは,この尿酸を取り込むトランスポーター(URAT1) の阻害薬である。これらはキサンチンオキシダーゼを介さずに高尿酸血症を改善する。ARBのロサルタンや高脂血症治療薬であるフェノフィブラート,女性ホルモンのエストロゲンも,このトランスポーターに作用して軽度の尿酸低下作用がある。したがって,これらの薬剤は高インスリン血症の肥満やメタボリックシンドロームに投与するのがぴったりする。

②過剰な内臓脂肪の分解

肥満やメタボリックシンドロームでは,過剰に蓄積している内臓脂肪組織が分解され,肝臓に脂肪酸やグリセロール,炎症性サイトカインなどが大量に流入する。これらが肝臓の解糖系を障害し,その結果,側副経路のペントースリン酸経路が活性化され,肝臓でのプリン体合成経路が活性化されて尿酸産生が亢進する。したがって,肥満やメタボリックシンドロームというだけで尿酸の産生自体が亢進している。

以上の2点が,食事以外に単に肥満やメタボリックシンドロームで血清尿酸値が上昇する機序である。一般的に肉類の摂取やビールの過剰摂取によって高尿酸血症が起こると思われているが,それは高尿酸血症の原因のごく一部である。もちろん,プリン体の過剰摂取や飲酒による尿

酸産生過剰という食習慣で尿酸産生は亢進するが，肉やビールを避けたところで，肥満そのものを解消しなければ尿酸値は下がらないのである。

＊　　　　＊　　　　＊

- Nature (1970)：Proctor P. Similar functions of uric acid and ascorbate in man? Nature 1970；228：868.
- Eur Heart J (2005)：Mellin V, et al. Transient reduction in myocardial free oxygen radical levels is involved in the improved cardiac function and structure after long-term allopurinol treatment initiated in established chronic heart failure. Eur Heart J 2005；26：1544-50.

　左冠状動脈結紮により作成された心不全ラットで，キサンチンオキシダーゼ阻害薬アロプリノールの5日および10週間投与後の血行動態，左室機能への効果をみた動物実験。結果：実験的心不全への長期アロプリノール治療は，左室血行動態および機能を改善し，左室リモデリングを抑制した。これらの長期間の影響は，少なくとも部分的にはアロプリノール治療開始直後の心筋の活性酸素の一時的な低下によってもたらされた。

- Arch Intern Med (2010)：Thanassoulis G, et al. Gout, allopurinol use, and heart failure outcomes. Arch Intern Med 2010；170：1358-64.

　カナダ・ケベック州のヘルスケアデータベースからのコホートの25,090人の患者が対象。14,327人が主要転帰を経験した。痛風は心不全再入院および死亡リスクの増加と関連した（HR＝1.63，p＝0.001およびHR＝2.06，p＝0.001）。また，30日間以上のアロプリノール連続使用は，心不全再入院または死亡（HR＝0.69，p＝0.001）および全死亡（HR＝0.74，p＝0.001）と関連した。

個人的解釈

「おかず」をしっかり食べればよし

　私はConの立場である。キサンチンオキシダーゼ阻害薬を用いずに血清尿酸値を下げるのは，痛風などの症状がある患者以外には行っていない。かといって，抗酸化物質である尿酸を積極的に取り込もう，積極的に産生を亢進させよう，とも思わない。限度があるからである。

　尿酸の神経保護作用を検証した報告（URICO-ICTUS 2014）を紹介する。これは，脳梗塞を発症した患者に対する急性期の尿酸投与が90日後の機能改善に効果があるかどうかを検証した試験の報告である。発症4.5時間以内にt-PA静注療法を開始した急性期の虚血性脳卒中患者421名を対象にしたランダム化二重盲検試験で，実薬群ではt-PA静注療法中に1,000mgの尿酸を投与した。その結果，転帰が良好であった割合

（39 vs 33％），出血の合併の割合（9 vs 6％），死亡率（28 vs 31％）は，尿酸を投与しても不変であった。わずかに尿酸投与群が良好な結果のようだが，やはり脳梗塞急性期にはできる限り早く再開通を目指すことが神経保護に一番重要で，その他の要因は微々たるものであるようである。

ならば，活性酸素を産生するキサンチンオキシダーゼを阻害すれば臓器保護効果があるのか，ということだが，LVEFが低下した高尿酸血症の心不全患者にアロプリノールを経口投与して転帰が改善するかを検討した報告（EXACT-HF 2015）がある。これはLVEF≦40％かつ血清尿酸値≧9.5mg/dLの症候性心不全253名を対象にしたランダム化二重盲検試験で，実薬群ではアロプリノールを目標600mg/日で投与した。結果は，アロプリノールを投与しても24週後の臨床状態・運動耐容能・QOL・LVEFの改善はなかった。この試験は追跡期間も24週間と短いためかもしれないが，尿酸にとって良い結果ではなかった。この試験も，対象患者はACE阻害薬/ARB 80％以上，β遮断薬90％以上，アルドステロン拮抗薬50％以上，ICD植込み65％以上，心臓再同期治療40％以上と，最新の心不全治療を濃厚に受けていた。ここまで濃厚な治療を受けていれば，アロプリノールの抗酸化作用の効果が入り込む余地はなかったということであろう。

このように，尿酸そのものは実は善玉で，キサンチンオキシダーゼ阻害薬は有益な薬だが，各病態における標準的な治療のレベルを超えるものではない。ちゃんとしたおかずがあれば，ふりかけは必要ないということであろう。

* * *

- URICO-ICTUS (2014)：Chamorro A, et al. URICO-ICTUS Investigators. Safety and efficacy of uric acid in patients with acute stroke (URICO-ICTUS)：a randomised, double-blind phase 2b/3 trial. Lancet Neurol 2014；13：453-60.
- EXACT-HF (2015)：Givertz MM, et al. for the NHLBI Heart Failure Clinical Research Network. Effects of xanthine oxidase inhibition in hyperuricemic heart failure patients：the xanthine oxidase inhibition for hyperuricemic heart failure patients (EXACT-HF) study. Circulation 2015；131：1763-71.

3 SGLT2阻害薬は心血管イベントを抑制する

| **Pro** | Con |

糖尿病の第一選択としてよい

有名な2つの試験を紹介する。

EMPA-REG OUTCOME (2015) は，心血管疾患を合併した2型糖尿病患者7,020例を対象として，SGLT2阻害薬（エンパグリフロジン）が心血管イベントを抑制することをはじめて示したランダム化プラセボ対照二重盲検試験である。対象は平均HbA1c約8.0，心筋梗塞の既往も多枝病変も約半数というかなりの高リスク症例で，メトホルミンを約75％，インスリンを約半数，SU剤を約半数，ほとんどが降圧薬（ACE阻害薬/ARBが約80％，β遮断薬が約65％，利尿薬が約40％）と脂質低下薬とアスピリンを処方されている集団である。すなわち，いわゆる標準薬物療法を受けている集団へのエンパグリフロジン追加投与の二次予防効果を検証したものである。結果は，エンパグリフロジン追加投与群はプラセボ群に比し，有害事象に差はなく，①HbA1cが12，94，206週後に0.54～0.60％，0.42～0.47％，0.24～0.36％低下し，②一次エンドポイント（心血管死＋非致死的心筋梗塞＋非致死的脳卒中）が有意に少なく (10.5 vs 12.1％：HR＝0.86, 非劣性 $p<0.001$, 優越性 $p=0.04$)，③全死亡 (5.7 vs 8.3％：HR＝0.68, $p<0.001$)，心血管死 (3.7 vs 5.9％：HR＝0.62, $p<0.001$)，心不全入院 (2.7 vs 4.1％：HR＝0.65, $p=0.002$) が有意に少なかった。またEMPA-REG OUTCOMEサブ解析 (2016) では，④腎症の発症・悪化リスクが低下 (12.7 vs 18.8％：HR＝0.61, $p<0.001$)，顕性アルブミン尿への進展 (11.2 vs 16.2％：HR＝0.62, $p<0.001$)，血清クレアチニン倍加 (1.5 vs 2.6％：HR＝0.56, $p<0.001$)，透析導入 (0.3 vs 0.6％：HR＝0.45, $p=0.04$) のリスクも低下した。この試験は2型糖尿病患者における心血管疾患の二次予防の試験であるが，糖尿病治療薬としてはじめて心血管イベント予防効果を証明した画期的な

試験である。これまでの糖尿病治療薬が心血管イベントを抑制できなかったことが，むしろ驚きである。

次いでCANVAS (2017) は，平均HbA1c 8.2％の2型糖尿病10,142例を対象としたランダム化プラセボ対照二重盲検試験である。本試験もほぼ標準薬物療法を受けている集団へのSGLT2阻害薬（カナグリフロジン）の追加投与であり，結果は全体の心血管イベントの発症率がEMPA-REG OUTCOMEの1/3程度と低いが，これは軽症も含めた心血管疾患の既往が65％だけで，その他は心血管疾患のリスクだけの軽症例であったためであろうと思われる。いずれにしろ，カナグリフロジン追加投与によってプラセボに比し，①HbA1cが0.58％低下，②一次エンドポイント（心血管死＋非致死的心筋梗塞＋非致死的脳卒中）が有意に少なく〔2.69 vs 3.15％/年：HR＝0.86，NNT＝218（1年間），非劣性p＜0.001，優越性p＝0.02〕，③全死亡（HR＝0.87，p＝0.57），心血管死（HR＝0.87，p＝0.94）には差はなかったが，心不全入院（HR＝0.67，p＝0.24）は少なかった。さらに，④アルブミン尿への進展が少なく（HR＝0.73），アルブミン尿の退縮が多く（HR＝1.70），eGFRの40％低下＋透析導入＋腎疾患死が少なかった（HR＝0.60）。軽症例なので全死亡・心血管死に差がつかなかったのだろうが，これもEMPA-REG OUTCOMEと同傾向の結果である。

以上から，SGLT2阻害薬は2型糖尿病患者の心血管イベント抑制効果に加え，腎保護効果も併せもつ薬剤であると結論できる。SGLT2阻害薬は大規模な観察研究でも，他の糖尿病治療薬との比較で主要心血管イベント・心不全入院・総死亡が少ないことが報告されている（CVD-REAL Nordic 2018）。したがって，臓器保護を念頭に置くならばSGLT2阻害薬が糖尿病治療薬の第一選択でよいと考える。

*　　　　*　　　　*

- EMPA-REG OUTCOME (2015)：Zinman B, et al. for the EMPA-REG OUTCOME Investigators. Empagliflozin, cardiovascular outcomes, and mortality in type 2 diabetes. N Engl J Med 2015；373：2117-28.
- EMPA-REG OUTCOMEサブ解析 (2016)：Wanner C, et al. EMPA-REG OUTCOME Investigators. Empagliflozin and progression of kidney disease in type 2 diabetes. N Engl J Med 2016；375：323-34.
- CANVAS (2017)：Neal B, et al. for the CANVAS Program Collaborative Group. Canagliflozin and cardiovascular and renal events in type 2 diabetes. N Engl J Med 2017；377：644-57.

- CVD-REAL Nordic (2018)：Persson F, et al. Dapagliflozin is associated with lower risk of cardiovascular events and all-cause mortality in people with type 2 diabetes (CVD-REAL Nordic) when compared with dipeptidyl peptidase-4 inhibitor therapy：A multinational observational study. Diabetes Obes Metab 2018；20：344-51.

　各種血糖低下薬ごとの心血管イベント発症率を比較した北欧の観察研究（n＝91,320）。ただし，追跡期間は1年未満。結果：SGLT2阻害薬（ほとんどダパグリフロジン）は他の血糖降下薬に比し，心血管死（HR＝0.53），主要有害心血管イベント（HR＝0.78），心不全入院（HR＝0.70），全死亡（HR＝0.51）のリスクを有意に低下させ（それぞれp＜0.0001），重症低血糖のリスクも有意に低下させた（HR＝0.76，p＝0.001）。またサブ解析では，主要有害心血管イベントの低下は心血管疾患既往患者だけで認められた（HR＝0.70 vs 0.90）。

Pro	Con

奇妙な結果で効果は限定的

　効果は限定的と考える。Proで挙げられている報告の問題点を指摘する。

　EMPA-REG OUTCOME（2015）は奇妙な結果である。心筋梗塞や脳卒中発症は抑制したが，死亡の抑制までは至らなかった，というのがよくある大規模試験の結果だが，この試験では死亡は抑制したが非致死性心筋梗塞（4.8 vs 5.4％：HR＝0.87，p＝0.23）や非致死性脳卒中（3.5 vs 3.0％：HR＝1.18，p＝0.26）そのものは抑制しなかった。これはCANVAS（2017）とCVD-REAL Nordic（2017）にも共通している。それでは何の病態を抑制したかというと，共通するのは唯一「心不全入院」だけである。しかし，結果のKaplan-Meier曲線をよく見ると，心不全入院に関しては最初の6カ月でプラセボと大きく差がついて，それ以降は年を追ってもほとんど差が開いていかない。本当に本質的な機序的に心不全の悪化・顕在化を抑制するならば，慢性心不全に対するACE阻害薬やβ遮断薬の大規模試験のようにだんだんと差が開いていくはずである。だから妙である。さらに，致死性脳卒中は増加傾向であった。この意味するところもわからない。また，その効果の大きさにも疑問点がある。一次エンドポイントのRRRこそ13.2％だが，ARRはたかだか1.6％なので，NNTは62.5人（3.1年間）だから1年に換算すると194人である。2017年時点で10mg錠208.4円と25mg錠356円だから，1年間で76,066

円と129,940円，これを194人に投与して（14,756,804円と25,208,360円）ようやく1年間に1人が一次エンドポイントを免れるということである。年間1500万〜2500万円で，さてこれが割に合うかどうか。決して大喜びするような結果ではないはずである。

また，EMPA-REG OUTCOMEはもともと，エンパグリフロジン10mg/日，エンパグリフロジン25mg/日，プラセボの3群比較で行われたが，Supplementary AppendixのSection Mの図A〜Dにあるように，10mg/日と25mg/日では糖尿病に対する効果に差がないのである。これは妙な話で，「効果に用量依存性はないが有効な薬剤」というのはいったい何なのであろうか。さらに大きな問題点は，一次エンドポイントに関して，10mg/日群単独 vs プラセボ群（p＝0.07），25mg/日群単独 vs プラセボ群（p＝0.09）のそれぞれには有意差がなく，本文にあるような10mg/日群＋25mg/日群の合計 vs プラセボ群にしてはじめて有意差が出たということである。ということは，例えば今現在エンパグリフロジンの10mg/日を服用している患者はプラセボよりも一次エンドポイントが少ないわけではなく，効果を上げようという意図で薬剤量を2.5倍に増量しても意味がない，ということになる。一次エンドポイントに限らず，非致死性心筋梗塞発症率・心不全入院率にも用量依存性がない。こんな妙な結果はない。

CANVASの結果も妙である。一応，無作為割付けの比較試験なのだが，CANVAS試験（n＝4,330）とCANVAS-R試験（n＝5,812）の2つの無作為割付け比較試験を統合解析している。CANVAS試験とCANVAS-R試験の個々では一次エンドポイントに有意差がなく，両方合わせると有意差が出た，ということである。これもなにやらEMPA-REG OUTCOMEとよく似ている。臨床研究として，こういう手法はよいのだろうか。また，CANVASの一次エンドポイント回避のNNTは218/年であるが，下肢切断リスクが高く（6.3 vs 3.4例/1,000人・年：HR＝1.97，NNH＝345/年），また骨折も多い（15.4 vs 11.9例/1,000人・年：HR＝1.26，NNH＝286/年）。メリットとデメリットの例数があまりにも拮抗しているのである。心不全入院は回避できたが骨折して下肢切断した，ということになりはすまいか。また，軽症例なので死亡に差がつかなかったというProの主張だが，CANVAS追加解析（2018）では，一次予防でも二次予防でも死亡に関しては同等な結果であったという。ますますわけがわからない。

そもそもSGLT2は近位尿細管に分布するsodium glucose transporter 2型であり，これを阻害すると，近位尿細管でのグルコース再吸収が減ってその分だけ尿中への糖の排泄が増える。SGLT2阻害薬の高血糖改善作用は，このような単純な機序である。ということは，高価なSGLT2阻害薬でわざわざ尿に糖を出さなくても，それだけ糖分の摂取を控えればいいのであって，好きなものを好きなだけ食べていながら薬を用いてその余分に食べた糖分を尿中に排泄させるとは，なんと本末転倒なやり方であろうか。この薬剤を第一選択にしようなどとは何を考えているのか，以下の事実に目を向けよ（「世界の食料不安の現状 2015年報告」FAO 2015，「国連WFPの学校給食プログラム」WFP 2013）。

1. 5歳になる前に命を落とす子どもは全世界で毎年310万人いて，その半数近く（45％）は栄養不良が原因である。
2. 開発途上国の子どもの6人に1人（約1億人）は低体重である。
3. 開発途上国全体で6600万人の小学生が空腹のまま学校に通っている。そのような子どもはアフリカだけで2300万人いる。

＊　　　　＊　　　　＊

- CANVAS追加試験 (2018)：Mahaffey KW, et al. CANVAS Program Collaborative Group. Canagliflozin for primary and secondary prevention of cardiovascular events：results from the CANVAS Program (Canagliflozin Cardiovascular Assessment Study). Circulation 2018：137：323-34.

個人的解釈

治療の基本は

私は全面的にConの立場をとる。そもそも，糖尿病治療薬でよくある，追加で投与してHbA1cも体重も血圧も下がっているのに非追加群と重大なイベントに差がつかない，というのは何だろうか。その薬剤を追加しても「無駄」ということではなかろうか。今までのSGLT2阻害薬の臨床試験では，心筋梗塞や脳卒中というメジャーな疾患の発症それ自体は予防できていないのである。ここを再認識すべきだと思う。大きく取りあげられている腎保護効果も，単に尿細管-糸球体フィードバックの反映である可能性が高く，おそらく一過性のものであろうと私はにらんでいる。

さて，SGLT2阻害薬の心血管イベント抑制効果の機序について少し

3 SGLT2阻害薬は心血管イベントを抑制する

考えてみる。両試験の対象患者は標準薬物療法を受けているとはいえ，BMIはEMPA-REG OUTCOME (2015) が30.6 kg/m², CANVAS (2017) が32.0 kg/m²と，かなりの肥満患者である。日常臨床では，体重さえコントロールできればもっと薬剤を減らせるのに，と思うようなよくある状況であろう。そこへSGLT2阻害薬を投与すると，その浸透圧利尿効果によって尿量が増える。尿量増加によって，両試験では実際に体重・血圧が低下している。SGLT2阻害薬が心筋梗塞・脳卒中を予防できず心不全入院のみを予防できたと報告されているが (BMJ 2018)，その原因はこれではないだろうか。すなわち，浸透圧利尿とそれによる降圧である。そう考えると，EMPA-REG OUTCOMEとCANVASの結果は納得がいく。1年未満という短期間の観察で心不全入院減少を示すことができたCVD-REAL Nordic (2017) の結果も，この機序であると考えると素直に理解できる。ということは，逆に言えば，SGLT2阻害薬は肥満でない2型糖尿病患者には不適な薬剤，とも言える。決して広く一般に用いるべき薬剤ではないのである。

ところが実際は，SGLT2阻害薬は広く不適切に使用されており，それによる副作用が報告されている。日本糖尿病学会などの「SGLT2阻害薬の適正使用に関する委員会」は，「全身倦怠・悪心嘔吐・体重減少などを伴う場合には，血糖値が正常に近くてもケトアシドーシスの可能性があるので，血中ケトン体を確認すること」と勧告している。それでも，SGLT2阻害薬の体重減少効果（そのほとんどは浸透圧利尿による）に目を付けてダイエット目的に使用される場合がある（もちろん保険外使用）という噂である。そういう使用法は非常に危険であるという本邦の報告を紹介する。

食事の炭水化物比率別にSGLT2阻害薬（ルセオグリフロジン）の有効性と安全性を比較検討したDiabetes Obes Metab (2017) である。この試験は，2型糖尿病患者23人を対象に，炭水化物比率とグリセミック指数 (GI) [参考] で3群 (①炭水化物比率55％＋高GI, ②炭水化物比率55％＋低GI, ③炭水化物比率40％＋高GI) に無作為に割付け，2週間観察し，後半の1週間にはルセオグリフロジンを服用させた。結果は，3群ともルセオグリフロジン服用後は血糖の平均値および曲線下面積が有意に改善していた。すなわち，食事の炭水化物比率が40〜55％であれば，炭水化物比率やGIにかかわらずSGLT2阻害薬は安全かつ有効であった。しかし，血中ケトン体は①②群に比し，③群で有意に上昇し

た。ということは，SGLT2阻害薬を服用中に極端に炭水化物比率を下げるダイエットをするとケトアシドーシスの危険が増す，ということである。逆に，流行の炭水化物比率を極端に下げる低炭水化物ダイエットの最中にさらに体重を下げようとSGLT2阻害薬を服用することも，同様の危険をはらむ。さらに，このときは脱水もあいまって，血糖は正常の「正常血糖糖尿病ケトアシドーシス」であるという。少し表現がおかしいが，SGLT2阻害薬で糖尿病を治療中であるなら，しっかりと食事をとらねばならない。

やはり2型糖尿病治療の王道は「食事療法」(DiRECT 2017，JDCS 2017)と「運動療法」である。薬の手を借りて糖分を排出させるような楽をしようと思ってはいけない。

[参考]グリセミック指数（GI：glycemic index）
　ある食品の炭水化物50gを摂取した際の血糖値上昇の程度（食品摂取時の血糖値上昇曲線の総面積）を，ブドウ糖を100とした場合の相対値で表現した値。一般的にグルコース含有率が高い食品ほど血糖値が急上昇しやすく，GI値が高値になる傾向にある。

* 　　　* 　　　*

- BMJ (2018)：Patorno E, et al. Cardiovascular outcomes associated with canagliflozin versus other non-gliflozin antidiabetic drugs：population based cohort study. BMJ 2018 Feb 6；360：k119. doi：10.1136/bmj.k119.
　SGLT2阻害薬カナグリフロジン，またはDPP-4阻害薬，GLP-1受容体作動薬，SU剤の服用を開始した患者を対象にした後ろ向きコホート試験。30カ月の追跡で心不全入院と複合心血管エンドポイント（急性心筋梗塞＋虚血性脳卒中＋出血性脳卒中による入院）を比較。結果：カナグリフロジン群の心不全入院に関するHRは，DPP-4阻害薬群に比し0.70，GLP-1受容体作動薬群に比し0.61，SU剤群に比し0.51。複合心血管エンドポイントに各群で差はなかった。
- Diabetes Obes Metab (2017)：Yabe D, et al. Sodium-glucose co-transporter-2 inhibitor use and dietary carbohydrate intake in Japanese individuals with type 2 diabetes：A randomized, open-label, 3-arm parallel comparative exploratory study. Diabetes Obes Metab 2017；19：739-43.
- DiRECT (2017)：Lean ME, et al. Primary care-led weight management for remission of type 2 diabetes (DiRECT)：an open-label, cluster-randomised trial. Lancet 2017；391：541-51.
　BMIが27〜45kg/m^2，インスリン治療歴のない2型糖尿病306例を対象に，1日約850kcalの調整食を3〜5カ月摂取する体重管理プログラム介入と標準ケアを比較した。主要アウトカムは，①ベースラインから1年以内の15kg以上の減量，②糖尿病の寛解（すべての糖尿病治療薬を中止して2カ月

以降のHbA1c＜6.5％）。結果：体重は介入群で10±8.0kg，対照群で1.0±3.7kg減少した（p＜0.0001）。介入群と対照群で，①は24 vs 0％（p＜0.0001），②は46 vs 4％（OR＝19.7，p＜0.0001）。また，体重が増加した76例には寛解達成者はおらず，0〜5kg減量の89例では7％，5〜10kg減量の6例では34％，10〜15kg減量した28例では57％，15kg以上減量した36例では86％が寛解した。

● JDCS (2017)：Horikawa C, et al. Japan Diabetes Complications Study Group. Meat intake and incidence of cardiovascular disease in Japanese patients with type 2 diabetes：analysis of the Japan Diabetes Complications Study (JDCS). Eur J Nutr 2017 Dec 8. doi：10.1007/s00394-017-1592-y.

HbA1c≧6.5％の40〜70歳の日本人2型糖尿病患者（n＝1,353）の，食肉摂取量と心血管疾患発症の関連を調査。主要アウトカムは心血管疾患発症の8年間のリスク。結果：①平均食肉摂取量の四分位範囲は9.9〜97.7g/日であった。②関連因子の調整後，第2・第3・第4四分位の冠動脈疾患発症のHRは第1四分位と比較して，それぞれ2.84（p＝0.01），3.02（p＜0.01），2.99（p＝0.01）であった。③食肉摂取量20g/日以上の患者は，20g/日未満の患者よりも冠動脈疾患発症のリスクが2.94倍高かった（p＜0.01）。④脳卒中と食肉摂取との関連は認められなかった。

> **閑話休題**
>
> ### 医学統計で知っておくべき指標—RRRとARR (2)
>
> 大規模臨床試験の結果をRRRで示されると，大きく勘違いしてしまうことがある。A薬の効果を検証する5年間の前向き試験（コホート試験）で，
>
> | | 死亡数 | 生存数 | 合計 |
> |---|---|---|---|
> | A薬 | 10 | 99,990 | 100,000 |
> | プラセボ | 30 | 99,970 | 100,000 |
>
> であったとする。各群10万の超大規模臨床試験である。これで出た結果は信頼できる，と普通は考える。計算してみると，
>   RR＝(10/100,000)÷(30/100,000)＝0.33，なので，
>   RRR＝1－RR＝0.67
> なんと，「介入群では非介入群に比べて，死亡率が0.33倍となり，死亡リスクが67%も減少した」。
>
> これはすごいことだ。A薬はいい薬だと思ってしまう。ところが，
>   ARR＝(30/100,000)－(10/100,000)＝0.0002
>   NNT＝1÷ARR＝5,000（5年間）
> なので，「5,000人に5年間投与してようやく1人に効果が出るレベル」ということで，先ほどの換算を行えば，
> 「25,000人に1年間投与してようやく1人に効果が出るレベル」である。
>
> 大規模になればなるほど些細な差で統計上は有意になってしまい，うっかりしているとうまうまと騙されそうになるが，ARRとNNTを計算すれば簡単に化けの皮が剥がれるのである。

4 GLP-1受容体作動薬は心血管イベントを抑制する

| Pro | Con |

まさに

　インクレチンとは血糖の上昇に応じて小腸から分泌される消化管ホルモンの総称で，膵β細胞を刺激してインスリンの分泌を増加させる。このインクレチンのなかのGLP-1（glucagon-like peptide-1）は，膵β細胞にあるGLP-1受容体に結合し，cAMPを介してインスリン分泌を増加させる。GLP-1はDPP-4（dipeptidyl peptidase-4）によって分解されるが，DPP-4による分解を受けにくくしたGLP-1アナログ製剤がGLP-1受容体作動薬である。一方DPP-4阻害薬は，GLP-1を分解・不活化する酵素であるDPP-4を阻害してGLP-1の作用を持続させることで作用を発揮する。この2つの薬剤を合わせてインクレチン作動薬という。GLP-1受容体作動薬の働きはグルコース濃度依存性なので，低血糖のリスクが少なく，またグルカゴン分泌抑制作用・膵β細胞増殖作用・胃排泄能抑制作用・食欲抑制作用もあり，この薬剤のポテンシャルからはもっと使用されてもよいと思われるが，注射薬であること，同じインクレチン作動薬の経口DPP-4阻害薬がすでに広く使用されていることなどから，一般に広くは流布していない。

　ところが最近，流れが変わった。LEADER（2016）を紹介する。この試験は心血管疾患高リスクの2型糖尿病患者（n＝9,340）を対象にして，標準治療へのGLP-1受容体作動薬（リラグルチド）の追加治療による長期心血管転帰を検証したランダム化プラセボ対照二重盲検の非劣性試験である。要は，糖尿病標準治療にリラグルチドを追加したほうがよいのか，しないほうがよいのかをみた試験である。対象は，糖尿病罹病期間＞10年間，平均HbA1cが8.7％，平均的BMI＞30 kg/m^{2}というそこそこしっかりした糖尿病で，しかも心血管イベントの高リスク症例である。一次エンドポイントを初発の心血管死＋非致死的心筋梗塞＋非致死

的脳卒中として,3.8年間(中央値)追跡した.その結果,リラグルチド追加群はプラセボ群に比し,①HbA1cの低下は大きかったが,併用した他の血糖降下薬はむしろ少なかった.②一次エンドポイントは非劣性と優越性が認められた(13.0 vs 14.9%:HR=0.87,非劣性p<0.001,優越性p=0.01).③低血糖(血漿グルコース<56mg/dL:43.7 vs 45.6%),介助を要する重症低血糖(2.4 vs 3.3%)は減少傾向であった.これは注目すべきことで,併用した血糖降下薬が少なかったために,これまでの糖尿病治療薬のデメリットが現れにくかったということである.GLP-1受容体作動薬の心血管イベント抑制効果はこれで明らかになり,LEADERサブ解析(2017)で同薬の腎保護作用も証明された.LEADER(2016)と同様のことをほぼ同様な対象群でセマグルチドで検証したSUSTAIN-6(2016)でも,追跡期間2.1年(中央値)で,セマグルチド群(n=1,648)はプラセボ群に比し,①試験中の併用薬(降圧薬,利尿薬,脂質低下薬,血糖降下薬など)は少なかったが,HbA1cの変化と体重変化は大きかった(ともにp<0.001).②一次エンドポイントに非劣性と優越性が認められた(6.6 vs 8.9%:HR=0.74,非劣性p<0.001,優越性p=0.02).③低血糖は増加しなかった.これもまったくLEADER試験と同じ結果である.

これで明白である.GLP-1受容体作動薬は,低血糖を増やさずに心血管イベントを抑制する優れた糖尿病治療薬である.現在は注射薬しかないGLP-1受容体作動薬だが,動物実験ではあるがパッチ薬が開発されている(Nat Commun 2017).これには100本以上のマイクロ針が備わっていて,血糖値を感知できる化学物質(glucose oxidase)が血糖値上昇を感知するとGLP-1受容体作動薬exendin-4(=エキセナチド)[参考]を血糖値が正常化するまで放出するという.ますます期待できる薬剤である.

[参考]exendin-4(=エキセナチド)
　GLP-1受容体作動薬のオリジナル物質.アリゾナ砂漠や草原など乾燥地帯に住んでいるアメリカドクトカゲの唾液の毒素から,1992年に糖尿病専門医John Eng教授がヒトGLP-1とアミノ酸配列で約半分の相同性をもつペプチドを発見し,exendin-4と名付けた.これは,DPP-4の作用部位であるN末端から2番目のAlaがGlyに変わっているためDPP-4による分解に抵抗性をもつ物質であり,GLP-1受容体作動薬の基本形である.ちなみに,アメリカドクトカゲは爬虫綱有鱗目ドクトカゲ科ドクトカゲ属の,体表の色がグロテ

スクなトカゲで，上野動物園や天王寺動物園はじめ，全国の大きな動物園に比較的よく収監されている。

*　　　　*　　　　*

- LEADER (2016)：Marso SP, et al. for the LEADER steering committee on behalf of the LEADER trial investigators. Liraglutide and cardiovascular outcomes in type 2 diabetes. N Engl J Med 2016；375：311-22.
- LEADERサブ解析 (2017)：Mann JFE, et al. LEADER Steering Committee and Investigators. Liraglutide and renal outcomes in type 2 diabetes. N Engl J Med 2017；377：839-48.

  LEADER試験の腎アウトカム（持続性アルブミン尿の新たな発症，血清クレアチニン値の倍化，末期腎不全，腎疾患による死亡）は，リラグルチド群で有意に低下 (5.7 vs 7.2%：HR=0.78, p=0.003)。これは主に，リラグルチド群で持続性アルブミン尿の新たな発症を有意に減少させたことによるものであった (HR=0.74, p=0.004)。
- SUSTAIN-6 (2016)：Marso SP, et al. for the SUSTAIN-6 investigators. Semaglutide and cardiovascular outcomes in patients with type 2 diabetes. N Engl J Med 2016；375：1834-44.
- Nat Commun (2017)：Chen W, et al. Microneedle-array patches loaded with dual mineralized protein/peptide particles for type 2 diabetes therapy. Nat Commun 2017；8：1777.

Pro **Con**

あやしい

そもそもこういう心血管イベント抑制効果を検証する試験では，実薬群とプラセボ群との間に血糖コントロールの差が出ないように，試験薬の類薬以外の血糖降下薬をオープンラベルで適宜追加・増減できるプロトコールになっているはずである。確かにProで紹介された2試験ともそうなってはいるが，実際には実薬群はプラセボ群より試験期間中一貫してHbA1c値が低い (LEADER 2016：Supplementary Appendix, Fig.S5, SUSTAIN-6 2016：本文 Fig.2)。これはフェアでないが，これでいいのであろうか。例えば，高血圧患者に対する降圧薬の心血管イベント抑制試験で一貫して実薬投与群の血圧が低かったら，イベントが抑制されて当たり前ではないか。それと同じことで，当たり前のことをまるで「beyond blood pressure」っぽく大々的に宣伝するのはいかがなものか。しかも，LEADERのリラグルチド投与量は日本の承認最大用量 0.9 mgの2倍であるにもかかわらず，LEADERサブ解析 (2017) では，

持続性アルブミン尿の新たな発症には効果があったかもしれないが，血清クレアチニン値の倍化（HR=0.83, p=0.43）と腎代替療法の発生率（HR=0.87, p=0.44）への効果はなかったのである。こういう「実薬の勝利ありき」の臨床試験の結果に騙されてはいけない。

さて，FIGHT（2016）をご存知だろうか。同じリラグルチドの，主に心不全に対する効果を検証した試験である。詳細に見ていく。この試験は，糖尿病の有無にかかわらずLVEF≦40％の心不全で，40mg/日以上のフロセミドを含む標準治療中（RAS抑制薬とβ遮断薬もほとんど投与されている）にもかかわらず心不全増悪入院した300例を対象に，6カ月間の①死亡までの時間，②心不全での再入院までの時間，③NT-proBNPのベースラインからの変化率，などを見た試験である。結果は，リラグルチド群はプラセボ群に比し，登録後6カ月以内の死亡率（12 vs 11％），心不全再入院率（41 vs 34％），死亡＋心不全再入院率（47 vs 39％：HR=1.30, p=0.14）が有意差はなかったものの高率であった。NT-proBNP値はベースラインで両群に大きな差があったため，なんとも言えない。イベント率の高さにも驚くが，それよりも驚くべきことに，対象例のうちの糖尿病の有無で解析してみると，死亡＋心不全再入院が糖尿病例（n=178）ではHR=1.54（47 vs 34％：p=0.07），非糖尿病例（n=122）ではHR=1.02（p=0.94）であった。すなわち，「糖尿病例」にリラグルチドを投与すると，死亡＋心不全再入院が増えるという結果である。たかだか300例の，たかだか6カ月間という試験で，この結果が出てしまった。これを「有意でなかった」ですますのだろうか。この試験での糖尿病例の死亡＋心不全再入院のARR＝47％－34％＝13％なので，NNHは実に7.7（6カ月），1年に換算するとなんと3.9である。糖尿病患者4名にこの薬を投与すれば，1年間に死亡＋心不全再入院が1人増えるという恐ろしい結果なのである。

これらの前に報告されたELIXA（2015）でも，リキシセナチド投与群では低血糖に有意な増加はみられなかったものの（16.6 vs 15.2％），一次エンドポイント（心血管死＋非致死的心筋梗塞＋非致死的脳卒中＋不安定狭心症による入院）は13.4 vs 13.2％で，リキシセナチド群のプラセボ群に対する非劣性が示されたが（HR=1.02, 非劣性p<0.001），優越性はなかった（p=0.81）。リキシセナチド群でHbA1cや平均血圧がプラセボ群に比し有意に低かったにかかわらず，である。つまりこれは，「血圧は下げるが心血管イベントは全然減らすことができない降圧薬」

と同様に，プラセボと同等もしくはそれ以下の無用な薬剤であったということになる。

以上から，結論は明らかである。

* * *

- FIGHT (2016)：Margulies KB, et al. NHLBI Heart Failure Clinical Research Network. Effects of liraglutide on clinical stability among patients with advanced heart failure and reduced ejection fraction：A randomized clinical trial. JAMA 2016；316：500-8.
- ELIXA (2015)：Pfeffer MA, et al. for the ELIXA investigators. Lixisenatide in patients with type 2 diabetes and acute coronary syndrome. N Engl J Med 2015；373：2247-57.

 GLP-1受容体作動薬（リキシセナチド）の心血管イベント抑制効果を評価したランダム化プラセボ対照二重盲検試験。対象は，ACS発症から180日以内の2型糖尿病（n=6,068：BMI＞30kg/m^2，糖尿病罹病期間＞9年，HbA1c=7.7～7.6%）。結果：追跡期間は中央値25カ月で，リキシセナチド群はプラセボ群に比し，①HbA1cの低下が有意に大きく（-0.6 vs -0.2%：p＜0.001），平均収縮期血圧も有意に低かった（-0.8 mmHg：p=0.001）。しかし，②一次エンドポイントにも各構成イベントにも，有意な群間差がなかった（心血管死5.1 vs 5.2%，非致死的心筋梗塞8.9 vs 8.6%，非致死的脳卒中2.2 vs 2.0%，不安定狭心症0.4 vs 0.3%）。③低血糖は増加しなかった（16.6 vs 15.2%）。

個人的解釈

微妙

 GLP-1受容体作動薬と同じインクレチン作動薬であるDPP-4阻害薬は，SAVOR-TIMI53 (2013)，EXAMINE (2013)，TECOS (2015) でいずれも心血管イベントの抑制効果を示せなかった（Ⅳ-5「DPP-4阻害薬で心不全が起こりやすくなる」参照）。心血管イベントを抑制できない糖尿病治療薬は，一体何を目的に投与するのであろうか。見かけの血糖値低下とHbA1c低下という自己満足のためであろうか。経口投与のDPP-4阻害薬ならまだしも，1週間に1回とはいえ高価な注射薬のGLP-1受容体作動薬の場合はどうであろうか。Proによると一応良い結果が出たLEADER (2016) やSUSTAIN-6 (2016) でも，対象としているのは，ほとんどの経口糖尿病治療薬を服用しながら相当糖尿病歴が長く，コントロールの悪い，肥満例である。例えば，LEADERのリラグルチド追加群のベースラインの薬剤は，メトホルミンが約75%，SU剤が約50%，

インスリンも約45％の例が使用している。ここまで使用してもなおかつ平均HbA1cが8.7％，平均BMI＞30 kg/m²という対象例である。そういう糖尿病患者の血糖コントロールに「操作が簡単で手軽に使用できる」とか，「週に1回ですむ」という売りでこの高価な薬剤を勧めるのはいかがなものか。近い将来，経口投与可能なGLP-1受容体作動薬が出るであろうが（JAMA 2017），それならばいいかというと，そういう問題ではない。厳しいことを言うようだが，こういう背景の患者の糖尿病に対するアプローチはそもそも新薬の追加ではなく，基本的な食事・運動療法の徹底であろう。この薬剤の臨床試験の対象例を見るにつけ，もう少し運動して，もう少し食事に気をつけて肥満を解消すれば，明らかに心血管イベントのリスクは減るであろう，と言いたい。

実は，私はGLP-1受容体作動薬には糖尿病治療薬としてではなくて，動脈硬化進展抑制作用のほうを期待している（Diabetes 2010）。どうもGLP-1受容体作動薬は，単球/マクロファージに直接作用して動脈硬化の進展に影響を及ぼすらしい。動物実験ではあるが，GLP-1受容体作動薬exendin-4（＝エキセナチド）を投与すると，体重や耐糖能は変化せずに，大動脈血管内皮細胞への単球接着が有意に抑制されたという。しかも，内皮機能障害に関連する接着分子（ICAM-1，VCAM-1）のmRNA発現量が大きく減少し，動脈硬化巣の有意な退縮が観察されたという。また，exendin-4はリポ多糖刺激によって惹起されるマクロファージの炎症反応を抑制するという結果も得られている。これがヒトで，通常の投与量で確認されれば（そこが動物実験と臨床との埋めがたい大きなギャップなのだが），GLP-1受容体作動薬は血糖降下作用などを介さずに直接，抗動脈硬化作用を有する薬剤なのかもしれない。おそらく，夢のまた夢の話であろうが。

*　　　*　　　*

- JAMA (2017)：Davies M, et al. Effect of oral semaglutide compared with placebo and subcutaneous semaglutide on glycemic control in patients with type 2 diabetes：A randomized clinical trial. JAMA 2017；318：1460-70.

　一次エンドポイントを第26週までのHbA1cの変化，二次エンドポイントを体重の変化および有害事象において，2型糖尿病（n＝1,106，平均糖尿病罹病期間6.3年，平均HbA1c 7.2％，平均BMI 31.7 kg/m²）を対象に，GLP-1受容体作動薬セマグルチドの皮下注射薬・経口薬（日本では未承認）とプラセボを比較。結果：経口セマグルチドは皮下注射薬と同様に，プラ

セボに比してHbA1cと体重を有意に低下させた。有害事象は同等であった。
- Diabetes (2010)：Arakawa M, et al. Inhibition of monocyte adhesion to endothelial cells and attenuation of atherosclerotic lesion by a glucagon-like peptide-1 receptor agonist, exendin-4. Diabetes 2010；59：1030-7.

　アテローム性動脈硬化の初期段階の1つである単球/マクロファージの血管壁への蓄積に対するGLP-1の効果を調べる目的の，マウスでの実験。結果：Exendin-4投与は，代謝パラメーターに影響を及ぼすことなく，C57BL/6マウスの大動脈壁への単球接着を有意に阻害し，アテローム硬化を抑制した。また，*in vitro*ではexendin-4はTNF-αおよびMCP-1のリポ多糖誘導mRNA発現が抑制され，NF-κBの成分であるp65の核移行が抑制された。すなわち，GLP-1受容体作動薬はマクロファージの炎症応答を阻害することによって動脈壁への単球/マクロファージの集積を抑制し，アテローム硬化性病変を抑制することが示唆された。

5 糖尿病は厳格にコントロールしてはいけない

Pro	Con

少なくとも大血管合併症予防には無益

糖尿病を厳格にコントロールしても「細小血管合併症は防げるが，大血管合併症は防げないか，むしろ心血管死が増加する場合もある」というのが常識である。この根拠となった臨床試験はACCORD（2008）である。これは，HbA1c≧7.5%で2つ以上の心血管疾患の危険因子（高脂血症，高血圧，喫煙中，肥満）を合併している2型糖尿病10,251例を対象に厳格血糖コントロールによる心血管疾患発症予防効果を検証した，平均追跡期間3.5年の試験である。厳格治療群（5,128例）はHbA1c<6.0%を目標にし（到達HbA1c＝中央値6.4%），標準治療群（5,123例）はHbA1c 7.0～7.9%を目標にした（到達HbA1c＝中央値7.5%）。普通に考えれば，7.5%より6.4%のほうがいいはずなのである。ところが結果は，厳格治療群は標準治療群に比し非致死的心筋梗塞こそ少なかったが（1.11 vs 1.45%/年：HR＝0.76，p＝0.004），一次エンドポイント（心血管死＋非致死的心筋梗塞＋非致死的脳卒中）（2.11 vs 2.29%/年：HR＝0.90，p＝0.16）および非致死的脳卒中（0.39 vs 0.37%/年：HR＝0.75，p＝0.74）は両群に差がなかった。驚いたのは，死亡に関しては全死亡（1.41 vs 1.14%/年：HR＝1.22，p＝0.04），心血管死（0.79 vs 0.56%/年：HR＝1.35，p＝0.02）が厳格治療群でむしろ多かった。これでは何をしているかわからない。しゃかりきになって血糖値を下げても，「害あって益なし」ということである。

ADVANCE-血糖コントロール試験（2008）は，ACCORDよりもややmildな治療での試験である。厳格治療群の目標値・到達値ともHbA1c<6.5%であったが，厳格治療群（5,571例）は標準治療群（5,569例）に比し，細小血管合併症（腎症＋糖尿病性網膜症の新規発症または悪化）は抑制したが（9.4 vs 10.9%：HR＝0.86，p＝0.01），大血管合併症（心血管

死+非致死的心筋梗塞+非致死的脳卒中)は抑制できなかった(10.0 vs 10.6%：HR = 0.94, p = 0.32)。個々の項目では死亡の増加こそなかったが，厳格治療群が標準治療群より勝ったのは腎症の新規発症または悪化の抑制だけであった(4.1 vs 5.2%：HR = 0.79, p = 0.006)。やはり，厳格治療では糖尿病の大血管障害の予防はできないようである。

VADT (2009)はさらに悲惨な結果で，この試験での厳格治療群は大血管合併症・細小血管合併症とも抑制できず，有意差はなかったが死亡が増加する傾向であった。

以上の3試験では共通して，低血糖の頻度が厳格治療群で有意に増加しており，無理な血糖コントロールによって，大血管合併症と死亡は抑制できないのにもかかわらず副作用だけが増える，という惨憺たる結果である。これはメタ解析(2011a, 2011b)でも同様である。

最近本邦で行われたJ-DOIT3 (2017)でも，重症低血糖はほとんどなかったものの，血糖(HbA1c)・血圧・脂質に対してガイドラインより厳格にコントロールしても，細小血管合併症の抑制こそみられたが，脳血管イベント以外の大血管合併症および死亡の明らかな抑制はみられなかった。

以上を総合すると，糖尿病を厳格にコントロールしても，細小血管合併症は抑制できるが，大血管合併症と死亡は抑制できず，重症低血糖が増える可能性が高い。これは推奨できない。

＊　　　＊　　　＊

- ACCORD (2008)：Action to Control Cardiovascular Risk in Diabetes Study Group, Gerstein HC, et al. Effects of intensive glucose lowering in type 2 diabetes. N Engl J Med 2008；358：2545-59.
- ADVANCE-血糖コントロール試験(2008)：ADVANCE Collaborative Group, Patel A, et al. Intensive blood glucose control and vascular outcomes in patients with type 2 diabetes. N Engl J Med 2008；358：2560-72.
- VADT (2009)：Duckworth W, et al. VADT Investigators. Glucose control and vascular complications in veterans with type 2 diabetes. N Engl J Med 2009；360：129-39.

　罹病期間の長い(平均罹病期間11.5年)2型糖尿病患者1,791例を対象に，厳格な血糖コントロール治療と標準治療の心血管イベントに対する効果を比較検討した(追跡期間の中央値：6年)。結果：HbA1cは，最終的には厳格治療群は6.9%，標準治療群は8.4%を達成。一次アウトカムである複合心血管イベント(心筋梗塞+脳卒中+心血管死+うっ血性心不全の新規発症または悪化+心・脳血管・末梢血管疾患への外科的治療+手術不可能な冠動脈疾患+虚血性壊疽による切断)の初回発生は有意差なし(HR = 0.88, p =

0.14)。細小血管障害の発生（HR＝0.88，p＝0.14），心血管死（HR＝1.32，p＝0.26），全死亡（HR＝1.07，p＝0.62）も両群で同等であった。

● メタ解析 (2011a)：Boussageon R, et al. Effect of intensive glucose lowering treatment on all cause mortality, cardiovascular death, and microvascular events in type 2 diabetes: meta-analysis of randomised controlled trials. BMJ 2011；343：d4169.

13のRCT（n＝34,533）のメタ解析。糖尿病の厳格治療による標準治療に対するRRは，全死亡1.04（ns），心血管死1.11（ns），心筋梗塞0.90（p＝0.02），非致死性心筋梗塞0.85（p＜0.001），脳卒中0.96（ns），心不全1.17（ns），網膜症0.85（p＝0.03），微小アルブミン尿0.90（p＜0.001），腎不全ないしクレアチニン値倍化1.03（ns），重症低血糖2.33（p＜0.001）であった。すなわち，厳格治療では心筋梗塞と細小血管障害は抑制できたが，死亡は抑制できず，重症低血糖が増えた。

● メタ解析 (2011b)：Hemmingsen B, et al. Intensive glycaemic control for patients with type 2 diabetes: systematic review with meta-analysis and trial sequential analysis of randomised clinical trials. BMJ 2011；343：d6898.

14のRCT（n＝28,614）のメタ解析。糖尿病の厳格治療による標準治療に対するRRは，全死亡1.02（ns），心血管死1.11（ns），非致死性心筋梗塞0.85（p＝0.004），細小血管合併症0.88（p＝0.01），網膜症0.80（p＝0.009），腎症0.83（ns），重症低血糖2.39（p＜0.001）であった。すなわち，厳格治療では非致死性心筋梗塞・細小血管障害は抑制したが，死亡は抑制できず，重症低血糖が増えた。

● J-DOIT3 (2017)：Ueki K, et al. for the J-DOIT3 study group. Effect of an intensified multifactorial intervention on cardiovascular outcomes and mortality in type 2 diabetes (J-DOIT3): an open-label, randomised controlled trial. Lancet Diabetes Endocrinol 2017；5：951-64.

Pro	**Con**

鉄は熱いうちに打て

確かにProで述べられている結果は，今までの臨床試験でよくみられた結果である。しかし，そうでない結果の臨床試験もある。どこが違うかということを探ると，どのような患者に厳格治療をすればメリットが大きいか，デメリットが少ないかがわかる。

そもそも，重症低血糖が発生するのは必要以上にHbA1cを下げようとすることが原因であるのは自明で，重症低血糖が多くなるのであれば厳格治療でももう少し目標HbA1c値を上げていいのではないかと思われる。それに，相当年季の入った（経歴の長い）糖尿病患者に介入して

も，それまでに大血管の動脈硬化はすでにある程度は進んでいるので，今さら介入してもその流れを止めることは困難なのであろう，ということは容易く推量できる。

では糖尿病の早期に介入してはどうだ，ということで，まず糖尿病診断の早期治療介入試験として有名なUKPDS 33 (1998)を紹介する。早期介入とはいえ，厳格治療群 (n = 2,729) での到達HbA1cは7.0で，標準治療群 (n = 1,138) の7.9に比して0.9しか低くない。にもかかわらず，中央値10年間の観察で，厳格治療群は糖尿病関連エンドポイントが抑制され (p = 0.029)，細小血管合併症 (主に光凝固療法を要する網膜症) が25％低下し (p = 0.0099)，有意ではないが糖尿病関連死が10％低下し (p = 0.34)，全死亡率も6％低い傾向であった (p = 0.44)。もちろん，厳格治療群では低血糖が高率であったが (p < 0.0001)，重篤な低血糖はインスリンによるものが大部分であった。この試験では心筋梗塞の発症も低い傾向であったが (p = 0.052)，大血管合併症に対する抑制効果があることはUKPDS 33終了10年後の再調査であるUKPDS 80ではっきりと証明された。しかも，UKPDS 33終了後早期に両群のHbA1c値の差は速やかになくなったのだが，厳格治療群に割り当てられた患者は10年後には細小血管障害・心筋梗塞の発症や糖尿病関連死，全死亡が有意に減少していた。この機序は不明だが，治療初期の厳格な血糖管理がその後の合併症を減少させる「レガシー効果」ということである。

これは興味ある結果で，この試験からは「血糖管理は，HbA1c = 7.0で細小血管合併症の抑制効果はある。診断早期にそこまで低下させておけば，後々の大血管合併症と死亡の抑制につながる」ということで，後からしゃにむに頑張りすぎてもいい結果は得られない，最初に少し頑張ればいいだけ，ということである。糖尿病歴の長短ということでは，UKPDS 33は病歴が比較的短いが，Proで挙げられているACCORD (2008) (中央値10年)，ADVANCE 血糖コントロール試験 (2008) (平均7.9年)，VADT (2009) (平均11.5年) はいずれも経歴が長い。これら3試験は共通して，厳格治療群の低血糖頻度が高いのみならず，死亡例が標準治療群に比して同等か少なくとも減っていない。そういう経歴の長い糖尿病にHbA1cを6.0付近まで厳しく低下させるということで，メリットは出にくいし，デメリットが出やすいということであろう。

もう1つ，糖尿病の早期介入という点でわかりやすい報告を挙げる。

FDS1（2016）では2型糖尿病患者（n=531）を，糖尿病罹病期間〔<1年（Ⅰ群，n=151），1〜5年（Ⅱ群，n=178），≧5年（Ⅲ群，n=202）〕と平均HbA1c値〔≦6.6%（低レベル群），6.7〜8.0%（中レベル群），≧8.0%（高レベル群）〕で群分けして，死亡との関連について検討した。すると平均10年間の観察で，死亡はⅠ群33.8%，Ⅱ群40.1%，Ⅲ群52.5%で，スタートの時点で糖尿病の経歴の短い群が生命予後が一番良かった。すなわち，早期からの介入で良い結果が得られるのである（逆に言えば，年月が経ってから介入してももう遅いということか）。また，HbA1c値のレベル別の死亡リスクは，低レベル群に比し，Ⅰ群では中レベル群で有意に増加し（HR=1.99，p=0.049），Ⅱ群では高レベル群で有意に増加した（HR=2.02，p=0.022）。一方，糖尿病の経歴の長いⅢ群では中レベル群（HR=0.57，p=0.022），高レベル群（HR=0.56，p=0.035）ともに独立して死亡リスクが逆に低下した。すなわち，血糖コントロール不良は予後不良の指標であるが，糖尿病罹病期間が5年以上の患者では厳格な血糖コントロールが独立して死亡リスクを高くする，ということで，経歴の長い糖尿病患者では厳格にコントロールしてはいけない，ということである。これは明快な証拠であって，経歴の長い糖尿病患者が対象のACCORD，ADVANCE-血糖コントロール試験，VADTにおいて厳格治療群で芳しい結果を得られなかったのと同じことである。

　血糖・血圧・脂質の管理は心血管疾患抑制のkeyであり，以前にデンマークで行われたこれらへの多面介入試験であるSteno-2（2003）では，全死亡と心血管死が半減しており，レガシー効果も認められた。できるだけ早い段階での糖尿病・高血圧・高脂血症へのきちんとした介入が必要なのである。後からしゃかりきになっても遅いということである。

＊　　　　＊　　　　＊

- UKPDS 33 (1998)：UK Prospective Diabetes Study (UKPDS) Group. Intensive blood-glucose control with sulphonylureas or insulin compared with conventional treatment and risk of complications in patients with type 2 diabetes (UKPDS 33). Lancet 1998；352：837-53.
- UKPDS 80 (2008)：Holman RR, et al. 10-year follow-up of intensive glucose control in type 2 diabetes. N Engl J Med 2008；359：1577-89.
- FDS1 (2016)：Davis TM, et al. Metabolic memory and all-cause death in community-based patients with type 2 diabetes：the Fremantle Diabetes Study. Diabetes Obes Metab 2016；18：598-606.
- Steno-2 (2003)：Gaede P, et al. Effect of a multifactorial intervention on mortality in type 2 diabetes. N Engl J Med 2008；358：580-91.

微量アルブミン尿のある2型糖尿病160例の血圧・脂質・血糖に対する，平均追跡期間13.3年（治療期間7.8年後，5.5年観察）の多面的介入試験。厳格治療群の到達目標HbA1c＜6.5。結果：厳格治療群 vs 標準治療群で，①治療7.8年間の転帰：心血管イベントは19例・33件 vs 通常群35例・85件。心血管死は7 vs 7例，非致死的心筋梗塞は5 vs 17件，非致死の脳卒中は3 vs 20件。一次エンドポイント（心血管死＋非致死的心筋梗塞＋非致死の脳卒中＋血行再建術＋末梢動脈疾患による切断）のHR＝0.47（p＝0.008），糖尿病性腎症発症のRR＝0.39（p＝0.003），網膜症の発症のRR＝0.42（p＝0.02），低血糖は42 vs 39例（p＝0.50）。②13.3年後の転帰：一次エンドポイントのHR＝0.54（p＝0.02）。心血管イベントのHR＝0.41（p＜0.001），ARR＝20％，NNT＝5（7.8年間）。心血管死のHR＝0.43（p＝0.04），網膜症に対する光凝固のRR＝0.45（p＝0.02）。結論：2型糖尿病例への多剤併用投与，生活習慣改善による厳格なコントロールは，血管合併症・全死亡・心血管死を抑制し，その効果は長期にわたって持続する（レガシー効果）。

＊補足事項：本試験はopen試験なので，一次エンドポイントに恣意的なバイアスがかかる可能性があり，著者らはその可能性のある血行再建術を省いて検証することもしている。それでも同様な結果（HR＝0.45，p＝0.02）であったという。

個人的解釈

低血糖を起こしにくい薬剤＋スタチン＋アスピリンでの検証が必要

　2型糖尿病への厳格な介入の是非は議論のあるところであるが，ここでは各試験での，①スタチンとアスピリンの使用状況と，②低血糖の頻度，について述べる。

①スタチンとアスピリンの処方率について

　スタチンとアスピリンは，虚血性心疾患の予防（特に二次予防）に必須の薬剤である。試験の対象例にこれらの薬剤がどれくらい使用されているかで，その試験の虚血性心疾患の発症率が大きく変わるのは間違いないだろう。まず，ACCORD（2008），ADVANCE-血糖コントロール試験（2008）では約半数にしか処方されていない。これでは，現代の標準治療を行う我々はこれらの試験の結果を参考にできない。Steno-2（2003）では，スタチンとアスピリンの処方率は厳格治療群が通常治療群より有意に多い。すなわち，試験開始時→平均7.8年後→平均13.3年後で，スタチン処方率は厳格治療群の0％→85％（p＜0.01 vs 標準治療群）→84％に対して，標準治療群で3％→22％→82％と，厳格治療群では早期から多くの症例でスタチンが投与されている。またアスピリン処

方率も，厳格治療群の14%→87%（p<0.01 vs 通常群）→85%に対して，標準治療群で13%→56%→76%と，厳格治療群では早期から多くの症例でアスピリンが投与されている。その結果，厳格治療群で冠動脈イベントが低下したのだが，これはフェアではない。この試験の厳格治療群の良好な結果は，糖尿病コントロールの差ではなく，スタチン・アスピリンの処方率の差が理由であろう，と言われて反論できるであろうか。

J-DOIT3（2017）でも，試験開始時→平均8.5年後で，スタチンの処方率は厳格治療群の18.4%→77.8%に対し，標準治療群で19.8%→49.8%であり，厳格治療群で有意に多い（p<0.0001）。ではエンドポイントに差がついただろうと思われるが，差がつかなかったのは，アスピリン処方率が厳格治療群で10.0%→12.5%に対し標準治療群で10.7%→14.9%と同等で，しかもごく低率であったためかもしれない。これはあくまで推察の域を出ないが，こういうふうに何かを検証したいときは，その他の条件を合わせておかないと何を見ているのかわからなくなってしまう，といういい例である。

②低血糖の頻度について

厳格治療群の最大の副作用は低血糖であるが，これは自ずと目標とするHbA1c値によって頻度が変わるはずである。ACCORDの厳格治療群はHbA1c<6.0%を目標にして，HbA1cの推移は試験開始時8.1%（中央値）→4カ月後6.7%→1年後6.4%で試験終了時まで維持，である。標準治療群の8.1%（中央値）→7.5%→7.5%で試験終了時まで維持，の推移に比して，厳格治療群ではいかにも性急である。その結果，厳格治療群では治療を必要とする低血糖が3.1%/年（vs 1.0%/年）も発生した。試験全体の結果も，総死亡は厳格治療群でむしろ増加してしまった。ADVANCE-血糖コントロール試験はもう少し緩やかなコントロールで（厳格治療群でHbA1c<6.5%を目標），重症の低血糖の頻度は標準治療群と有意差をもって多かったものの，頻度はACCORDよりも相当低かったし（重症低血糖は5年で2.7 vs 1.5%：HR=1.86, p<0.001），試験全体の結果では少なくとも総死亡は増加しなかった。

多面的介入であるSteno-2は，これらの試験とはそのままには比較できないが，厳格治療群はHbA1c<6.5%を目標にしていたものの治療期間最終には7.9までしか到達しておらず，低血糖は42 vs 39例（p=0.50）で標準治療群と差がない。意識障害により人の助けが必要になった重大

な低血糖イベントを1件以上発症した例も両群で有意差はなく，頻度もごくわずかであった（5 vs 12例/13.3年）。J-DOIT 3も多面介入だが，厳格治療群はHbA1c＜6.2％を目標にしていたものの，最終的に8.5年で平均6.8までしか到達しておらず，重症低血糖も8.5年で7 vs 4例とわずかであった。これら2つの試験のように，あまり無理せずにHbA1cをほぼ7.0前後にコントロールしておけば，重大な低血糖の頻度は高くなく，血糖コントロールの合併症抑制効果が期待できるのではないかと思われる。

　そもそも，今までのこの種の臨床試験はSU剤やインスリンを治療ベースにした試験なので，Proの結論（厳格な血糖管理は全死亡を減少させず，心血管疾患の罹患は少し減らすかもしれないが，低血糖は2～3倍になる）は，「昔の薬を使えば」という条件付きでは正しいであろう。しかし昨今の低血糖を起こしにくい薬剤を用いれば，結果は相当変わってくるであろうことは容易に推察される。「昨今の薬」での糖尿病の厳格治療の臨床試験をぜひ行うべきであろう。その際には，スタチンやアスピリンなどの二次予防のエビデンスのある他の治療をしっかりと行ったうえで，低血糖を生じることなくHbA1cを低下させるという「糖尿病でない人に近い」ような血糖管理で合併症発症抑制ができるかどうか，を検証すべきである。いまや，糖尿病治療の首座は従来の「血糖コントロール」から「合併症発症予防，重症化予防」にシフトしており，「HbA1c値がどの程度低下したかよりも，どのような方法でどのように低下したかがより重要である可能性が示唆されている」（C&CVD EASD 2017）のである。

＊　　　＊　　　＊

- C&CVD EASD (2017)：Schnell O, et al. D&CVD EASD Study Group. Updates on cardiovascular outcome trials in diabetes. Cardiovasc Diabetol 2017；16：128.

> **閑話休題**

医学統計で知っておくべき指標—RRRとARR (3)

NNTは治療効果に関する指標だが,副作用に関する指標は同様な計算方法でNNH (number needed to harm) で示される。いくらNNTが小さいからといって,NNHがさらに小さければ「どうだかなあ」ということになる。NNT＝50 (1年間) かつNNH＝20 (1年間) の薬剤を100人に1年間投与すれば,歴然とした効果は100/50＝2人に現れるが,合併症も100/20＝5人に生じる。合併症の重篤さにもよるが,それがcriticalなものであれば,たまったものではない。

実際の例として,SGLT2阻害薬のCANVAS (2017) では,実薬群は一次エンドポイント (心血管死＋非致死的心筋梗塞＋非致死的脳卒中) 回避のNNTは218 (1年間) だが,合併症である下肢切断のリスクのNNHは345 (1年間),骨折のNNHは286 (1年間) である。この場合の一次エンドポイントと合併症の重篤さには大きな差があるが,この薬を1,000人に1年間投与すれば,1,000/218＝約4.6人が心血管死・非致死的心筋梗塞・非致死的脳卒中にならなくてすむが,1,000/345＝約2.9人が下肢切断し,1,000/286＝約3.5人が骨折する。さて,これはどうだろうか。

これをよしとするか,よしとしないか。「一次エンドポイントと合併症の重篤さ」と「薬剤の価格」という要因も入ってくるので,一概には言えない。それは処方する側ではなく,服薬する側が決めることであって,どちらにするかという決断の材料を服薬する側にきちんと説明するのが我々の仕事である。

III 高脂血症, 動脈硬化関連

1 PCSK9阻害薬は適応を広げるべきである

| **Pro** | Con |

待望の薬

　肝細胞表面のLDL受容体は，LDLが結合すると肝細胞内へもぐりこんで，LDLを肝細胞内で放出し，通常は再び肝細胞表面にup-regulateされる。しかし，PCSK9［注］に結合されたLDL受容体は，肝細胞内でそのままリソソームに輸送されて分解されてしまう。その結果，肝細胞表面のLDL受容体数は減少し，LDLは肝細胞内に取り込まれずにあふれて血漿LDL値（LDL値）が上昇する。家族性高コレステロール血症（FH）の多くはLDL受容体の遺伝子変異（多種類がある）が原因で，LDLが肝細胞内に取り込まれずにLDL値が上昇するという遺伝性疾患である。

　PCSK9阻害薬はPCSK9に対する遺伝子組換えヒトIgG2モノクローナル抗体であり，LDL受容体の分解を阻害し肝細胞表面上のLDL受容体数を増やすことによってLDL値を低下させるという，まったく新しい機序の高コレステロール血症の治療薬である。この薬剤を投与すると，実際にLDL値は著明に低下し（YUKAWA-2 2016），その結果，動脈硬化巣は退縮し（GLAGOV 2016），心血管イベントは抑制される（FOURIER 2017，ODYSSEYメタ解析2016）。この効果は明らかであって，疑念を差しはさむ余地はない。よく疑問視されるのが「そこまでLDLを下げても大丈夫か？」ということだが，GLAGOV，FOURIERでもメタ解析（2016）でも副作用はプラセボと同等であり，さらにLDL値<15〜20 mg/dLまで低下させても副作用が増えることはなかったという（JACC 2017，FOURIERサブ解析2017）。唯一懸念が表明された認知症に関しても，EBBINGHAUS（2017）で関与は否定された。

　以上から，本剤はFH患者のみならず，冠動脈疾患の高リスク患者にもっと広く使われるべきである。

[注] PCSK9：proprotein convertase subtilisin/kexin type 9
プロ蛋白転換酵素サブチリシン/ケキシン9型。

＊　　　＊　　　＊

- YUKAWA-2 (2016)：Kiyosue A, et al. A phase 3 study of evolocumab (AMG 145) in statin-treated Japanese patients at high cardiovascular risk. Am J Cardiol 2016；117：40-7.

　心血管疾患発症リスクの高い高脂血症患者（n＝404）に対する，抗PCSK9抗体製剤エボロクマブのアトルバスタチンへの上乗せ効果を検証したランダム化プラセボ対照二重盲検試験。一次エンドポイントは，LDL値平均変化率。結果：エボロクマブ12週投与によって，実薬群 vs プラセボ群で，LDL値はベースライン（109 vs 103 mg/dL）から，アトルバスタチン使用量（5 mg，20 mg）にかかわらず66.9～75.9％低下した。全有害事象は両群同等（46.5 vs 51.0％）であった。主な有害事象は，鼻咽頭炎（16.8 vs 17.8％），胃腸炎（3.0 vs 1.0％），咽頭炎（両群とも2.5％）などの軽症であり，到達LDL値と有害事象に関連はなかった。

- GLAGOV (2016)：Nicholls SJ, et al. Effect of evolocumab on progression of coronary disease in statin-treated patients：the GLAGOV randomized clinical trial. JAMA 2016；316：2373-84.

　スタチン投与下の冠動脈疾患患者にPCSK9阻害薬エボロクマブを追加して，アテローム性動脈硬化症の進展を抑制できるか否かを検討したランダム化プラセボ対照二重盲検試験（n＝968）。一次エンドポイントは，第78週のIVUSで評価したアテローム容積（PAV）のベースラインからの変化率。結果：エボロクマブ群（n＝484）はプラセボ群（n＝484）に比し，LDL値は低下（36.6 vs 93.0 mg/dL，p＜0.001），PAVは縮小〔−0.95％（p＜0.001）vs ＋0.05％（ns），p＜0.001〕，プラーク退縮患者の割合は大きかった（64.3 vs 47.3％，p＜0.001）。さらにベースラインLDL値＜70 mg/dLの症例（n＝144）でも，PAVの変化はエボロクマブ群のほうが大きかった（p＜0.001）。副作用に差はなし〔注射部位反応（0.4 vs 0％），筋肉痛（7.0 vs 5.8％），神経認知イベント（1.4 vs 1.2％），新規診断糖尿病（3.6 vs 3.7％），死亡（0.6 vs 0.8％）〕。

- FOURIER (2017)：Sabatine MS, et al. for the FOURIER Steering Committee and Investigators. Evolocumab and clinical outcomes in patients with cardiovascular disease. N Engl J Med 2017；376：1713-22.

　スタチン投与下のアテローム動脈硬化性心血管疾患患者にPCSK9阻害薬エボロクマブを追加して，エボロクマブ追加の臨床的有効性・安全性を検証したランダム化プラセボ対照二重盲検試験（n＝27,564）。一次エンドポイントは，主要心血管イベント（心血管死＋心筋梗塞＋脳卒中＋不安定狭心症による入院＋冠動脈血行再建術）。結果：追跡期間26カ月（中央値）で，エボロクマブ群（n＝13,784）はプラセボ群（13,780例）に比し，一次エンドポイントのリスクが低く（9.8 vs 11.3％：HR＝0.85，p＜0.001），リスク低下の度合いは経過とともに増大傾向にあった（1年後：−12％，1年後以降：−19％）。全有害事象は両群とも77.4％。重篤な有害事象は24.8 vs 24.7％，

試験薬関連で投与中止に至った副作用は1.6 vs 1.5％で，いずれも差なし〔注射部位反応 (2.1 vs 1.6％)，糖尿病新規発症 (8.1 vs 7.7％)，神経認知イベント (1.6 vs 1.5％)，アレルギー反応 (3.1 vs 2.9％)，筋関連イベント (5.0 vs 4.8％)，白内障 (1.7 vs 1.8％)，アミノトランスフェラーゼの正常上限＞3倍の上昇（両群とも1.8％），クレアチンキナーゼの正常上限＞5倍の上昇は両群同等（両群とも0.7％）〕。

● ODYSSEY メタ解析 (2016)：Ray KK, et al. Reductions in atherogenic lipids and major cardiovascular events：a pooled analysis of 10 ODYSSEY trials comparing alirocumab with control. Circulation 2016；134：1931-43.

　PCSK9阻害薬アリロクマブによる一連のODYSSEY試験のメタ解析（10試験，n=4,974）。対象は大半が白人で，BMIは約30kg/m^2，およそ1/3が糖尿病を合併し，2/3がアテローム動脈硬化性心血管疾患既往，喫煙例は1/5。結果：①アリロクマブ群で治療期間中の平均達成LDL値は56.9～64.0mg/dL（ベースラインからの低下率48.1～55.4％），LDL値＜50mg/dLに到達したものは33.1％。②LDL値39mg/dL低下ごとに主要心血管イベント発症リスクは24％ずつ低下（HR=0.76，p=0.0025）。LDL値低下率とMACE発生率は逆相関し，LDL値50％低下により主要心血管イベント発症率は29％低下した（HR=0.71，p=0.003）。③アリロクマブの有害事象は，重篤なもの16.6～17.0％，有害事象による治療中断6.2～9.7％，有害事象による死亡0.7％で，対照群とほぼ同率で有意差なし。また，LDL値39mg/dL低下（OR=1.02）および50％低下（OR=1.02）に伴う有害事象の有意な増加はなし。

● JACC (2017)：Robinson JG, et al. Safety of very low low-density lipoprotein cholesterol levels with alirocumab：Pooled data from randomized trials. J Am Coll Cardiol 2017；69：471-82.

　抗PCSK9モノクローナル抗体のアリロクマブの第Ⅱ相～第Ⅲ相ランダム化比較試験〔ODYSSEYプログラム：アリロクマブ群3,340例，対照群（プラセボまたはエゼチミブ）1,894例を含む14試験〕で，投与後にLDL値が連続2回以上25mg/dL未満〔839例 (25.1％)〕または15mg/dL未満〔314例 (9.4％)〕だった例の安全性を検証。結果：全有害事象発現率は15mg/dL未満群 vs 25mg/dL未満群 vs 25mg/dL以上群 vs 対照群で，71.7 vs 72.7 vs 76.6 vs 77.1％（差なし）。神経学的・神経認知学的有害事象の発現率も差なし。

● FOURIERサブ解析 (2017)：Giugliano RP, et al. FOURIER Investigators. Clinical efficacy and safety of achieving very low LDL-cholesterol concentrations with the PCSK9 inhibitor evolocumab：a prespecified secondary analysis of the FOURIER trial. Lancet 2017；390：1962-71.

　FOURIER (2017) 試験の4週間後の一次エンドポイント非発生（4週後の発生率2％）の25,982例で，4週後のLDL-C値漸減と有効性・安全性の関係を検証。結果：一次エンドポイントのリスクは達成LDL値が低値なほど低く（p＜0.0001），4週後の重篤な有害事象 (24％) はLDL値低値との関連性はなし。post hoc解析では，LDL値最低値達成例（＜15mg/dL：5％，＜10mg/dL：2％）でも心血管イベントリスクは低下し（一次エンドポイントの

HR＝0.69），投与中止に至る重篤有害イベントの増加はなし。
● EBBINGHAUS (2017)：Giugliano RP, et al. for the EBBINGHAUS investigators. Cognitive function in a randomized trial of evolocumab. N Engl J Med 2017；377：633-43.
　ベースラインからのCANTABスコア＊の平均変化量を一次エンドポイントにおいて，FOURIER試験（エボロクマブ群 vs プラセボ群）のサブグループで認知機能を検証したランダム化プラセボ対照二重盲検試験（n＝1,204）。結果：追跡期間中央値19カ月で，エボロクマブ群 vs プラセボ群のCANTABスコアの変化量は－0.21 vs －0.29（非劣性のp＜0.001，優越性のp＝0.85）と，エボロクマブ群のプラセボ群に対する優越性はなかったが，非劣性が確認された。また，作業記憶スコア（－0.52 vs －0.93），エピソード記憶スコア（－1.53 vs －1.53），精神運動速度（5.2 vs 0.9 msec）に差なし。さらに，LDL値と認知機能の変化との間に関連はなし。
　＊CANTABスコア：実行機能の空間認識作業記憶を評価するケンブリッジ神経心理学テスト（4～28点：低スコアのほうが戦略と計画が効率的に使用されていると判定される）。このテストは，言語・文化に影響されない電子化された認知機能評価ツールである。

| Pro | **Con** |

効果，副作用，費用対効果の観点から……

　確かにProで紹介されている報告は立派であるが，根本的な疑問点をいくつか列挙する。まず，GLAGOV（2016）。投与されたPCSK9阻害薬は，LDL値を平均92.6 mg/dLから36.6 mg/dLまで実に56.3％も下げて，それで第78週目にIVUSで評価したアテローム容積は0.95％（p＜0.001）縮小したという。スタチンをfull dose投与したうえでの追加とはいえ，たかだか1％にも満たない体積の変化で，「プラークが縮小した」と胸を張って言えるのだろうか。しかも，プラークが退縮した患者は64.3％しかいなかったという。残りの約36％の患者のプラークは退縮していない。ここまでLDL値を下げたにもかかわらず，である。むしろ，プラークの退縮にはLDL値を下げるだけでは十分ではなく，スタチンのように抗炎症作用が必要ではないだろうかと思わせる結果である。もちろん，スタチンでもエゼチミブでもLDL値が十分に下がらないFHの患者には福音となるだろう薬剤だが，その他のほとんどの人にはどれほどの絶対的メリットがある薬剤なのだろうか。

　次に，FOURIER（2017）への疑問点。確かに主要心血管イベント（心血管死＋心筋梗塞＋脳卒中＋不安定狭心症による入院＋冠動脈血行再建

術）発生はPCSK9阻害薬投与で抑制された。しかし個々のイベントは，心筋梗塞（3.4 vs 4.6％，p＜0.001），脳卒中（1.5 vs 1.9％，p＝0.01），冠動脈血行再建術（5.5 vs 7.0％，p＜0.001）では抑制されたが，心血管死（1.8 vs 1.7％）と不安定狭心症による入院（両群とも1.7％）は両群に差がなかったのである。繰り返すようだが，あそこまでLDL値を下げて（実薬群のLDL値中央値の変化はベースライン92mg/dL→48週後30mg/dL）この程度の抑制効果で，しかも心血管死を減らせられなかったのである。また，安全性には問題ないと結論しているが，この薬剤はもっと長く使用する薬剤なので，2年少しの追跡期間でそう断言してもいいのだろうか。

　もう1つ大きな問題点は，費用対効果である。PCSK9阻害薬のコスト解析に関するいくつかの報告があるが，FOURIERの費用対効果を報告した米国の報告（JAMA 2017）では，PCSK9阻害薬の時価は1人当たり14,542ドル/年で，QALY（quality adjusted life years：質調整生存年）という評価値を用いると，スタチンにPCSK9阻害薬を加えることで，エゼチミブを加える場合に比べてさらに全米で約300万件のMACE（心血管死＋心筋梗塞＋脳卒中）が予防できて，増分費用効果比はQALY当たり45万ドルであったという。QALYという指標は，単に生存期間の長短だけでなく，生活の質（QOL）を表す効用値（utility）も加味した指標であり，ここでいう効用値というのは完全な健康を1，死亡を0として，いろいろなレベルの健康状態をその間の値として生存期間に乗じて計算する。すなわち，1 QALYは「完全に健康な状態で1年間寿命が延びること」に相当し，実際には，「ある治療を受けた場合に3年間生存期間が延長するがQOLはやや落ちて，その後の効用値が0.7になる」という予想がされたときは，その患者のQALY＝3（年）×0.7＝2.1になる。そういう指標である。一般的に，1人当たり10万ドル（約1千万円）/QALYが許容範囲とされている。なので，その範囲内に収めるには，年間薬剤コストを現在より実に約70％（4,215ドル以下まで）も値下げせねば割が合わないという計算になる。本邦の価格では，FOURIERの主要心血管イベント回避のNNT＝74（2年間），換算すると148（1年間）になる。2018年4月時点でのエボロクマブ420mgの薬価（46,511円）から計算すると4週に1回420mg投与で1人年間約60万円かかるので，1年間に60×148＝約9000万円かけて1人が主要心血管イベントを回避できるという計算になる。これが1年間だけでなく，使用し

続ける限りはずっと必要になる薬剤費である。それが割に合うかどうか。やはり70％ほど値下げしないと割に合わない。この薬をACSの患者一般に広く推奨すべきかどうかは自明である。

　以上から，スタチンでもエゼチミブでもLDL値が十分に下がらないFHの患者に対してならやむを得ない面もあるが，それだけの費用を投入して，少なくともこれ以上に適応を広げるのは誤りだと思われる。

＊　　　　＊　　　　＊

- JAMA (2017)：Kazi DS, et al. Updated cost-effectiveness analysis of PCSK9 inhibitors based on the results of the FOURIER trial. JAMA 2017；318：748-50.

個人的解釈

90点を95点にする薬

　まず，full doseのスタチンへの追加使用で心血管イベントが有意に抑制できたという点は素晴らしい結果である。しかも，FOURIER (2017)のNNT＝74（2年間）という値はそれなりに称賛に値する。懸念はConに述べられているような，「わずかな効果に対する膨大な費用」という1点に尽きる。この薬剤を普及させるよりも，ヘテロ接合性FHの患者やアテローム動脈硬化性心血管疾患の患者にもかかわらずスタチンを服用していない人たちに一律にスタチンを服用させるほうが，医療経済的にはよっぽど有用であろう。JAMA (2017) によると，それだけで全米で120億ドル/年の治療費削減が見込まれるという試算である。そもそも，この薬剤はスタチンのように一般的に広めて30点を70点にするというような薬剤ではなく，スタチンもエゼチミブも服用しているがさらにもう一歩という，90点を95点にする薬剤であろう。スタチンもエゼチミブも服用していると，GLAGOV (2016) やFOURIERの結果についてConでコメントされているように追加効果はそれほど大きなものではないが，これらの効果はPCSK9阻害薬でしかなし得ないものであろう。そこに価値を見出すべきだと思われる。それにしても費用対効果が見合わない。そういう意味では，私はConの主張にまったくagreeで，FH以外に軽々しく使用すべきではないと考える。

　PCSK9阻害薬ではない新機序のLDL受容体に作用する薬剤について，少し紹介しておく。PCSK9合成阻害薬inclisiranは，PCSK9の

mRNAを標的としてPCSK9の産生そのものを阻害し，その結果，肝細胞表面のLDL受容体を増やしてLDL値を下げる。PCSK9の抗体ではなく，RNA干渉によってPCSK9のmRNAを阻害し，肝細胞におけるPCSK9への翻訳を阻止するというPCSK9合成阻害薬である。ORION-1 (2017)では，最大量のスタチン療法中の高リスクの動脈硬化性心血管疾患患者497例（スタチン使用割合70〜77％，LDL値125〜133 mg/dL）を対象に，一次エンドポイントは第180日のLDL値のベースラインからの変化率として，1年間観察した。inclisiran投与群はプラセボ群に比し，180日の時点でのLDL値は，1回投与（200 mg，300 mg，500 mg）で27.9〜41.9％低下し，2回投与（100 mg×2，200 mg×2，300 mg×2）では35.5〜52.6％低下した。しかも，その効果は数カ月にも及ぶということなので，投与回数が年2〜3回でコレステロール値を管理できるということである。本薬剤の長期的な安全性や臨床効果，医療経済的な側面はまだまだ不明であるが，PCSK9受容体に介入する第2世代の薬剤の可能性が高いと考えられる。

*　　　　*　　　　*

- ORION-1 (2017)：Ray KK, et al. Inclisiran in patients at high cardiovascular risk with elevated LDL cholesterol. N Engl J Med 2017；376：1430-40.

2　薬剤でHDLを上げても効果はない

| Pro | Con |

量より質の問題

　HDL値が低い人は心血管イベントが多い。運動によってHDL値を上げることができる。ここまでは正しい。では，HDL値は高ければ高いほど良いのだろうか。臨床の場でもともとのHDL値が3桁の患者をときどき見かけるが，そういう人ははたして予後が良いのだろうか。

　デンマークからの報告を紹介する（EHJ 2017）。これは，デンマーク人約10万人のHDL値と死亡率・死因を単純に比較した報告である。結果は，①女性のほうが男性より平均HDL値が高かった。②HDL値と総死亡リスクとの関係は男女ともU字型で，総死亡率が最低になるHDL値は，男性が73mg/dL，女性が93mg/dLだった。③男性で最も死亡リスクが低かったHDL値は58〜76mg/dLで，その範囲の男性に比べると死亡のHRは97〜115mg/dLで1.36，116mg/dL以上で2.06であった。女性で最も死亡リスクが低かったHDL値は77〜96mg/dLで，その範囲の女性に比べると死亡のHRは116〜134mg/dLで1.10，135mg/dL以上で1.68だった。④総死亡リスクだけでなく心血管死とHDL値との間にも，男女ともにU字型の相関がみられた。⑤虚血性心疾患・心筋梗塞・虚血性脳卒中による死亡に限ると，HDL値が低値の場合に死亡リスクが上昇し，HDL値が高くなるにつれて死亡リスクは低下したが，HDL値が男性で約60mg/dL，女性で約80mg/dL以上ではそれ以上の死亡リスク低下はなくなった。ただし，HDL値が極めて高い患者での死亡リスク上昇はなかった。この結果からは，HDL値は低ければ良くないが，高ければ高いほうが良いという単純なことではなさそうである。

　日本からの報告（J Atheroscler Thromb 2016）もある。日本の一般市民から7,019人（男性2,946人，女性4,073人）のHDL値と冠動脈疾患発症率，他の原因の死亡率の関連を20年間のコホート研究で調査したも

のである。結果は，経過観察中に1,598人が死亡したが，HDL値と全死亡との間には有意な関連はなかった。HDL値と脳卒中発症との関連もなかった。一方，高HDL値の例では冠動脈疾患発症率は低く，HRは男性で0.51，女性で0.33，全体で0.41であった。しかしHDL値が高すぎた場合は，冠動脈疾患発症率や他の原因特異的死亡率との有意な関連がなかった。これはEHJ（2017）とまったく同じ結果である。すなわち，HDLは低くすぎても高すぎてもそれほどいいわけではないということになる。

「そもそもHDLはそんなに善玉か？」ということをあらためて考えたい。動脈硬化は血管内皮に侵入したコレステロールをマクロファージが貪食し泡沫細胞となって血管壁に蓄積することから始まるが，コレステロールの逆転送の第1ステップは，そのマクロファージからHDLがコレステロールを引き抜くことである。HDLが「善玉」といわれている理由はこれで，HDLには末梢から肝臓へコレステロールを逆転送する機能があるからであるが，HDLによってその機能に大小があることがわかっている。このHDLの引き抜く能力（質）に大小があるのであって，HDL値（量）とは別ということである。最近の研究では，HDL値とは独立してHDLのコレステロール引き抜き能と心血管イベントが逆相関することもわかっている（NEJM 2014, Lancet Diabetes Endocrinol 2015）。したがって，HDL値が低いとHDLの量そのものが少ないので逆転送が滞るが，HDL値が高い場合，その豊富にあるHDLの全部が通常の能力をもつHDLだとは限らない。高いからといって必ずしも額面どおりにいいというわけではない，ということである。機能が悪ければ，HDL値が高くてもやはり逆転送は滞るのである。やる気のないのが何人いても結果が出ないのは，どこの組織でも同じということであろう。さらに，HDLの機能はコレステロール引き抜きだけでなく，それに付随して，①血管内皮細胞における内皮型NO合成酵素（eNOS）の活性化，②血小板機能の抑制，もある。すなわち，機能の低いHDLは血管壁にコレステロールを滞留させて血管内皮機能を低下させ，血小板機能を亢進させるので，まさに冠動脈疾患を起こしやすくする，ということである。HDL値が超高値の人のHDLは，実は機能が落ちているのではないか，そう考えるとEHJ（2017），J Atheroscler Thromb（2016）の結果は矛盾なく受け入れられる。

さて，HDL値を薬剤で上げるという命題である。ご存知のように大

きな期待をもって行われたコレステロールエステル転送蛋白（cholesteryl ester transfer protein：CETP）阻害薬の臨床試験は，ILLUMINATE（2007）もdal-OUTCOMES（2012）もACCELERATE（2017）もことごとく良い結果を得られなかった。いずれの試験でも，HDL値は相当上昇したにもかかわらず，心血管イベントは減らず，むしろ増加する試験もあった。やはり不自然にHDL値（量）だけを上昇させても意味がないということで，薬剤で増えたHDLは機能が悪かった可能性が高い。健常なHDLを増加させる方法は，現在のところ「適切な運動」だけなのである。

*　　　　　*　　　　　*

- EHJ (2017)：Madsen CM, et al. Extreme high high-density lipoprotein cholesterol is paradoxically associated with high mortality in men and women：two prospective cohort studies. Eur Heart J 2017；38：2478-86.
- J Atheroscler Thromb (2016)：Hirata A, et al. NIPPON DATA90 Research Group. The Relationship between very high levels of serum high-density lipoprotein cholesterol and cause-specific mortality in a 20-year follow-up study of Japanese general population. J Atheroscler Thromb 2016；23：800-9.
- NEJM (2014)：Rohatgi A, et al. HDL cholesterol efflux capacity and incident cardiovascular events. N Engl J Med 2014；371：2383-93.

  Dallas Heart Studyの参加者であった心血管疾患のない成人2,924人のベースライン時のHDL値，HDL粒子濃度，およびHDLのコレステロール引き抜き能と，主要エンドポイント（非致死性心筋梗塞＋非致死性脳卒中＋冠動脈血行再建術＋心血管死）との関連を経過観察期間9.4年（中央値）で検討。結果：①ベースライン時のHDL値は心血管イベントと関連せず（HR＝1.08）。②コレステロール引き抜き能の最高四分位は，最低四分位に比し心血管リスクが低かった（HR＝0.33）。

- Lancet Diabetes Endocrinol (2015)：Saleheen D, et al. Association of HDL cholesterol efflux capacity with incident coronary heart disease events：a prospective case-control study. Lancet Diabetes Endocrinol 2015；3：507-13.

  心血管疾患を発症していない1,745人と冠動脈疾患患者1,746人の，HDLのコレステロール引き抜き能を測定し比較した。結果：コレステロール引き抜き能は，HDLコレステロール濃度（r＝0.40，p＜0.0001），アポA-I濃度（r＝0.22，p＜0.0001），アルコール消費（r＝0.12，p＜0.0001）と正の相関，2型糖尿病（r＝－0.18，p＜0.0001）と逆相関。コレステロール引き抜き能は，HDL値などと独立して冠動脈疾患の発症リスクと逆相関し（OR＝0.64），引き抜き能の1-SD上昇による冠動脈疾患発症のORは0.80であった。

- ILLUMINATE (2007)：Barter PJ, et al. for the ILLUMINATE Investigators. Effects of torcetrapib in patients at high risk for coronary events. N

Engl J Med 2007 ; 357 : 2109-22.

　CETP阻害薬torcetrapib（スタチンへの上乗せ）の，心血管疾患（一次エンドポイント＝冠動脈疾患死＋非致死的心筋梗塞＋脳卒中＋不安定狭心症による入院）抑制効果を検討したランダム化二重盲検試験（n＝15,067）。追跡期間550日（中央値）。結果：torcetrapib＋アトルバスタチン併用群はアトルバスタチン単独群に比し，①HDL値が72.1％上昇（投与前48.6 vs 48.5 mg/dL，p＜0.001），LDL値が24.9％低下（投与前79.7 vs 79.9 mg/dL，p＜0.001），収縮期血圧が5.4 mmHg上昇（p＜0.001），血清Na値上昇（p＜0.001），アルドステロン上昇（p＜0.001）。にもかかわらず，②一次エンドポイントは増加（6.2 vs 5.0％：HR＝1.25，p＝0.001）。二次エンドポイントでは，不安定狭心症による入院（HR＝1.35，p＝0.001），全死亡（HR＝1.58，p＝0.006）が増加。有害事象は，高血圧（p＜0.001），末梢浮腫（p＜0.001），狭心症（p＝0.001），呼吸困難（p＝0.003），頭痛（p＜0.001），重篤な有害イベント（p＝0.02）が増加。

- dal-OUTCOMES (2012)：Schwartz GG, et al. for the dal-OUTCOMES Investigators. Effects of dalcetrapib in patients with a recent acute coronary syndrome. N Engl J Med 2012 ; 367 : 2089-99.

　CETP阻害薬dalcetrapib（スタチンへの上乗せ）の，急性冠症候群発症早期の患者への心血管疾患（一次エンドポイント＝冠動脈疾患死＋非致死的心筋梗塞＋脳梗塞＋不安定狭心症による入院＋心停止からの蘇生）抑制効果を検討したランダム化プラセボ対照試験（n＝15,871）。追跡期間31カ月（中央値）。結果：dalcetrapib群はプラセボ群に比し，①HDL値（投与前42.5 vs 42.2 mg/dL）上昇：31〜40％ vs 4〜11％，LDL値（投与前76.4 vs 75.8 mg/dL）ほとんど差なし。にもかかわらず，②一次エンドポイントは差なし（8.3 vs 8.0％：HR＝1.04，p＝0.52）。各項目も差なし。③有害事象は，収縮期血圧が0.6 mmHg高く（p＜0.001），下痢（4.3 vs 6.8％）が多かった。

- ACCELERATE (2017)：Lincoff AM, et al. ACCELERATE Investigators. Evacetrapib and cardiovascular outcomes in high-risk vascular disease. N Engl J Med 2017 ; 376 : 1933-42.

　CETP阻害薬evacetrapib（スタチンへの上乗せ）の，高リスク血管疾患を有する患者への心血管疾患（一次エンドポイント＝心血管死＋心筋梗塞＋脳卒中＋冠動脈再建術＋不安定狭心症による入院）抑制効果を検討したランダム化プラセボ対照二重盲検試験（n＝12,092）。結果：実薬群 vs プラセボ群で，①3カ月後にLDL値（投与前81.6 vs 81.1 mg/dL）は－31.1 vs ＋6.0％（p＜0.001）。同HDL値（投与前45.3 vs 45.3 mg/dL）は＋133.2 vs ＋1.6％（p＜0.001）。にもかかわらず，②中央値26カ月後に一次エンドポイントは差なし（12.9 vs 12.8％：HR＝1.01，p＝0.91）。ただ，総死亡率は減少していた（HR＝0.84，p＝0.04）。③有害事象は，収縮期血圧上昇（＋1.2 vs ＋10.1 mmHg，p＝0.02），CRP上昇（＋8.6 vs 0，p＜0.001）以外は，実薬群が多いものはなかった。

| Pro | **Con** |

対象の問題

　そもそも，心血管疾患予防のための脂質介入のターゲットの第一はLDL値であるのは間違いない。しかし，最大量のスタチンでLDL値を下げてもなお残余リスクはあり，その残余リスクを減らすために次に何ができるかということである。

　HDL値が高値の例はPCI後の予後が良好であるという報告（AJC 2009），スタチン投与中の冠動脈疾患患者へのナイアシン追加でHDL値上昇とともに動脈硬化進展が抑制されたという報告（ARBITER 2 2004, ARBITER 6-HALT 2009）がある。特にARBITER 6-HALTは，スタチンでLDLを80 mg/dLまで低下させた患者には，エゼチミブでさらにLDL値を低下させるよりもナイアシンでHDL値を上げるほうが抗動脈硬化効果を得やすいという結果であり，非常に示唆に富む報告である。またスタチン単独でも，TNTサブ解析（2007）では，LDL＜70 mg/dLに下がった例であっても，HDL≧55 mg/dLならばHDL＜38 mg/dLであるよりもさらに心血管疾患リスクが低い（p＝0.03）ことが示されたし，AFCAPS/TexCAPS（1998）では，HDL値が低めの対象例で，スタチン投与によってそれほどLDL値が低下しなくても，HDL値が上昇して心血管イベントが抑制されることが示された。どうも，HDL値も介入ターゲットの1つのようである。

　しかし，これらの結果が広く一般的に成り立つかというとそうではなくて，HDL値を上昇させると良好な転機であったこれらの試験の対象はベースラインで比較的HDL値が低い例であり，「HDL値が低い患者のHDL値を上げること」には一定の意味があるだろうと思われる。言い換えれば，HDL値が高い例のHDL値をさらに上げてもあまり意味はないのであろう。最近のCETP阻害薬は大きくHDL値を増加させるが，対象患者はいずれもベースラインのHDL値がそれほど低くない。低くないHDL値をさらに増加させるという介入をした試験なのである。実薬群のベースラインのHDL値は，dal-OUTCOMES（2012）では42.5 mg/dLと比較的低めだが，ILLUMINATE（2007）では48.6 mg/dL，ACCELERATE（2017）では45.3 mg/dLとまったく正常値である。低いHDL値を正常範囲内に上げればそれなりに効果は出るだろうが，ILLUMINATEのように50 mg/dLに近い値を薬剤で72.1％も増加

させたり（83.6mg/dLまで増加），ACCELERATEのように133.2%も増加させてHDL値を3桁にするというようなことは，やり過ぎというものであろう。Proで紹介されたEHJ（2017）やJ Atheroscler Thromb（2016）でも，HDL値は高すぎても心血管イベント抑制効果は頭打ちになるという結果があるのだから，ここまでHDL値を上げても実際の臨床効果があるとは思えない。同じCETP阻害薬の臨床試験でもHPS 3/TIMI 55-REVEAL（2017）で良い結果が出たのは，この試験のベースラインのHDL値が38〜41mg/dLと低かったからであろうと推定される。そういう対象だから，わずか3mg/dLのHDL値の差で一次エンドポイントに差がついたという可能性が高い。

さて，LDL/HDL比という指標がある。LDL値だけでなくHDL値も加味しての指標である。薬剤介入によるLDH/HDL比の低下と動脈硬化巣退縮の関連を検証したメタ解析（2007）から，スタチンを投与してLDL値を十分に下げた状態で「LDL/HDL＞2.0なら動脈硬化巣は体積増大，＜2.0で縮小，＜1.5なら大きく縮小」すると予想されているのである。CETP阻害薬の各試験の実薬群のベースラインのLDL/HDL比は，dal-OUTCOMESは1.80，ILLUMINATEは1.64，ACCELERATEは1.80であって，これはそのまま置いておいても動脈硬化巣が退縮する値である。こういう対象例に余計なことはしなくていいのである。

HDL値に対する介入は，要は対象の問題と程度の問題であって，「低いHDL値を適切な程度に上げれば良い結果になる」と考える。

*　　　　　*　　　　　*

- AJC (2009)：Kini AS, et al. Relation of high-density lipoprotein cholesterol to mortality after percutaneous coronary interventions in patients with low-density lipoprotein <70mg/dL. Am J Cardiol 2009；103：350-4.
  PCIを受けるLDL値＜70mg/dLの患者の，高HDL値と死亡率との関連性を判定。結果：死亡率はHDL値が＜40，40〜49，50〜59，＞60mg/dLの患者では，1,000人・年当たりそれぞれ34.7，25.2，23.7，18.8であった（p＜0.001）。人口統計学的特徴，喫煙，生化学的変数，および併存疾患の多変量調整後，HDL値が40〜49，50〜59および＞60mg/dLの患者の死亡率のHRは，HDL値＜40mg/dLの例に比しそれぞれ0.68，0.55，および0.45であった。HDL値（14mg/dL）の1-SD上昇ごとに全原因死亡率に対する多変量調整HRは0.68であった。結論として，PCIを受けたLDL値＜70mg/dLの患者では，HDL値と全原因死亡率との間に強い逆相関が存在した。
- ARBITER 2 (2004)：Taylor AJ, et al. Arterial Biology for the Investigation of the Treatment Effects of Reducing Cholesterol (ARBITER) 2. A double-blind, placebo-controlled study of extended-release niacin on atherosclero-

sis progression in secondary prevention patients treated with statins. Circulation 2004；110：3512-7.

　スタチン投与中の冠動脈疾患患者（TC 157 mg/dL，LDL 89 mg/dL，HDL 40 mg/dL，TG 161 mg/dL）（n=106）が対象のランダム化プラセボ対照二重盲検試験。結果：1年後にナイアシン追加投与群ではTC・LDLは不変，HDLは47 mg/dLに増加（p<0.001），TGは134 mg/dLに低下（p=0.009）。総頸動脈内膜-中膜肥厚は，ナイアシン群ではほとんど変化なし〔0.893→0.907 mm（+0.014 mm），p=0.23〕，プラセボ群では有意に増加〔0.868→0.912 mm（+0.044 mm），p<0.001〕。

- ARBITER 6-HALT (2009)：Taylor AJ, et al. Extended-release niacin or ezetimib and carotid intima-media thickness. N Engl J Med 2009；361：2113-22.

　スタチン投与中の冠動脈疾患患者（LDL 80.5～83.7 mg/dL，HDL 42.5～43.3 mg/dL）（n=208）を対象として，ナイアシンとエゼチミブのスタチンへの上乗せ効果を比較したPROBE試験。一次エンドポイントは，14カ月後の総頸動脈内膜-中膜肥厚（IMT）の変化。結果：①エゼチミブ群ではLDL値が17.6 mg/dL低下（p<0.001），HDL値が2.8 mg/dL低下。ナイアシン群ではLDL値が10.0 mg/dL低下（p=0.01），HDL値が7.5 mg/dL上昇。②14カ月間の総頸動脈IMTは，エゼチミブ群で最大IMT，平均IMTともに不変。ナイアシン群で平均IMTが減少〔−0.0142 mm（p=0.001），p=0.01 vs エゼチミブ群〕，最大IMTも減少〔−0.0181 mm（p<0.001），p=0.006 vs エゼチミブ群〕。③主要な心血管イベントは，エゼチミブ群9例（5％），ナイアシン群2例（1％）（p=0.04）。

- TNTサブ解析 (2007)：Barter P, et al. Treating to New Targets Investigators. HDL cholesterol, very low levels of LDL cholesterol, and cardiovascular events. N Engl J Med 2007；357：1301-10.

　虚血性心疾患患者において，アトルバスタチン投与によってLDL値を100 mg/dLよりもさらに下げた場合の有効性と安全性を検討した試験（TNT 2005）のサブ解析。スタチン投与例では，HDL値は主要な心血管疾患の予測因子であることを示した。

- AFCAPS/TexCAPS (1998)：Downs JR, et al. for the AFCAPS/TexCAPS Research Group. Primary prevention of acute coronary events with lovastatin in men and women with average cholesterol levels：results of AFCAPS/TexCAPS. JAMA 1998；279：1615-22.

　冠動脈疾患既往がなく，平均的コレステロール値であるがHDL値が平均未満の例へのスタチン（lovastatin）の効果を検討したランダム化プラセボ対照二重盲検試験（n=6,605）。一次エンドポイントは，心筋梗塞+不安定狭心症+心原性突然死，平均追跡期間は5.2年。結果：①実薬群は，TC値：−18％，LDL値：−25％，HDL値：+6％，LDL/HDL比：−28％。②実薬群はプラセボ群に比し，一次エンドポイントのRR=0.63（p<0.001）。

- HPS3/TIMI55-REVEAL (2017)：HPS3/TIMI55-REVEAL Collaborative Group. Effects of anacetrapib in patients with atherosclerotic vascular disease. N Engl J Med 2017；377：1217-27.

CETP阻害薬anacetrapib（スタチンへの上乗せ）の，動脈硬化性血管疾患既往患者への心血管疾患（一次エンドポイント＝冠動脈血管死＋心筋梗塞＋冠動脈再建術）抑制効果を検討したランダム化プラセボ対照二重盲検試験（n＝30,449）。追跡期間4.1年（中央値）。対象例のLDL値61mg/dL，HDL値40mg/dL。結果：実薬群はプラセボ群に比し，①試行中間点ではHDL値は3mg/dL高く，一次エンドポイントが抑制できた（10.8 vs 11.8%：HR＝0.85，p＝0.004）。②死亡，癌，その他の重篤な有害事象に差はなかった。

● メタ解析 (2007)：Nicholls SJ, et al. Statins, high-density lipoprotein cholesterol, and regression of coronary atherosclerosis. JAMA 2007；297：499-508.

個人的解釈

臨機応変な対応をすべし

CETP阻害薬の大規模試験の対象患者は，スタチンですでにLDL値がかなり低下している〔ILLUMINATE (2007) は79.9mg/dL，dal-OUTCOMES (2012) は76.4mg/dL，ACCELERATE (2017) は81.6mg/dL〕。本来はこの状態ならば，残るはHDL値への介入なので，HDL値を増加させればナイアシンのように良い結果が得られるはずである。ところがそうでなかったというところに，何か秘密が隠されているであろう。①一連のCETP阻害薬の臨床試験は，スタチン投与でLDL値が相当低いので，HDL値を上昇させても心血管イベント抑制の結果が出にくい（残余リスクが少ない），②CETP阻害薬で増加したHDLは，健常な機能をもつHDLではない，③CETP阻害薬の薬剤そのものの副作用，などが考えられる。

①については，最近の臨床試験に共通することで，一般に推奨されている標準薬物療法を行うと，もうそれ以上改善する余地が少ないので，いかに優れた薬剤であっても追加効果を示しにくい。これは心不全の予後でもそうであるし，虚血性心疾患の予後でもそうである。β遮断薬・ACE阻害薬・抗アルドステロン薬を十分に投与されている慢性心不全例への心筋障害抑制効果のある新薬の臨床試験は結果を出しにくいであろうし，スタチン・アスピリン・β遮断薬が十分に投与されている陳旧性心筋梗塞患者の予後改善への新薬の追加もなかなか有意差を出せないであろう。また，太いRCAの大量血栓例でもなければ，急性心筋梗塞症例への血栓吸引手技のメリットは証明しづらかろう。これは，現在の

薬物療法や治療法がある程度成熟した領域に入ったため，とも言えよう。こういう際には，その薬剤が必要であろう病態，一番力を発揮できるであろう病態に限定して試験を行う必要がある。研究室内での実験では，そういう条件を探し出すことがポイントになる。かつての慢性心不全に対するβ遮断薬のように，すべての心不全にドラマティックな効果を示す薬剤や治療法は，再生医療でもない限り，もうしばらくは出ないだろうと思われる。

②については，Proで考察されているとおりで，健常なHDLは健常な運動でのみ増加すると私は考える。働きの悪いHDLでもいいからとりあえず量を増やさねばならない状況（HDL値が低い状態）なら，半人前のHDLでも「ないよりマシ」であるが（これも，どの組織でも同じ），そうでなければ，本来は健常なHDLが増えなければ意味がないのは，一連のCETP阻害薬の臨床試験から推察される。

③は，その副作用を凌駕して余りある効果が期待できればよいが，ベースラインでそれほどHDL値が低くない患者に投与してもそれほど上乗せ効果は期待できないはずで，これまたあまり意味がない。これもConの言うとおりである。

要は，やみくもに1つの戦術に固執するのではなく，HDL値が低ければ上げる，低くなければそれにはこだわらない，というような臨機応変な対応が臨床では大事なのである。例えば，相手の指してくる手を見てそれ相応の対応をする，という将棋の基本的方針（典型例は先手矢倉の森下システム）に忠実であればいいだけの話である。

閑話休題

医学統計で知っておくべき指標—疫学調査と介入試験

　日常生活のなかで座って過ごす時間が長いと，年齢や性別・人種・BMI・運動習慣にかかわらず，早死にのリスクが高くなるという報告がある（AIM 2017a）。それによると，1日に合計13時間以上座る人は11時間以下の人に比して死亡率が2倍になり，また，一度に座り続ける時間が30分を超える人の死亡率は30分未満の人のほぼ2倍であったという。なかなか面白い結果だが，ここまでは疫学調査である。しかし論文では，「30分ごとに休憩をとって動き回る」ことが提案され，「我々の研究は，この1点を改善するだけで死亡リスクが下がり得ることを示している」と強調されている。この提案は「介入試験」をしなければはっきりとは言えないのではないのか。実際に「30分ごとに休憩をとって動き回る」と死亡率が減るということは「実証」されていないので，ここまで言い切るのは勇み足ではなかろうか。

　同じようなすり替えに「コーヒーを多く飲む人ほど長生きする」というのがあって，これも疫学調査であり，飲まない人が飲むようになったから長生きするようになったという介入試験ではない（AIM 2017b）。これを受けて，コーヒーの苦手な人が長生きするために無理してせっせとコーヒーを飲んでいるというのは，笑い話である。BMJ Open（2018）の「早食いは肥満が多い，ゆっくり食べはそうではない」という観察結果から，「ゆっくり食べれば肥満を解消できる」ということで，痩せようと思ってわざとゆっくり食べる人が出てくるのであろう。これはこれで理論的には正しいので，たまたま答えが合致したというだけのことである。

　　　　　　　＊　　　　　＊　　　　　＊

- AIM (2017a)：Diaz KM, et al. Patterns of sedentary behavior and mortality in U.S. middle-aged and older adults：A national cohort study. Ann Intern Med 2017；167：465-75.
- AIM (2017b)：Gunter MJ, et al. Coffee drinking and mortality in 10 European countries：A multinational cohort study. Ann Intern Med 2017；167：236-47.
- BMJ Open (2018)：Hurst Y, et al. Effects of changes in eating speed on obesity in patients with diabetes：a secondary analysis of longitudinal health check-up data. BMJ Open 2018；8：e019589.

3 中性脂肪はフィブラート系薬剤でしっかり下げるべし

| Pro | Con |

心血管イベント抑制の重要なツール

　生体内での中性脂肪（TG）の流れについて復習しておく。食事で摂った余分な炭水化物（糖分，アルコール）は，TGという形で肝臓や脂肪組織に蓄えられる。肝臓はそれを血液に溶解しやすいように蛋白質で包み，リポ蛋白という形で血中に放出する。放出されたばかりのリポ蛋白は，TGが豊富に含まれているので比重が極めて小さく，超低比重リポ蛋白（VLDL）と呼ばれる。VLDLが全身を回っている間にTGがリポ蛋白リパーゼ（LPL）によって遊離脂肪酸へ変換され，組織に取り込まれて末梢組織のエネルギー源となっていく。VLDLは，組織にエネルギーを提供していくうちにTG含有率が徐々に減少していき，相対的にコレステロール含有率が増加して最終的に低比重リポ蛋白（LDL）になり，細胞膜やホルモンの材料になる。

　さてここでLPLであるが，これはインスリンの作用で活性化する。糖尿病を例にとろう。糖尿病になると，①余分な糖分が多くある，②相対的にインスリンが少ない，という状況なので，VLDLの供給源が多くあり，しかもLPLの作用が働きにくくなるので，VLDLからLDLへの変換が起きにくくなり，その結果，TGを多く含むVLDLが血中にあふれるということになる。これが糖尿病患者でTGが高い理由である。また，HDLコレステロール産生過程にもLPLが関わっており，LPL作用の低下した糖尿病ではHDLが低い傾向になる。ここに糖尿病特有の「高TG＋低HDL」状態が起きる。さらに，糖尿病では食後に高血糖になるが，食後の相対的なインスリン不足によって，先の機序により食後のTGも上昇する。そうすると，通常は速やかに代謝されて血中にはわずかしか存在しないはずの「リポ蛋白の代謝の残り滓（レムナント）」が，あまりにも多くのTGがあると残り滓も多くなり，無視できない量

になる。レムナントは、①粒子のサイズが小さい、②密度が高い、②コレステロール含量が多い、という特徴があり、強力な血管障害を引き起こす極悪物質である。しかも、酸化を受けずともマクロファージに取り込まれて泡沫化させるので、レムナントはそれ自体で強力な動脈硬化の危険因子である (Circulation 1999)。ここまでに至るもともとの原因は、誘惑に負けて摂り過ぎた余分な炭水化物（糖分、アルコール）であるのは言うまでもない。

さて、フィブラート系薬剤の主な作用機序は、①LPLを活性化してTGを分解すること、である。そのほかにも、②肝臓における遊離脂肪酸からのTG産生を抑制、③HDL生成促進とコレステロール逆転送の促進、などの作用がある。先に復習したように、TGは動脈硬化、ひいては冠動脈疾患発症の危険因子なので (Am J Epidemiol 2001, メタ解析1996, PROVE IT-TIMI 22サブ解析2008)、血清TGを低下させるフィブラート系薬剤は冠動脈疾患発症を抑制するはずである。

FIELD (2005) を紹介する。これは、2型糖尿病患者へのフィブラート系薬剤フェノフィブラートが心血管イベントを抑制できるかどうかを検討した、追跡期間5年（中央値）、9,795例のランダム化プラセボ対照二重盲検試験である。対象例の93〜94％はすでにスタチンを服用しており、フェノフィブラート群のベースラインのLDL値は3.07 mmol/L (118.7 mg/dL)、HDL値は1.10 mmol/L (42.5 mg/dL)、TG値は1.74 mmol/L (154.1 mg/dL) である［資料］。結果は、フェノフィブラート群 vs プラセボ群で、一次エンドポイント（冠動脈疾患死＋非致死的心筋梗塞）(5.2 vs 5.9％：HR＝0.89, p＝0.16)、冠動脈疾患死 (2 vs 2％：HR＝1.19, p＝0.22)、全死亡 (7.3 vs 6.6％：HR＝1.11, p＝0.18) はわずかに有意差はなかったが、非致死的心筋梗塞は3 vs 4％ (HR＝0.76, p＝0.010) とフェノフィブラート群で有意に低下した。これは相対リスク24％もの低下である。また、全心血管イベント (13 vs 14％：HR＝0.89, p＝0.035) と血行再建術 (6 vs 37％：HR＝0.79, p＝0.003) もフェノフィブラート群で有意に少なかった。サブ解析では、フェノフィブラート群ではアルブミン尿の進展 (p＝0.002)、レーザー療法を要する網膜症 (p＝0.0003) が有意に少なく、有害事象は膵炎 (0.8 vs 0.5％, p＝0.031)、肺塞栓 (1.1 vs 0.7％, p＝0.022) が多かったが、他の大きな有害事象はなかった。

この試験は、一次エンドポイントこそわずかな差で有意差はつかな

かったが，フィブラート系薬剤での心血管疾患，小血管疾患発症予防効果を実証した優れた試験である．もちろん，動脈硬化疾患治療の基本は食事と運動で，薬物療法の第一ターゲットはスタチンであろうが，先の復習でも触れた機序によって，耐糖能異常のある症例ではフィブラート系薬剤が次の一手，むしろ第一選択となるべきであろう．

[資料] コレステロール，TGの単位の換算
　　総コレステロール・LDL・HDL値は，mmol/Lからmg/dLにするには38.66535を掛ける．TG値は，mmol/Lからmg/dLにするには88.6を掛ける．面倒なら次のサイトで自動計算する．
http://www.onlineconversion.com/cholesterol.htm

　　　　　　　　　　＊　　　　　＊　　　　　＊

- Circulation (1999)：Kugiyama K, et al. Remnant lipoprotein levels in fasting serum predict coronary events in patients with coronary artery disease. Circulation 1999；99：2858-60.
- Am J Epidemiol (2001)：Iso H, et al. Serum triglycerides and risk of coronary heart disease among Japanese men and women. Am J Epidemiol 2001；153：490-9.

　　心血管疾患がなく総コレステロール値が低い集団で，TG値と冠動脈性心疾患との関係を15年半にわたって追跡調査（n＝11,068）．結果：TG値≧167 mg/dLの人は84 mg/dLの人の約3倍，冠動脈疾患を発症しやすく，TG値が1 mmol/L増加すると冠動脈疾患発症のRRは，男性では1.29（p＝0.004），女性では1.42（p＝0.001）であった．この傾向は，心筋梗塞・狭心症・心臓突然死についても同様．

- メタ解析 (1996)：Hokanson JE, et al. Plasma triglyceride level is a risk factor for cardiovascular disease independent of high-density lipoprotein cholesterol level：a meta-analysis of population-based prospective studies. J Cardiovasc Risk 1996；3：213-9.

　　17の前向き研究（男性46,413人，女性10,864人）を解析．結果：TG値の1 mmol/Lの増加につき，HDL値などの他の因子と独立して，心血管疾患発症のRRは男性で1.14，女性で1.37であった．

- PROVE IT-TIMI 22サブ解析 (2008)：Miller M, et al. PROVE IT-TIMI 22 Investigators. Impact of triglyceride levels beyond low-density lipoprotein cholesterol after acute coronary syndrome in the PROVE IT-TIMI 22 trial. J Am Coll Cardiol 2008；51：724-30.

　　ストロングスタチンを用いた強力な脂質低下療法による，急性冠症候群患者の死亡および主要心血管イベントへの抑制効果を検証した試験のサブ解析．結果：治療中のTG値＜150 mg/dL例は≧150 mg/dL例に比し，独立して冠動脈疾患リスクを有意に抑制（HR＝0.80, p＝0.025）．LDL値やnon HDL値とは独立して，TG値の10 mg/dL低下ごとの死亡＋心筋梗塞＋急性冠症候群再発症の低下率は1.4%（p＝0.01）．

● FIELD (2005): Keech A, et al. for the FIELD study Investiogators. Effects of long-term fenofibrate therapy on cardiovascular events in 9,795 people with type 2 diabetes mellitus (the FIELD study): randomised controlled trial. Lancet 2005; 366: 1849-61.

Pro | **Con**

買い被りすぎ

フィブラート系薬剤のnegativeデータを示す。

ACCORD Lipid (2010) は，2型糖尿病患者での血糖コントロール，スタチンによるLDL値コントロールに加えて，フィブラート系薬剤フェノフィブラート追加による心血管疾患抑制効果を検証したものである。ランダム化プラセボ対照で5,518例を平均4.7年追跡したが，一次エンドポイント（非致死的心筋梗塞＋非致死的脳卒中＋心血管死）は，フェノフィブラート群2.2 vs プラセボ群2.4％/年（HR＝0.92，p＝0.32）で差がなかった。試験終了時には両群ともスタチンでLDL値が約80.0 mg/dLまで低下していたので，イベント自体が少なかった（残余リスクが少なかった）とも言える。逆に言えば，スタチンでLDL値をその程度までコントロールしておけば，フィブラート系薬剤でTG値を164→122 mg/dL（中央値）に低下させても臨床的にはほとんど意味がないということである。唯一，層別解析で差がありそうなのは（実際は有意ではないが），TG値の最高三分位（≧204 mg/dL）かつHDL値の最低三分位（≦34 mg/dL）例であったので（12.37 vs 17.32％），2型糖尿病患者でスタチンを服用していてもなおTG値≧204 mg/dLかつHDL値＜35 mg/dLである場合に限って，フィブラート系薬剤を「投与してもかまわない」かもしれない。そういうレベルの結果である。さらにメタ解析（2005）でも，フィブラート系薬剤は心臓血管死亡予防には無益であると報告されている。

Proで紹介されているFIELD (2005) も，RRRこそ1−45/4,895÷70/4,900＝36％でそこそこの値だが，ARRは70/4,900−45/4,895＝0.51％であり，絶対値でたかだか0.5％の発症抑制メリットしかなく，NNTは5年間で196人，1年に換算すると980人である。すなわち，フェノフィブラートは約1,000人に1年間投与してようやく1人が一次エンドポイント（冠動脈疾患死＋非致死的心筋梗塞）を免れるという程度の薬剤なの

である。

　中性脂肪を介入ターゲットとするならば，視点を変えてn-3脂肪酸（ω-3脂肪酸ともいう）はどうであろうか。ORIGIN（2012）は，心血管疾患リスクをもつ耐糖能異常〜早期2型糖尿病患者での心血管イベント抑制効果を，①n-3脂肪酸 vs プラセボ，②長時間作用型インスリン（グラルギン）vs 標準治療，で検討したものである。そのなかの，①について紹介する。この試験は心血管イベントが高リスク（ベースラインで約6割が心筋梗塞，脳卒中，または血行再建術実施歴あり）の糖尿病治療中の12,536例をn-3脂肪酸群とプラセボ群に分けて，追跡期間6.2年（中央値）でn-3脂肪酸の心血管イベント予防効果を検討したランダム化プラセボ対照二重盲検試験である。n-3脂肪酸群ではTG値の低下が14.5mg/dLも大きかったが（p<0.001），主要アウトカム（心血管死）の発生はn-3脂肪酸群9.1％，プラセボ群9.3％で差はなかった（HR＝0.98，p＝0.72）。その他，重大血管性イベントの発生（HR＝1.01），全死因死亡（HR＝0.98），不整脈死（HR＝1.10）もプラセボ群と差はなかった。有害事象も差はなかったので，投与したn-3脂肪酸は益にも害にもならなかったということである。

　心血管イベント一次予防効果を検討したRisk and Prevention Study（2013）でも，n-3系多価不飽和脂肪酸はプラセボよりも良い結果を出せなかった。これは12,513例を対象にしたランダム化プラセボ対照二重盲検試験だが，結局，追跡期間5年（中央値）で，n-3脂肪酸群は一次エンドポイント（心血管死＋心血管疾患による入院）でプラセボ群に差をつけることができなかった（11.7 vs 11.9％，p＝0.58）。n-3脂肪酸群はプラセボ群に比しTG値を有意に低下させた（−28.2±1.3 vs −20.1±1.3mg/dL，p<0.001）にもかかわらず，である。プラセボに差をつけられなかったということは，薬剤としては「無駄」ということを意味する。

　そのほか，OMEGA（2010）でもメタ解析（2018）でも，n-3脂肪酸は心血管イベント抑制効果は示すことができなかった。ちなみに，最近上市された1日1回服用タイプの同効薬は，1包261.1円なので7,833円/月，95,301.5円/年になる。さて，これに見合うだけのメリットのある薬剤であろうか。n-3脂肪酸を摂取したいのなら，1缶108円（税込）の鯖缶のほうがコスパは相当よかろう。唯一，本邦で行われ，しかも血行再建というバイアスの入り込む余地のあるエンドポイントを加えてPROBE方法で行われたJELIS（2007）だけがn-3脂肪酸の効果を報告し

ており，それ以降はまったく追試ができていない。そもそもJELISは，スタチンが投与されていたとはいえ十分にLDL値が低下していないので，まだまだ残余リスクが大きかったであろうと思われる対象での試験である。

やはり，中性脂肪に対する介入は思ったほど成果が上がらない。しっかりとスタチンでLDL値を下げておけば，残余リスクはもうほとんどないのであろう。

* * *

- ACCORD Lipid (2010): The ACCORD study Group. Effects of combination lipid therapy in type 2 diabetes mellitus. N Engl J Med 2010; 362: 1563-74.
- メタ解析 (2005): Studer M, et al. Effect of different antilipidemic agents and diets on mortality: a systematic review. Arch Intern Med 2005; 165: 725-30.

  合計97のランダム化比較試験で，脂質低下介入が心臓死・非心臓死に及ぼす影響を検証。介入例は137,140人，対照例は138,976人。結果：全死亡率のRRは対照群に比し，スタチン0.87，フィブラート系薬剤1.00，ナイアシン0.96，n-3脂肪酸0.77，食事療法0.97。心臓死のRRは対照群に比し，スタチン0.78，n-3脂肪酸0.68。非心臓死のRRは対照群に比し同等であったが，フィブラート系薬剤はRR＝1.13で対照群より悪かった。したがって，スタチンとn-3脂肪酸は心臓死を低下させる最も好ましい脂質低下介入である。フィブラート系薬剤では非心臓死のリスクが増加した。

- ORIGIN (2012): ORIGIN Trial Investigators. n-3 fatty acids and cardiovascular outcomes in patients with dysglycemia. N Engl J Med 2012; 367: 309-18.
- Risk and Prevention Study (2013): Risk and Prevention Study Collaborative Group. n-3 fatty acids in patients with multiple cardiovascular risk factors. N Engl J Med 2013; 368: 1800-8.
- OMEGA (2010): Rauch B, et al. for the OMEGA Study Group. OMEGA, a randomized, placebo-controlled trial to test the effect of highly purified omega-3 fatty acids on top of modern guideline-adjusted therapy after myocardial infarction. Circulation 2010; 122: 2152-9.

  急性心筋梗塞後の患者へ，現行の至適療法（アスピリン，スタチン，RAS抑制薬，β遮断薬）にn-3系多価不飽和脂肪酸（ω-3脂肪酸）を追加した際の予後改善効果を検証したランダム化プラセボ対照二重盲検試験（n＝3,818）。追跡期間は1年。結果：一次エンドポイント（1年後の心臓突然死）は，ω-3脂肪酸群1.5％ vs 対照群1.5％（OR＝0.95，p＝0.84）。総死亡・主要有害脳心血管イベント・血行再建術も両群に差なし。有害事象も差なし。

- メタ解析 (2018): Aung T, et al. Omega-3 Treatment Trialists' Collaboration. Associations of omega-3 fatty acid supplement use with cardiovascular disease risks: Meta-analysis of 10 trials involving 77,917 individuals.

JAMA Cardiol 2018；3：225-34.

　10のランダム化試験（n＝77,917）のメタ解析。平均年齢64歳，追跡平均期間4.4年。結果：ω-3脂肪酸補給（エイコサペンタエン酸投与量226〜1,800mg/日）は，冠動脈疾患による死亡率とは有意な関連がなく（RR＝0.93，p＝0.05），非致死的心筋梗塞（RR＝0.97，p＝0.43），あらゆる冠動脈イベント（RR＝0.96，p＝0.12），主要な血管イベント（RR＝0.97，p＝0.10）とも関連がなかった。

● JELIS (2007)：Yokoyama M, et al. for the Japan EPA Lipid Intervention Study (JELIS) Investigators. Effects of eicosapentaenoic acid on major coronary events in hypercholesterolaemic patients (JELIS)：a randomised open-label, blinded endpoint analysis. Lancet 2007；369：1090-8.

　スタチン服用中の日本人高コレステロール血症患者に対して，EPA追加投与の心血管イベント抑制効果を検証したPROBE試験（n＝18,645）。平均追跡期間は4.6年。結果：一次エンドポイント（突然死＋心筋梗塞＋不安定狭心症＋血管形成術＋ステント＋CABG）は2.8 vs 3.5％（HR＝0.81，p＝0.011）で，EPA群のプラセボ群に対する優越性が証明された。ただし，この試験のベースラインの脂質プロファイルは，総コレステロール値（両群とも 274.4 mg/dL），TG値（153.1 vs 154.0 mg/dL），LDL値（181.0 vs 181.4 mg/dL）であり，両群ともスタチンが投与されてLDLは25％低下したが，それでも両群の最終LDL値は約115mg/dLと比較的高めであった。また，バイアスの入り込む余地のある血行再建（血管形成術＋ステント＋CABG）がそれぞれ2.1％と2.4％と，一次エンドポイントの大部分を占めていた。血行再建を除いた一次エンドポイントは，それぞれ0.7％と1.1％とごくわずかであった。本薬剤は市販されており，2017年の段階で1包73.2円なので，本試験のプロトコールどおりにこのEPA製剤を服用すると，1カ月30日として6,588円/月，1年間で約8万円にもなる。

個人的解釈

自信をもって反論できない

　FIELD（2005）を深読みしてみる。

　①この試験はほとんどスタチン服用中の患者であるが，ベースラインの平均LDL値＝3.07mmol/L（118.7mg/dL）なので，十分にスタチンが効いていない状態である。これならば，HDL値やTG値の変化でイベント頻度が変化しそうである。こういう，TG値の変化で結果が出る余地がある試験にもかかわらず，しかも試験終了時の平均TG値はプラセボ群では165.6mg/dLに増加，フェノフィブラート群は130.2mg/dLに低下しているにもかかわらず，一次エンドポイントに差がついていない。

　②また，この試験は他の高脂血症治療薬は自由に使用できたというこ

とだが，平均LDL値の変化は，試験終了時にはプラセボ群100.5 mg/dLに比してフェノフィブラート群では94.0 mg/dLまで下がっている。SDが大きいので両群に有意差は出ないのだろうが，動脈硬化病変進展のkeyになるLDL値は両群に差があって，群間比較試験としてはこれでいいのだろうか。両群での種々のイベントの差は，TG値の変化の差というよりも，単にLDL値の変化の差で説明できないだろうか。

　③一次エンドポイントは，ベースラインの患者背景で層別化すると，HDL値<1.03 mmol（<39.8 mg/dL）の群とLDL値<3.0 mmol（<116.0 mg/dL）の群では，フェノフィブラート群が有意に良い（両方とも p=0.03）。効果の差はTG値ではないのである。ベースラインでのTG値は平均153.2〜154.1 mg/dLであるが，妙なことに，ベースラインのTG値が高くてもそうでなくても，プラセボ群と差はついていない。フェノフィブラートがTGをターゲットとし，TG値が動脈硬化のkeyであるならば，ベースラインのTG値でフェノフィブラートの効果に差があってもしかるべきではないだろうか。妙である。

　次に，④この試験では5年間の平均脱落率が，フェノフィブラート群11% vs プラセボ群10%と高率である。それに比べてイベント発症率は，例えば非致死性心筋梗塞は3〜4%，心血管死に至っては2%とごくわずかである。非致死性心筋梗塞はフェノフィブラート群で相対リスクの24%（p=0.010）の有意な低下を認めたというが，絶対リスクではほんの−1%，NNT=100（5年間），1年換算で500である。ごくごくわずかな効果だとしか言えない。結局，フェノフィブラートが大きく差をつけたのは「血行再建」というバイアスの入りやすい項目だけで，まあ，これは二重盲検試験なので目をつぶってよしとしよう。

　さらに致命的なのは，⑤糖尿病の170名を抽出してフェノフィブラートの抗動脈硬化作用を検討したFIELDサブ解析（2008）において，両群とも頸動脈内膜-中膜肥厚，大血管stiffnessの指標は試験期間中は同様に増加した。また，動脈硬化進展と関わるCRP，IL-6，ホスホリパーゼA_2，E-selectin，血清アミロイドA蛋白，細胞間接着分子のVCAM-1とICAM-1は，両群とも変化はなかった。フィブラート系薬剤がその薬理機序から一番力を発揮するはずの糖尿病の患者で，このありさまである。これでは，FIELDの結果は根底から崩れたとも言えよう。さらに，フィブラート系薬剤は新たに高齢者に投与するのは避けたほうがよいという報告すらある（Ann Intern Med 2012）。どうもメリットが

はっきりと見えてこない。

　さて，二次予防の話をする。スタチンでLDL値を70 mg/dL程度に下げたとする。さらに冠動脈疾患のリスクを下げるにはどうするか。LDL値をさらに下げるか，HDL値を上げるか，TG値を下げるか。それはHDL値が低い人はHDL値を上げる。TG値が高い人はTG値を下げる。HDL値もTG値も十分にコントロールされていれば，ひょっとしたらLDL値をさらに下げるとイベントは減るかもしれないが，費用対効果がおそらくついてこないだろう。それを全員に対して「LDL値を下げる or HDL値を上げる or TG値を下げる」と決めてかかることが，そもそも頭の固いやり方であろう。要は，足りないところを足るようにすればいいのであって，足りているところはさらに上を目指す必要はないのである。また，一部は足りていなくてもキーポイントがちゃんとクリアされていればそれでよしとして，それに費やす努力は他に向けるべきであろう。このことに関しては，私はConの最後の文章に全面的にagreeする。現状の中性脂肪に対する薬物介入に関しては，「厳しいことを言うようだが，遺伝性でもない限り，要はTG値は食事の問題でしょ？ TG値が高ければ食事量を節制すればいいだけであって，好きなものを欲望のままに食べる卑しさは棚に上げて，TG値が高いのでフィブラートやn-3脂肪酸などの薬を飲みます，ではお天道様が許さない。そもそも，運動を中心にした包括的心臓リハビリテーションによってTG値は平均19％低下し，HDL値は平均4％増加すると言われている（J Cardiopulm Rehabil 2006）。薬に甘えずに，食事量を改めて運動するべきだ」と人に主張されたときに，私はそれに真正面から反論することができない。そもそも私は現段階では，少なくとも50歳以上の中高年に中性脂肪への介入をすべきである，と主張する確固とした自信がない（Lipids Health Dis 2013）。

＊　　　　＊　　　　＊

- FIELDサブ解析 (2008)：Hiukka A, et al. Long-term effects of fenofibrate on carotid intima-media thickness and augmentation index in subjects with type 2 diabetes mellitus. J Am Coll Cardiol 2008；52：2190-7.
- Ann Intern Med (2012)：Zhao YY, et al. New fibrate use and acute renal outcomes in elderly adults：a population-based study. Ann Intern Med 2012；156：560-9.
  新規にフィブラートを投与された高齢者（66歳以上）の，90日以内の腎臓アウトカムを評価したコホート研究。結果：エゼチミブ使用者（n＝61,831）

に比し,フィブラート使用者(n=19,072)は血清クレアチニン値の上昇(OR=2.4)によって入院する可能性が高く(OR=1.3),血清クレアチニンの50%以上の増加はフィブラート群の9.1%,エゼチミブ群の0.3%であった(OR=29.6)。

- J Cardiopulm Rehabil (2006):Kelley GA, et al. Aerobic exercise and lipids and lipoproteins in patients with cardiovascular disease:a meta-analysis of randomized controlled trials. J Cardiopulm Rehabil 2006;26:131-44.
- Lipids Health Dis (2013):Liu J, et al. Effects of blood triglycerides on cardiovascular and all-cause mortality:a systematic review and meta-analysis of 61 prospective studies. Lipids Health Dis 2013;12:159.

血中TG値と心血管疾患死亡率と全死因死亡率との関連性を,61の研究(n=26,030)のメタ解析で検証(追跡期間は12年)。結果:対照群(TG=90〜149mg/dL)に比し,心血管死亡率のRRは,TG値<90mg/dLで0.83($p=0.244$),150〜199mg/dLで1.15($p=0.222$),≧200mg/dLで1.25($p=0.004$)。心血管疾患・全死亡のリスクは,TGの1mmol/L増加につきそれぞれ13%・12%(いずれも$p<0.001$)増加。しかし,50歳以上ではTG値と心血管死亡・総死亡に有意な関連がなかった。

4 炎症を抑えると動脈硬化進展は抑制できる

Pro Con

そのとおり

　動脈硬化巣は炎症により発生し成長増大する。まず，①高血圧・高コレステロール血症・糖尿病・喫煙などの危険因子が血管内皮を傷害して，局所の炎症の持続（慢性炎症反応）によって血管平滑筋細胞・炎症細胞・脂質が一体となり粥腫（プラーク）が形成される。また，②不安定なプラークが破綻して起こる急性冠症候群では，局所の血栓形成から急性炎症が生じ，さらなる血栓形成が起こる。さらに，③PCIのバルーンやステントでの血管壁への物理的・化学的刺激から起こる局所の急性炎症反応は，再狭窄の原因の1つである。したがって，動脈硬化進展や動脈硬化に起因する冠動脈イベントは，これらの局所の炎症が活発なら増加し，そうでなければ減少すると考えるのは自然である。

　問題は，この局所の炎症の指標を何にすれば一番臨床的に有用か，である。CRP（C-reactive protein）は，全身の炎症だけでなく，冠動脈プラークの炎症の度合いに応じてプラーク自身からも産生されるという（JACC 2005）。一般にCRPという物質は全身に存在する炎症を反映して肝細胞で産生されるが，冠動脈ではプラークの遠位部と近位部とで血中CRP値のstep upがある。すなわちプラーク部分で産生・放出されているということであり，また，不安定狭心症例では冠動脈の遠位部・近位部ともに血中CRP値は高値で，そのstep upの程度は安定期より大である。これはすなわち，不安定プラークのほうが多くのCRPを産生・放出しているということであって，血中CRP値は全身の炎症を反映するが，冠動脈プラークの局所の炎症状態をも反映するということである。実際，A to Zサブ解析（2006）では心筋梗塞発症後の血中高感度CRP（hs-CRP）値で将来の死亡を予測できるか否かが検討されたが，心筋梗塞発症1カ月・4カ月後のhs-CRP＞3mg/L例は，1〜3mg/Lの

例，＜1mg/Lの例に比し，2年後の死亡率が有意に高かった（6.1 vs 3.7 vs 1.6%，p＜0.0001）。すなわち，炎症の度合いによって心筋梗塞後の予後が左右されるということである。これは十分，指標になる。

その局所の炎症を抑制することで冠動脈イベントが抑制できるか，ということである。JUPITER（2008）では，スタチン投与後にLDL値とともにCRP値が大きく低下した群で心血管イベントのリスクが79%も低下した，という衝撃的な報告がなされたが，その結果と解釈に疑問点がないわけではなかった（前著Ⅲ-6「二次予防ではスタチンでLDL＜100にする」参照）。

そこで，炎症だけを抑制してみてはどうかということで，CANTOS（2017）である。この試験は，ヒト型IL-1β抗体薬カナキヌマブで炎症のみを抑制し，心血管イベントが抑制されるかどうかを検証したランダム化プラセボ対照二重盲検試験である。この薬剤は，炎症カスケードで重要な役割を果たすIL-1βを中和して，IL-1βからIL-6への経路を阻害し，しかも半減期が4〜8週なので作用持続時間が長い。心筋梗塞の既往があるhs-CRP≧2mg/Lの患者を，①カナキヌマブ50mg群（n＝2,170），②同150mg群（n＝2,284），③同300mg群（n＝2,263），④プラセボ群（n＝347）の4群に割付け，3カ月に1回投与して，3.7年間（中央値）追跡した。結果は，カナキヌマブ投与によってhs-CRPとIL-6は著明に低下し（hs-CRP減少率は，①群：－26%，②群：－37%，③群：－41%），主要心血管イベント（非致死性心筋梗塞＋非致死性脳卒中＋心血管死）発生率が，プラセボ群の4.50/100人・年に比し，①群：4.11/100人・年（HR＝0.93，p＝0.30），②群：3.86/100人・年（HR＝0.85，p＝0.021），③群：3.90/100人・年（HR＝0.86，p＝0.031）と，②③群で少なかった。この試験の対象例はほとんど全員が脂質低下薬を服用し，登録時点でのLDLは中央値82mg/dLであり，試験終了までLDL値とHDL値に変化がなかったため，脂質低下薬ではこれ以上のイベント抑制がそれほど期待できないような状況で，脂質プロファイルを変えずにイベントを抑制できたのである。これは画期的である。さらにサブ解析で，主要心血管イベントのHRは試験開始3カ月時点のhs-CRP＜2mg/Lの例では0.90（p＝0.11）であったが，同じく＞2mg/Lの例では0.75（p＜0.0001）と，早期の炎症抑制作用が大きいほど心血管イベント抑制効果も高かった。したがって，まさに「熱いうちに炎症を抑えて」心血管イベントを抑制したわけである。

以上より，心血管イベント抑制には炎症を抑えれば抑えるほど良い，が結論である．

* * *

- JACC (2005)：Inoue T, et al. Local release of C-reactive protein from the vulnerable plaque or coronary arterial wall injured by stenting. J Am Coll Cardiol 2005；46：239-45.
- A to Zサブ解析 (2006)：Morrow DA, et al. Clinical relevance of C-reactive protein during follow-up of patients with acute coronary syndromes in the Aggrastat-to-Zocor Trial. Circulation 2006；114：281-8.
- JUPITER (2008)：Ridker PM, et al. for the JUPITER Study Group. Rosuvastatin to prevent vascular events in men and women with elevated C-reactive protein. N Engl J Med 2008；359：2195-207.
- CANTOS (2017)：Ridker PM, et al. for the CANTOS Trial Group. Antiinflammatory therapy with canakinumab for atherosclerotic disease. N Engl J Med 2017；377：1119-31.

Pro	**Con**

そんな単純なものではない

Proの結論はまあそのとおりだが，CANTOS (2017) の結果は諸手を挙げて喜んでもいられない．

まず，(A) hs-CRPについて．

CANTOSのfirst authorはJUPITER (2008) のfirst authorでもあった人物で，hs-CRP検査の開発者の1人であり，LDL値と全身の炎症・動脈硬化の関連を主張している研究者である．で，JUPITERでも「炎症を抑制することで心血管イベントを抑制できる」ということを自身が開発した「hs-CRP」という指標を用いて示し，hs-CRPは動脈硬化のマーカーになると強力に主張している人物である．2016年にJACC (2016) で，カナキヌマブ150 mg/月の1年間投与はhs-CRPとIL-1βを大幅に低下させたが，頸動脈血管壁面積と大動脈distensibilityに対する作用はプラセボとまったく変わらなかった，と報告されている．では，一体CANTOSの良い結果はどういう機序で得られたのだろうか．そもそも，CANTOSのエントリー基準になっている「心筋梗塞既往の安定例で，積極的な二次予防治療にもかかわらずhs-CRP≧2 mg/L」という例はそれほど多く存在するのだろうか．なにか，うまく丸めこまれた感が拭えない．

次に，(B) 副作用の問題。

カナキヌマブには白血球減少という副作用がある。これはすでにわかってはいたが，CANTOSでは実薬群で用量依存的に重篤な有害感染イベントが多かったという〔①カナキヌマブ50mg群3.03，②同150mg群3.13，③同300mg群3.25件/100人・年（④プラセボ群は2.86件/100人・年）〕。主要心血管イベントの発生率が，①4.11，②3.86，③3.90件/100人・年（④4.50件/100人・年），というなかでのこの数値である。計算してみると，「主要心血管イベント＋重篤な有害感染イベント」の発生率は，①〜④の順に，7.14，6.97，7.15，7.36件/100人・年である。これは各群間に差があるのだろうか。最大の群間差は6.97と7.36だが，それでもたかだか0.40件/100人・年なので，250人に1年間投与してようやく1人回避できるという値である。IL-1βは炎症調節のkeyになるサイトカインなので，これを抑えると感染の増悪など重篤な合併症を起こすことがあるのは当然で，しかもこの薬剤を使用している間ずっとこのこと（重症感染症）に気を使い続けねばならない。これならば，試験期間中変化がなかったというLDL＝82.0mg/dLを，スタチンを増量して70mg/dL未満に落としてみたらどうであろうか。こちらのほうがよっぽど現実的に思える。以上のように，炎症は抑えれば必ず良い結果が得られる，という単純なものでもない。

では，他の抗炎症薬ではどうか。

リポ蛋白関連ホスホリパーゼA_2（Lp-PLA_2）は，プラークの炎症を促進する酵素であり，その活性が心血管疾患と関連することはメタ解析（2010）で報告されている。しかし，このLp-PLA_2阻害薬darapladibの試験であるSTABILITY（2014）は，15,828例を対象にした追跡3.7年（中央値）のランダム化プラセボ対照二重盲検試験であるが，主要心血管イベント（心血管死＋心筋梗塞＋脳卒中）に実薬群とプラセボ群の差はなかった（9.7 vs 10.4％：HR＝0.94，p＝0.20）。主要冠動脈イベント（HR＝0.90，p＝0.045），全冠動脈イベント（HR＝0.91，p＝0.02）で効果があるように見えたが，差はわずかで，わざわざこの薬剤を使用すべきメリットに乏しい。また他の炎症関連では，肺炎クラミジア菌抗体保有者は陰性者に比べると動脈硬化関連疾患が多いとされており，しかも肺炎クラミジア菌はプラーク内の泡沫化したマクロファージ内に存在していることが証明されている。つまり，この菌が直接的に動脈硬化巣の局所的炎症の原因となる可能性があるが，この肺炎クラミジア菌に薬効の

ある抗菌薬の臨床試験ではことごとく心血管イベント抑制効果は認められなかった〔アジスロマイシン（WIZARD 2003），同（ACES 2005），ガチフロキサシン（PROVE IT-TIMI 22サブ解析 2005）〕。さらに，ヘリコバクター・ピロリ（*H. pylori*）感染も動脈硬化と関連することが報告されており，*H. pylori*の産生する細胞毒素関連遺伝子A（*cagA*）の存在は，ほぼ10年の経過観察で心筋梗塞発症との関連があった（JPHC 2013：OR=1.72，p=0.10）。しかし，*H. pylori* 除菌に用いられる抗菌薬を投与しても心血管イベントは減らず，逆に増加する傾向にあった（クラリスロマイシン：CLARICOR 2009）。

以上，炎症を抑えるだけでは動脈硬化進展は止められず，心血管イベント抑制は期待できない。もし炎症を抑えるだけでそれができるのなら，NSAIDsやステロイドが心血管イベントに効果があるはずであろう。実際は真逆なのであるから。

* * *

- JACC (2016)：Choudhury RP, et al. Arterial effects of canakinumab in patients with atherosclerosis and type 2 diabetes or glucose intolerance. J Am Coll Cardiol 2016；68：1769-80.
- メタ解析 (2010)：Lp-PLA$_2$ Studies Collaboration. Lipoprotein-associated phospholipase A$_2$ and risk of coronary disease, stroke, and mortality：collaborative analysis of 32 prospective studies. Lancet 2010；375：1536-44.

  32の前向き試験（n=79,036）の解析。結果：Lp-PLA$_2$活性・濃度がそれぞれ1-SD上昇した場合のRRは，心血管疾患：1.10・1.11，脳梗塞：1.08・1.14，血管死：1.16・1.13，非血管死：1.10・1.10で，Lp-PLA$_2$の活性・濃度の心血管疾患のRRはnon-HDL値・収縮期血圧と同程度（non-HDL値：1.10，収縮期血圧：1.10）。
- STABILITY (2014)：The STABILITY Investigators. Darapladib for preventing ischemic events in stable coronary heart disease. N Engl J Med 2014；370：1702-11.
- WIZARD (2003)：O'Connor CM, et al. for the Investigators in the WIZARD Study. Azithromycin for the secondary prevention of coronary heart disease events—the WIZARD study：a randomized controlled trial. JAMA 2003；290：1459-66.

  *C. pneumoniae*抗体価陽性の陳旧性心筋梗塞患者（n=7,747）。抗菌薬アジスロマイシンを12週間投与しても，全死亡＋心筋梗塞再発＋血行再建術＋狭心症による入院は抑制されなかった。
- ACES (2005)：Grayston JT, et al. for the ACES Investigators. Azithromycin for the secondary prevention of coronary events. N Engl J Med 2005；352：1637-45.

  安定した冠動脈疾患例（n=4,012）。抗菌薬アジスロマイシンを12週間投

与しても，冠動脈疾患死＋非致死的心筋梗塞＋血行再建術＋不安定狭心症による入院は抑制されなかった。

- PROVE IT-TIMI 22サブ解析 (2005)：Cannon CP, et al. Pravastatin or Atorvastatin Evaluation and Infection Therapy-Thrombolysis in Myocardial Infarction 22 Investigators. Antibiotic treatment of *Chlamydia pneumoniae* after acute coronary syndrome. N Engl J Med 2005；352：1646-54.

 ガチフロキサシン400mg/日を断続的に平均2年間投与したが，心血管イベント抑制効果はなかった。

- JPHC (2013)：Ikeda A；JPHC Study Group. The combination of *Helicobacter pylori*- and cytotoxin-associated gene—A seropositivity in relation to the risk of myocardial infarction in middle-aged Japanese：The Japan Public Health Center-based study. Atherosclerosis 2013；230：67-72.

- CLARICOR (2009)：Jespersen CM, et al. for the CLARICOR Trial Group. Randomised placebo controlled multicentre trial to assess short term clarithromycin for patients with stable coronary heart disease：CLARICOR trial. BMJ 2006；332：22-7.

 安定冠動脈疾患患者 ($n=4,373$) へのマクロライド系抗菌薬クラリスロマイシンの短期投与の有効性を検討したランダム化プラセボ対照二重盲検試験。平均追跡期間は960日。一次エンドポイントは，全死亡＋心筋梗塞＋不安定狭心症。結果：クラリスロマイシン群 vs プラセボ群で，一次エンドポイントは15.8 vs 13.8%（HR＝1.15，$p=0.08$），全死亡率は9.8 vs 7.8%（HR＝1.27，$p=0.03$），心血管死は5.1 vs 3.5%（HR＝1.45，$p=0.01$）。本試験の対象例は，現在の標準的治療法のスタチン（41.3，41.1%），β遮断薬（30.1，31.0%），ACE阻害薬（27.8，26.2%）の処方率が低く，残余リスクはかなり大きかったと思われるが，それでも実薬に効果はなかった。

個人的解釈

有効である ≠ 有用である

 最近の高額な薬剤でもそうだが，「その薬剤がある病態に効果がある」ということと，「臨床で使用して有用である」いうことは別問題である。すなわち，「その効果がもたらす恩恵の大きさと有効である確率」vs「副作用の重大さとその発生確率」vs「かかる費用」の三者のバランスということになる。最近話題になっているある抗癌剤は，恩恵の大きさと有効である確率という点では申し分ないし，副作用もある程度限られているが，問題はその価格である。致死的な病から人1人生還させるのに「お金に糸目はつけない」というのはきれいごとすぎて，自費ならまだしも，それでは医療保険制度，ひいては国の財政は早々に破綻するというレベルであろう。健康に値段をつけることはできないが，かと

いって際限なくできるものでもない。CANTOS (2017) で用いられている薬剤は, わずかに有効であるようだが, 相当に高価であろうと思われる。Conで指摘されているように, 本邦の皆保険制度という枠組みのなかでは, 効果があるからといって広く用いるべきであるとは思わない。

さてそのうえで, 動脈硬化関連のもう少し身近な話をする。Conで細菌の話が出たので, 炎症とは直接は関係ないが, 有名なカルニチン論争の話である。発端は, 肉の赤身に含まれているL-カルニチンが腸内細菌叢の代謝を受けてアテローム性動脈硬化を促進する, という報告であった (Nat Med 2013)。食事で摂取したL-カルニチンは腸内でtri-methylamine (TMA) に変換され, さらに肝臓のフラビン・モノオキシゲナーゼ3 (FMO3) によって酸化されてtrimethylamine-N-oxide (TMAO) となり, このTMAOが胆汁の生成量を減少させてコレステロールの逆転送を抑制し, アテローム性動脈硬化を促進する, というストーリーである。そして, 血中のTMAO濃度が高いほど心筋梗塞や脳卒中などの動脈硬化性疾患になりやすい, というのである。一般には, 肉食などの飽和脂肪酸やコレステロールの多い食事により血中コレステロール値が上がって動脈硬化性心血管疾患になりやすいと思われており, カルニチンには摂取した脂肪をエネルギーに変えて燃焼させるという作用があるので, 健康のためのサプリメント (ダイエット＋活力剤) として広く売られている。このNat Med (2013) の報告が正しいとすれば, サプリメントの作用は真逆ということになってしまう。で, カルニチンは善玉か悪玉かということで, これがカルニチン論争という形になってしまった。しかしこの論文では, 「L-カルニチン/TMAOがLow/Lowという群に比較すると, 心血管イベントのRRは, High/Low群では0.8, Low/High群では1.3, High/High群では2.1」であった。ということは, 「空腹時血漿中L-カルチニン濃度と心血管イベントは用量依存的に関連しているが, これは同時にTMAO値が高い例のみ」に示された結果であった。なので, L-カルニチンそのものというよりも, その代謝産物のTMAO値 (すなわちL-カルニチンの代謝が亢進しているかどうか) が心血管イベント発症に重要のようである。すなわち, 受け手側の腸内細菌叢の種類の問題であろう。この論文でも「腸内細菌組成物の違いによって, 完全菜食主義者やベジタリアンよりも雑食生活者のほうが, L-カルニチン代謝後にTMAOを多く産生する」と記されている。普段の食生活によって (腸内細菌叢の種類によって) L-カルニチン

は善玉とも悪玉ともふるまう,ということである。もちろん,肉食の多い食生活をしているとL-カルニチンからTMA,ひいてはTMAOを産生しやすい腸内細菌叢に変わっていく。

そもそもL-カルニチンは,身体のほぼすべての細胞に存在し,長鎖脂肪酸をミトコンドリア内に運搬して燃焼させることでエネルギーを産生するという役割を担っている。また,生成された有毒な物質をミトコンドリアの外に移送するという役割も担う,体にとっては必須の物質である。急性心筋梗塞を対象にした13の試験($n=3,629$)のメタ解析(2013)では,L-カルニチンは全死亡を27%低下させ(OR=0.73, $p=0.05$:RR=0.78, $p=0.05$),心室不整脈(RR=0.35, $p<0.0001$),狭心症(RR=0.60, $p<0.00001$)を減少させたので,外から普通に摂取するL-カルニチンそのものは悪くないのだろう。しかし,一般に宣伝されているような老化予防・癌予防・男性不妊症の特効薬としての薬効はどうなのだろうか。なぜなら,完全菜食主義者は動物性由来食品を摂取しないのでL-カルニチン摂取量は通常の1/10程度の約10~12mgであるが(Ann NY Acad Sci 2004),ビタミンB_{12}と鉄分摂取に関わる疾患の恐れ以外は普通に生活できており,寿命が短いわけでもない。そこまで摂取が少なくても問題なければ,やたら多く摂取してもそれほど変わらないような気もする。その程度のものであろう。論文をちゃんと読んで,面白おかしく書き立てる三流記事に右往左往しなければ,「論争」にまで発展するようなことでもなかろう。

*　　　*　　　*

- Nat Med (2013):Koeth RA, et al. Intestinal microbiota metabolism of L-carnitine, a nutrient in red meat, promotes atherosclerosis. Nat Med 2013;19:576-85.
- メタ解析(2013):DiNicolantonio JJ, et al. L-carnitine in the secondary prevention of cardiovascular disease:systematic review and meta-analysis. Mayo Clin Proc 2013;88:544-51.
- Ann NY Acad Sci (2004):Rebouche CJ. Kinetics, pharmacokinetics, and regulation of L-carnitine and acetyl-L-carnitine metabolism. Ann NY Acad Sci 2004;1033:30-41.

4 炎症を抑えると動脈硬化進展は抑制できる

閑話休題

51対49でも勝ちは勝ち

　民主主義というと，絶対王政の逆のような概念，すなわち，1人の王が誰の意見にも耳をかさずに一方的に物事を決定して大勢の民衆を従わせるというのとは真逆の概念，となんとなく思われている。また，全体の利益は個人の利益よりも優先する，全体のために個人は犠牲になるべきだという全体的主義とは真逆の概念，となんとなく思われている。一方で，多数決は民主主義なのだから，1人の王がどう命令しようと多くの民衆の総意が優先する，となんとなく思われている。

　しかし，多数決ということをよく考えてみたまえ。多数決とは，ある意味では多数の意見で少数の意見を抹殺するということなのである。少数の意見を採用したならば，それは多数決にならない。ここは多数の意見をとって，少数には泣いてもらわねば先に進めない，というやり方なのである。ここを勘違いしてはいけない。少数の意見は聞くが，最終的には多数の意見に従ってもらうというシビアなシステムなのである。もちろん，本来の民主主義には少数の意見も疎かにしないという考えが根底にある。かといって，皆で話し合っていてもそれぞれの思惑があるからいつまでも埒があかない。なので，物事を先に進めるために，良し悪しは別にして多数決，なのである。民主主義にはこのように硬軟併せもった側面がある。懐が深いのである。歴史上，民主主義を採用しなかったところは国を「先に進める」ことができなかったということからも（この際，何が「進む」ことなのかは異論があろうが），このシステムが何を視野に置いたものかは容易にわかるであろう。

　言っておくが，これは実臨床の世界での，1人の患者の病に向かうときの医師の姿勢の話である。すべてにこだわっていては，物事は先に進まない。とりあえず多数決で進めなければいけないことのほうが常である。

5 脂質摂取・吸収への介入は虚血性心疾患イベントを減らす

Pro	Con

スタチンがfirst choiceだが，次の手は吸収阻害

　有名な4S研究のサブ解析（2000）では，血清コレステロール値が高い例はコレステロール合成ではなくコレステロール吸収が亢進している，ということである。コレステロール合成を阻害するスタチンを長期投与すると，いったん低下した血清コレステロール値は徐々に上昇してくる。上昇するといってもさすがに前値にまでは戻らないが，これはコレステロール合成低下が続くと小腸でのコレステロール吸収が亢進してくるからである（Finnish Treat-to-Target Study 2003）。この原因は，スタチンそのものが小腸上部のコレステロール輸送体〔Niemann-Pick C1-like-1（NPC1L1）蛋白〕の発現を亢進させるからであり（J Lipid Res 2011），これがスタチンの6％ルール［注］の理由の1つとされている。一般に，血清コレステロールの2割は食事由来，8割は肝臓での合成由来とされているが，肝臓で合成されたものも胆汁中に分泌され腸へ到達するので，どちら由来であっても小腸上部のNPC1L1蛋白で吸収されることになる。この蛋白のコレステロール吸収量を減らせば，結局は身体のコレステロールは総量として減るので，血清コレステロール値が低下するのは間違いないだろう。

　エゼチミブはNPC1L1蛋白のコレステロール輸送を阻害する薬剤で，単独でも，スタチンとの併用でも，血清コレステロール値を20％強も低下させることがわかっている。単独でも使用可能だが，ここはやはりコレステロール吸収が亢進しているスタチン投与例に使用するほうが合目的的であろう。

　さて，IMPROVE-IT（2015）を紹介する。初期のエゼチミブの臨床試験は，家族性高コレステロール血症例や大動脈弁狭窄症例という特殊な疾患が対象で，しかも試験期間が2年という短さであったために，期待

したような結果が得られなかった。その反省もあってか,この試験はシンバスタチン40mg/日服用中(LDL値=93.7mg/dL)のACS後の安定例(n=18,144)にエゼチミブ10mg/日またはプラセボを追加して,6年(中央値)観察したランダム化プラセボ対照二重盲検試験である。結果は,エゼチミブ群はLDL値が平均53.2mg/dLまで低下し,プラセボ群よりも16.7mg/dL低かった($p<0.001$)。その結果,心血管イベント発生は7年間で有意に抑制された(32.7 vs 34.7%:HR=0.936,ARR=2.0%,p=0.016)。差はわずかではあるが,これはスタチン以外の薬剤で心血管イベントを抑制し得た初の結果である。

もちろん心血管イベント抑制のための脂質への介入はスタチンがfirst choiceではあるが,スタチン増量でも十分にコントロールできない場合,スタチン投与中に徐々にコントロールが悪くなる場合には,エゼチミブ追加を推薦する。

[注] スタチンの6%ルール

スタチンをどんな投与量から倍量に増量しても,効果は6%しか増加しないという現象。理由は様々報告されており,スタチンはNPC1L1蛋白の発現を亢進させてコレステロールの吸収を増加させること以外に,LDL受容体を分解に導くPCSK9の合成を亢進させてLDL受容体数を減少させることも理由の1つとされている。

*　　　　*　　　　*

- 4Sサブ解析 (2000):Miettinen TA, et al. Noncholesterol sterols and cholesterol lowering by long-term simvastatin treatment in coronary patients: relation to basal serum cholestanol. Arterioscler Thromb Vasc Biol 2000;20:1340-6.
- Finnish Treat-to-Target Study (2003):Miettinen TA, et al. Finnish Treat-to-Target Study Investigators. Serum noncholesterol sterols during inhibition of cholesterol synthesis by statins. Lab Clin Med 2003;141:131-7.
- J Lipid Res (2011):Tremblay AJ, et al. Atorvastatin increases intestinal expression of NPC1L1 in hyperlipidemic men. J Lipid Res 2011;52:558-65.
- IMPROVE-IT (2015):Cannon CP, et al. for the IMPROVE-IT Investigators. Ezetimibe added to statin therapy after acute coronary syndromes. N Engl J Med 2015;372:2387-97.

一次エンドポイントは,心血管死+主要冠イベント(非致死的心筋梗塞+再入院を要する不安定狭心症+ランダム化後≧30日の冠動脈血行再建術+非致死的脳卒中)。

Pro | **Con**

摂取・吸収への介入はそれほど効果はない

 問題を整理する。①脂質摂取量を増加させると心血管イベントが増えるのか，②小腸での吸収を阻害すると心血管イベントが減るのか，という2点をクリアにせねばならない。

①脂質摂取量を増加させると心血管イベントが増えるのか

 全死亡と心血管疾患への食事の影響を検証した疫学研究（PURE 2017）を紹介する。これは高所得国（カナダ，スウェーデンなど），中所得国（アルゼンチン，ブラジル，チリなど），低所得国（バングラデシュ，インドなど）の合計18の国・地域の成人135,335例の食事内容とその後7.4年（中央値）の全死亡と主要心血管イベント（致死的心血管疾患＋非致死的心筋梗塞＋脳卒中＋心不全）の関連を調査した前向きコホート研究である。追跡期間中に5,796例が死亡し，4,784例に主要心血管イベントが発生した。非常に興味のある結果なので，脂質以外の点も紹介する。

 まず，炭水化物は摂取量が多いほど全死亡リスクが高く，最低五分位群（炭水化物エネルギー比中央値46.4％）に対する最高五分位群（同77.2％）のHRは1.28（傾向p＝0.0001）であったが，心血管疾患や心血管死との関連はなかった。すなわち，炭水化物の大量摂取は死亡率を上げるが，死因は心血管疾患が増えるためではない，ということである。細かく見ると，驚くべき結果があった。炭水化物の摂取量が全摂取エネルギーの60.8％以上の群では，死亡率が上昇するという結果になっている。一般的なカロリー制限食は6割くらいが炭水化物なので，これでは心血管疾患や心血管死が増加するということではないが，全死亡リスクが高まるということである。一般的に健康食と言われている伝統的和食も炭水化物が6割くらいなので，これでは危ないということである。ましてラーメン＋炒飯というような満腹セットランチはますます危ないということで，流行りの糖質制限はひょっとしていいことなのかもしれない。

 次に，脂質。どういう種類の脂質であっても，摂取量が多いほど全死亡リスクは「低かった」。これは脂質の種類を問わず一貫した結果であって，摂取量最低五分位群に対する最高五分位群のHRは，総脂質が0.77（傾向p＜0.0001），飽和脂肪酸は0.86（傾向p＝0.0088），一価不飽和

脂肪酸は0.81（傾向p＜0.0001），多価不飽和脂肪酸は0.80（傾向p＜0.0001）であった。どんな脂質でもたくさん摂取すれば長生きするということを意味する。これは驚きである。多価不飽和脂肪酸は健康にいい，飽和脂肪酸は健康に悪い，というようなことではなかったのである。細かく見ると，飽和脂肪酸は摂取量が多いほど脳卒中のリスクが低かった（最高五分位群 vs 最低五分位群のHR＝0.79，傾向p＝0.0498）。さらに，総脂質，飽和および不飽和脂肪酸の摂取量は，心筋梗塞や心血管疾患死のリスクと関連しなかった。これは今までの常識（非常識？）を覆す。論文中で著者たちは「今回の結果を踏まえ，世界的な食事ガイドラインを再検討すべきである」と述べている。

かつては，「卵はコレステロールの塊（1個に約200〜400 mgのコレステロールを含有）なので，コレステロールの高い人はまず卵を食べないこと」と広く患者に指導されていたが，実はこれにはほとんど根拠がない。卵の摂取量と心血管疾患の発症率や死亡率は相関しないことがわかってきたからである。厚生労働省の「日本人の食事摂取基準」2010年版ではコレステロール摂取は成人で1日600 mgまでとされていたが，2015年版ではこの摂取上限値は撤廃された。明らかにコレステロールの摂り過ぎで高脂血症になっている場合や重症の高LDL血症ではある程度の制限はやむを得ないが，PUREは一般人ではむしろ脂質摂取を制限したほうが悪いという結果なのである。

② 小腸での吸収を阻害すると心血管イベントが減るのか

食事中のコレステロールの血中コレステロール値への寄与はたかだか2割程度なので，卵を食べないというような食事性のコレステロールは制限しなくてもよいかもしれない。しかしそうは言っても，肝臓で生成したコレステロールも含めて小腸での吸収を抑制さえすれば，食事内容とは関係なしに単純計算で血中コレステロール値が下がって，動脈硬化の進行が抑制され心血管イベントが減るだろう，と単純に考えればそう思われる。確かにIMPROVE-IT（2015）の結果はそうなのだが，この試験のARRはたかだか2.0％なのでNNT＝50（7年間）。換算すると350（1年間）である。これを「よし」とするか否か。よしとして，吸収を阻害する薬を飲むかどうか。Conで言われているように初期のエゼチミブの臨床試験は特殊だが，ならばARBITER 6-HALT（2009）（Ⅲ-2「薬剤でHDLを上げても効果はない」のConの参考文献）はどうであろうか。エゼチミブは，LDL値を66 mg/dLまで下げても動脈硬化巣進展を抑制

できなかったではないか。

以上から，脂質摂取を制限しても血中コレステロール値はそれほど変わらない。小腸でのコレステロール吸収への介入は，血中コレステロール値は下がるが，動脈硬化はあまり抑制できず，まして虚血性心疾患イベントはそれほど減らない，という結論である。

＊　　　＊　　　＊

- PURE (2017)：Dehghan M, et al. Prospective Urban Rural Epidemiology (PURE) Study Investigators. Associations of fats and carbohydrate intake with cardiovascular disease and mortality in 18 countries from five continents (PURE)：a prospective cohort study. Lancet 2017；390：2050-62.

個人的解釈

それほど単純なものではない

血中のコレステロールの挙動は，たくさん摂ればその分だけ増えて，合成を阻害すればその分だけ減り，吸収を阻害すればその分だけ減る，というような単純なものではないようだ。血中コレステロール値が上がれば，肝臓にコレステロールを取り込むLDL受容体の数が増え，また小腸での吸収も抑制される。逆もまたそうである。そういう均衡を保つような機序が，遺伝子レベルで生体には備わっているのである。だから，ProやConで議論されているような単純な話ではない。ましてConで紹介されているPURE (2017)のような，栄養素比率がまったく異なる国々をひっくるめて解析したような研究は，平均値では正しいかもしれないが，各国ごとの食生活の現実をまったく無視しているので，その解析手法そのものに賛同できない。典型例が，脂質をそれほど摂ることのできない貧困国での脂質制限そのものが意味があるとは思えないし，可能だとも思えない。

元来，スタチンはHMG-CoAと化学構造が似通っているので，肝細胞内でのHMG-CoA還元酵素活性を拮抗阻害する。「拮抗」阻害ということはall or noneではない「相対的」な阻害ということなので，これ自体が単純ではない。それだけではなく，スタチンはLDL受容体の発現を亢進させるので肝臓へのLDLの取り込みが増え，また，スタチンはコレステロール代謝経路を途中でブロックするのでHMG-CoA還元酵素の合成が増加する。前者はそのまま血中LDL値が低下する方向に，

後者は相対的にスタチンの作用が十分でないようになるので血中LDL値が増加する方向に動く。前者の作用が後者の作用を上回ったときに、はじめて血中LDL値は減少するのである。ということは、スタチンのLDL低下作用の本質は、コレステロール生合成の抑制ではなく、それを経て最終的にLDL受容体の発現が亢進することではないかとも思われる。さらに、食事中のコレステロールや飽和脂肪酸によって吸収するコレステロールが増えるから血中LDL値が上昇するのではなく、食事中のコレステロールや飽和脂肪酸によって逆にLDL受容体の発現が抑制され、それで血中LDL値が上昇するということもわかってきた。それならば、そもそもProで説明されている吸収と合成のバランスのシンプルな議論はあまり意味をなさなくなる。

さて、食事と心血管イベントの関係についての興味ある報告がある。n-3系多価不飽和脂肪酸摂取は心血管イベントを抑制できなかったが（Ⅲ-3「中性脂肪はフィブラート系薬剤でしっかり下げるべし」のCon）、n-3系多価不飽和脂肪酸の豊富な食物（オリーブオイル、魚介類、ナッツ）が多いいわゆる地中海食は心血管イベントを抑制することが知られている（PREDIMED 2013）。地中海食というのは、そもそもそういう郷土料理はないのだが、地中海沿岸諸国では米国や北欧に比べて生活習慣病の発症率・死亡率が低いという、その地中海地方の一般的な料理に近い食事ということである。内容は、「主食の穀物・野菜・果物・豆類（ナッツ）などの植物性食品を十分に摂り、地中海沿岸特産のオリーブオイル、チーズなどの乳製品、魚介類などが中心の食事で、肉類はほとんど食べない」というものである。いわば海の幸、山の幸、ということか。このなかで、オリーブオイルは一価不飽和脂肪酸であるオレイン酸を豊富に含み、これは過酸化脂質の生成を抑制すると言われている。いわゆる酸化ストレスのスカベンジャーである。

また、この地中海食のナッツについては、摂取によって総死亡の減少（NEJM 2013）、心血管イベントの減少（メタ解析2014）が報告されていたが、最近3つの大規模なコホート研究の統合解析がなされた（JACC 2017）。これはNHS（Nurses' Health Study）とNHSⅡ（Nurses' Health Study Ⅱ）とHPFS（Health Professionals Follow-Up Study）の合計約21万人（！）の解析であるが、20年以上の追跡期間中に8,390人の心筋梗塞、5,910人の脳卒中を含む計14,136人の心血管疾患の発症があったが、発症とナッツ消費量の間に逆相関があったという。ナッツ28g以上

を週に5回以上摂取した者は，ナッツを摂取しない者よりも心血管疾患のリスクが14％低く（HR＝0.86），冠動脈疾患発症のリスクが20％低かった（HR＝0.80）。これはナッツの種類（ピーナッツ，アーモンド，カシューナッツ，クリ，ピスタチオなど）によらず一貫した結果だったが，クルミが一番逆相関の度合いが大きく（つまり一番効果がありそう），「1週間に1回以上クルミを食べる者は，心血管疾患のリスクが19％低く，冠動脈性心疾患のリスクが21％低かった」という。脳卒中発症リスクもピーナッツとクルミの消費量と逆相関した。

　さて，これをどう考えるか。もちろんこれは疫学研究なので，今まで食べていなかった人がこの結果を見て新たに食べるようになったとしても（これは介入試験），必ずしも期待した効果が得られるとは限らない。この研究の結果は，「1週間に1回以上クルミを食べるようになると（介入），心血管疾患発症リスクが19％低下し（介入結果），冠動脈疾患発症リスクが21％低下する（介入結果）」ということではない。ではないが，ここまで差があるということは，ナッツそのものを食べるということがn-3系多価不飽和脂肪酸を薬物として単に摂取するのとは違う何かがあるのであろう。しかし，これを20年以上の介入試験で証明するのは手間がかかりすぎて，おいそれとはできない。対象例数は少ないが，ほぼ1年間のクロスオーバー試験でアーモンドの摂取がLDL値とLDLの質の改善をもたらすという素晴らしい介入試験（J Am Heart Assoc 2017）があるので，この結果は本当であろう。ただし注意せねばならないのは，今現在の食事にナッツを追加して良くなるというものではなく，摂取したナッツ分のカロリーを食事から除かねばならないはずである。何かを追加で摂取してダイエットになるというようなことは，「質量保存の法則」に反するであろう。そんなうまい話は，そうそうあるものではない。

　　　　　　＊　　　　　　＊　　　　　　＊

- PREDIMED（2013）：Estruch R, et al. for the PREDIMED Study Investigators. Primary prevention of cardiovascular disease with a Mediterranean diet. N Engl J Med 2013；368：1279-90.
  地中海食の心血管イベント抑制効果を検証するために，追跡期間4.8年（中央値）で行われたランダム化試験（n＝7,447）。結果：対照群に比し，地中海食＋エキストラバージンオリーブオイル群，地中海食＋ミックスナッツ30 g／日群の主要心血管イベント（心筋梗塞＋脳卒中＋心血管死）のHRはそれぞれ，0.70（p＝0.01），0.72（p＝0.03）。

- NEJM (2013)：Bao Y, et al. Association of nut consumption with total and cause-specific mortality. N Engl J Med 2013；369：2001-11.

 ナッツ摂取量とその後の原因別死亡率との関連性について，NHSとHPFSの合計約12万人の検討。結果：ナッツの消費は男女ともに総死亡率と逆相関。ナッツを摂取しない人に比し，摂取する人の総死亡のHRは，週1回未満で0.93，週1回で0.89，週2〜4回で0.87，週5〜6回で0.85，週に7回以上で0.80（傾向 $p<0.001$）。癌・心臓病・呼吸器疾患による死亡とナッツ消費との間にも有意な逆相関があった。

- メタ解析 (2014)：Luo C, et al. Nut consumption and risk of type 2 diabetes, cardiovascular disease, and all-cause mortality：a systematic review and meta-analysis. Am J Clin Nutr 2014；100：256-69.

 18の前向き研究の31件の報告で，ナッツ摂取量と2型糖尿病の心血管疾患・全死因死亡率との関係を評価。結果：ナッツの摂取によるRRは，虚血性心疾患発症は0.72，心血管疾患発症は0.71，全死亡は0.83であった。

- JACC (2017)：Guasch-Ferré M, et al. Nut consumption and risk of cardiovascular disease. J Am Coll Cardiol 2017；70：2519-32.

- J Am Heart Assoc (2017)：Lee Y, et al. Effects of dark chocolate and almonds on cardiovascular risk factors in overweight and obese individuals：A Randomized Controlled-Feeding Trial. J Am Heart Assoc 2017；6, e005162.

 心血管疾患のない肥満（平均年齢46.3歳，平均BMI 29.6，平均LDL値138.3 mg/dL）の31例に総カロリーを一定にしたうえで，①非治療食（米国人の標準食），②アーモンド食（ALD：アーモンド42.5 g/日），③チョコレート食（CHOC：ココアパウダー18 g/日とダークチョコレート43 g/日），④アーモンド・チョコレート＋ココアを組み合わせたメニュー（CHOC＋ALD），の①〜④を2週間のwashout期間をはさんで4週間ずつ摂取させた。結果：非治療食と比べてALD食では，総コレステロール値（204.6±3.6 vs 195.4±3.6 mg/dL，p＝0.004），非HDLコレステロール値（162.8±3.5 vs 154.0±3.5 mg/dL，p＝0.006），LDL値（135.6±2.8 vs 126.4±2.8 mg/dL，p＝003）が低下。非治療食と比べて，ALD食ではlarge buoyant LDL値が低く（47.5±2.3 vs 42.1±2.3 mg/dL，p＝0.04），CHOC＋ALD食ではsmall dense LDL値が低かった（65.2±2.8 vs 58.5±2.8 mg/dL，p＝0.04）。

［注意］ただしこの試験は，アーモンドなどは間食として摂取して，1日の総摂取カロリーは一定にしている。ということは，例えば②の食事ではアーモンド42.5 g＝約250 kcal分（＝コンビニの梅おにぎり1個半）が3食/日から除かれている。したがって，現在の食事内容はそのままで単にアーモンドをadd-onするだけでは，LDL値が下がるわけではない。

Ⅳ 心不全周辺事情

1 睡眠時無呼吸に介入すると心不全は改善する

| Pro | Con |

介入が意味をもつ

　この命題は2つの問題をはらんでいる。①睡眠時無呼吸症候群［資料］が心不全の原因になるか，ということと，②睡眠時無呼吸症候群の低酸素血症を改善すれば心不全が改善するか，ということである。

　整理しておこう。睡眠時無呼吸症候群（sleep apnea syndrome：SAS）とは，睡眠時に無呼吸または低呼吸になる疾患で，閉塞性（obstructive sleep apnea：OSA），中枢性（central sleep apnea：CSA），これら2つの混合性の3つに分類される。OSAが最も一般的であり，睡眠中に筋弛緩が起こって舌根部や軟口蓋が沈下し，気道を閉塞して呼吸を妨げることが主な原因である。OSAの危険因子には，肥満・家族歴・アレルギー・咽頭扁桃肥大（アデノイド）などがある。治療は，生活習慣の改善（禁酒，減量，禁煙，睡眠姿勢），マウスピースや呼吸機器の装着（CPAP：continuous positive airway pressure持続陽圧呼吸療法など），手術などであるが，治療しない場合は，心不全・不整脈・脳梗塞・糖尿病・肥満や昼間の睡眠発作による交通事故などのリスクが増加する。OSAはすべての年齢で起こり得るが，55～60歳が多い。一方，CSAは脳血管障害・重症心不全などによる呼吸中枢の障害で，呼吸運動が消失することが原因であり，OSAに比してまれである。

　①は，定義から言えば「OSA→心不全の発症・増悪」であり，OSAの場合には当てはまる。OSAによる頻回の低換気状態は，酸化ストレスの増大，全身の炎症の促進，交感神経系の亢進などで心血管リスクを高める原因になる。生命予後に関しても，AHI［資料］を指標として長期予後（生存率）を検討した研究では，OSA症例（n＝150）のうちAHI≧15群ではAHI＜15群より生存率が有意に低下する（JACC 2007a）。一方，「心不全→CSA」なので，CSAには定義上は当てはまらないが，

CSA症例による低換気状態でも同様のことが起こるはずである。事実CSA症例（n＝88）では，AHI≧5群はAHI＜5群より生存率が有意に低下する（JACC 2007b），などの報告がある。したがって，「OSA→心不全の発症・増悪」であり，「OSA，CSA→生命予後悪化」である。これは間違いなさそうである。

②については，SASによる低酸素血症が心不全に良い影響を及ぼすはずがないので，低酸素血症を改善せねばならない。SAS合併の心不全患者に対するCPAP介入で，心不全が改善したという報告は多い。すなわち，心不全患者のOSAに対するCPAPでLVEFが有意に増加し（NEJM 2003），死亡率が低い傾向になった（JACC 2007a）。この事実は前向き試験によっても証明されている（Chest 2008）。最近の本邦でのSAVIOR-C（2015）では，LVEF＝27〜30％で大部分がNYHA Ⅱ〜ⅢのCHF 205例を，ASV（aduptive servo-ventilation）追加の有無で群分けして平均24週追跡すると，ASV群（標準的薬物治療＋ASV）と対照群（薬物治療のみ）の間でLVEFの改善と死亡率に有意差はなかったが，ASV群では「NYHA分類＋心不全増悪」は有意に改善し，BNP値も低下した。また，ASV治療による血行動態への効果は睡眠呼吸障害の重症度に関係なく認められた。したがって，「SASの低酸素血症を改善→心不全改善」である。これも間違いなさそうである。

以上，SASは心不全の原因になり（特にOSA），SASに介入すれば心不全が改善する。

［資料］無呼吸低呼吸指数（AHI：apnea hypopnea index）：
　無呼吸＝口・鼻の気流が10秒以上停止すること，低呼吸＝10秒以上換気量が50％以上低下すること，と定義し，睡眠1時間当たりの無呼吸と低呼吸の回数を合計した数をAHIとして，①5回以上の無呼吸・低呼吸状態（AHI＞5）が生じ，かつ，日中の眠気・倦怠感・中途覚醒などの自覚症状を伴う場合，または，②7時間の睡眠中に30回以上無呼吸がある場合，に閉塞性睡眠時無呼吸症候群（OSAS）と診断する。

　OSAのスクリーニングは以下の点数の合計で行う。
1. 男性＝4点，女性＝0点
2. BMI：＜21.0＝1点，21.0〜22.9＝2点，23.0〜24.9＝3点，25.0〜26.9＝4点，27.0〜29.9＝5点，30.0以上＝6点
3. 血圧：収縮期血圧（SBP）＜140 mmHg かつ拡張期血圧（DBP）＜90 mmHg＝1点，140≦SBP＜160 または 90≦DBP＜100＝2点，160≦SBP＜180 または100≦DBP＜110＝3点，SBP≧180 または DBP≧110＝4点

4. いびき：かかない，ときどき，たまに，わからない＝0点，よくかく，いつも＝4点

　以上の4項目の合計点数が11点以上でOSASの可能性が高く，14点以上ではまず間違いない。また，15≦AHIを中等症，30≦AHIを重症とする。

＊　　　　　＊　　　　　＊

- JACC (2007a)：Wang H, et al. Influence of obstructive sleep apnea on mortality in patients with heart failure. J Am Coll Cardiol 2007；49：1625-31.

　LVEF≦45％の慢性心不全（n＝164）を対象に，睡眠時無呼吸の重症度と死亡率の関係を検証。結果：平均2.9年の期間中，OSA合併が中程度～重度の例（n＝37）は非合併～軽症例よりも死亡率が高かった（8.7 vs 4.2 人/100人・年，p＝0.029）。OSAがCPAPで治療された14例中に死亡はなかった。

- JACC (2007b)：Javaheri S, et al. Central sleep apnea, right ventricular dysfunction, and low diastolic blood pressure are predictors of mortality in systolic heart failure. J Am Coll Cardiol 2007；49：2028-34.

　LVEF≦45％の慢性心不全例をCSA（＋）群（n＝56）とCSA（－）群（n＝32）に分け，51カ月間（中央値）追跡。結果：生存期間中央値は，CSA（＋）群：90カ月 vs CSA（－）群：45カ月（HR＝2.14，p＝0.02）。また，右室収縮機能不全と低拡張期血圧も生存期間に影響した。

- NEJM (2003)：Kaneko Y, et al. Cardiovascular effects of continuous positive airway pressure in patients with heart failure and obstructive sleep apnea. N Engl J Med 2003；348：1233-41.

　LVEF≦45％の慢性心不全かつOSASの24例を対象に，適切な薬物治療にCPAP追加の効果を検証。結果：非使用群（n＝12）では，OSA・昼間血圧・心拍数・左室収縮末期径（LVESd）・LVEFに有意な変化はなかった。使用群（n＝12）ではOSAが著しく減少し，昼間の収縮期血圧が126mmHgから116mmHgに（p＝0.02），心拍数が68/minから64/minに（p＝0.007）減少し，LVESdが54.5±1.8mmから51.7±1.2mmに減少（p＝0.009），LVEFは25.0±2.8％から33.8±2.4％に改善した（p＜0.001）。

- Chest (2008)：Kasai T, et al. Prognosis of patients with heart failure and obstructive sleep apnea treated with continuous positive airway pressure. Chest 2008；133：690-6.

　平均LVEF＝35～36％でNYHA Ⅱ～Ⅲで中等度以上のOSAを合併した慢性心不全患者88例を平均25.3カ月追跡。結果：CPAP未治療群（n＝23）（HR＝2.03，p＝0.030）とCPAP治療短時間群（平均3.3時間）（HR＝4.02，p＝0.014）では死亡および入院が多かった。

- SAVIOR-C (2015)：Momomura S, et al. SAVIOR-C Investigators. Adaptive servo-ventilation therapy for patients with chronic heart failure in a confirmatory, multicenter, randomized, controlled study. Circ J 2015；79：981-90.

| Pro | **Con** |

関連は限定的，介入は無意味ないし有害

　OSAはそのほとんどが肥満例であり，その無呼吸の発症病態から言ってまさしくOSAは肥満によるものがほとんどであるのは明白で，OSAの存在によって心不全の状態に悪影響が及ぶものの，肥満を解消すればその影響はなくなるはずである。肥満→無呼吸であり，肥満→心不全である。こういう関係をあたかも因果関係があるかのように「関連がある」とは言わない。単に「併存している」と言う。さらに，Proの②についても決定的に否定する報告を2つ紹介する。SERVE-HF（2015）とSAVE（2016）である。

　SERVE-HFは，LVEF≦45％，AHI≧15のCSA優位の1,325例を対象に，ASVの有用性を観察期間2.6年で検証した試験である。ASV群には，目標値を試験開始14日以内のAHI＜10に置き，一晩に少なくとも5時間，週7日間のASV使用を推奨した。しかし，主要評価項目である「総死亡＋救命が必要な心血管介入＋心不全増悪による予定外の入院」はASV群と対照群の間で有意差はなく（54.1 vs 50.8％：HR＝1.13，p＝0.10），副次評価項目である総死亡（HR＝1.28，p＝0.01）と心血管死（HR＝1.34，p＝0.006）はASV群で有意に増加した。その続報でも，心不全増悪入院のない心臓死がASV群で有意に増加することが報告された（Lancet Respir Med 2016）。これでは余計に悪くしているということであり，心不全が原因の無呼吸症候群（CSA）の低酸素血症を改善させると心不全が悪化するのである。このSERVE-HFのプレス発表（中間報告）受けて，日本循環器学会と日本心不全学会は，①CSA優位の慢性HFrEF（LVEFの低下した心不全）へのCSA治療目的の新規導入は控える，②うっ血のコントロール目的で導入されている不安定な患者では継続してもよい，③安定していると判断できる導入後の患者（特にCSA優位のHFrEFの場合）ではなるべく離脱する，④ASV使用中の患者に説明と同意を得る，などの「心不全症例におけるASV適正使用に関するステートメント（第1報）」を珍しく早々に出した。

　SAVEは，心血管もしくは脳血管疾患の既往がある中等度～重度の睡眠時無呼吸患者3,717例を対象に，CPAPの有用性を観察期間2.6年で検証した試験である。結果は，CPAPを装着するとAHIはベースライン時の29.0から3.7に減少し，日中の眠気症状は減少したが，主要評価項

目である「心血管死亡＋心筋梗塞＋脳卒中＋急性冠症候群の入院＋心不全＋TIA」は減らなかったし（17.0 vs 15.4%：HR＝1.10, p＝0.34），心不全入院も減らなかった（1.3 vs 1.3%）。すなわち，CPAPは心血管系のイベント予防には無駄であったということである。

以上から，もちろんSASが心不全の病態を修飾したり，心不全がSASを引き起こしたりはするが，SASに介入したからといって心不全がよくなるわけでもない。むしろ，LVEFの低い心不全でCSA主体の症例への介入は有害である。

＊　　　＊　　　＊

- SERVE-HF (2015)：Cowie MR, et al. Adaptive servo-ventilation for central sleep apnea in systolic heart failure. N Engl J Med 2015；373：1095-105.
- SAVE (2016)：McEvoy RD, et al. for the SAVE Investigators and Coordinators. CPAP for prevention of cardiovascular events in obstructive sleep apnea. N Engl J Med 2016；375：919-31.
- Lancet Respir Med (2016)：Eulenburg C, et al. Mechanisms underlying increased mortality risk in patients with heart failure and reduced ejection fraction randomly assigned to adaptive servoventilation in the SERVE-HF study：results of a secondary multistate modelling analysis. Lancet Respir Med 2016；4：873-81.

　SERVE-HFの結果を，ベースライン時の植込み型除細動器，LVEF，およびCheyne-Stokes呼吸数（CSR）の割合に注目して再解析。結果：ASV使用により，入院歴のない心血管死（HR＝2.59, p＜0.001），救命救助後の心血管死（HR＝1.57, p＝0.045）が増加した。ASVの心不全の悪化に及ぼす影響は，LVEFが低いほど，CSRが少ないほど顕著で，LVEF≦30%の患者にASVを使用した際のHRは5.21（p＝0.026）であった。

個人的解釈

検証不足

まずは議論された報告について。ほとんどの報告は対象患者数が圧倒的に少なくて話にならない。4桁の試験はSERVE-HF（2015）とSAVE（2016）であるが，これらにも少々問題がある。

SERVE-HFは，後解析によって「ASV使用により，入院歴のない心血管死，救命救助後の心血管死」が増加したということだが，これは心不全が悪化していて通常ならば予定外受診をするところが，ASVのおかげでそれほど顕著な症状（呼吸困難など）が顕在化せずに，いよいよ悪くなったときには病院に行くまでに死亡してしまった，とは考えられ

ないか。こういうような事態は，LVEFが低く余裕のない心臓では日常診療でよくあり得ることであろう。そもそもASVは，呼吸困難の症状は改善させるが心不全そのもの（心機能そのもの）を改善させるわけではないので，これは当然の結果である。まあ確かに，症状を改善させることは，それはそれで意味があることであろうとは言える。

　SAVEでは，CPAP装着時間が平均でたったの3.3時間であった。この短時間であれば，結果で示されているように「日中の眠気症状は減少」するだろうが，全睡眠時間の半分もカバーできていないCPAPで転帰を変えようというのがどだい無理であろう。Proで紹介されたChest (2008) の結果でも，短時間の介入では効果がないということである。SAVEのサブ解析（Supplementary Appendix）でも，一晩4時間未満の短時間CPAP群では非装着群に比し主要評価項目はむしろ多い傾向であり（HR=1.20, p=0.11），一晩4時間以上の長時間CPAP群では少ない傾向（HR=0.88, p=0.34）であったということである。すなわち，睡眠時無呼吸に対して介入するなら4時間以上しっかり介入しないと意味はなく，中途半端なおざなりな介入は逆効果，少なくとも効果はないということであろう。ならば，この試験自体が無駄というものだろう。それを証明するには，もう少し症例数を揃えて検証せねばならない。

　さて，睡眠時無呼吸の有無にかかわらず，慢性心不全患者に対する在宅酸素療法の2018年4月時点での本邦の保険診療の解釈について付け加えておく。元来，慢性心不全に対する在宅酸素療法は，「医師の診断によりNYHA Ⅲ度以上であると認められ，睡眠時のCheyne-Stokes呼吸がみられ，AHIが20以上であることが睡眠ポリグラフィー上確認されている症例」には保険診療上で認められている。それより軽症では，在宅酸素療法そのものが認められていない。そのうえでの話である。こういう厳密な数値基準を設けざるを得ないのは，適切な薬物療法や患者本人の節制ができてもいないのに，なんでもかんでも在宅陽圧酸素療法にもち込んで収益を上げよう，という一部の動きがあるからだというわけではまさかなかろうが，以下に示すように額が額だけに，なんらかの規制を設けるのは正しい考え方である。

　最重症例には在宅人工呼吸が行われ，①NPPV（マスクを使用）の場合は，(a) 在宅人工呼吸療法指導管理料：2,800点，(b) 人工呼吸器加算：6,480点の計9,280点，②TPPV（気管切開して使用）の場合は，(a) 在宅人工呼吸療法指導管理料：2,800点，(b) 人工呼吸器加算：7,480点

の計10,280点になる。1点10円になるので，これは相当な額となるため適応はかなり限定され，「心移植前，CRT-D移植後またはLVEF 25％以下」というのが1つの基準であろう。これに満たなければ「在宅持続陽圧呼吸指導管理料1：2,250点＋人工呼吸器加算：6,480点」になるが，これにも要件があって，「CPAP療法を実施したにもかかわらず，AHIが15以下にならない者に対してASV療法を実施したもの」に限定される。この要件を満たさなければ「在宅持続陽圧呼吸指導管理料1：2,250点＋経鼻的持続陽圧呼吸療法用治療器加算：ASV使用なら3,750点，CPAP使用なら1,000点」となる。細かな規定はほかにもあるが，以上が大まかな判断基準となる。かつては性善説にのっとってか，保険診療でこの部分の規制が非常に甘く，医師個人の判断にまかされていて，在宅の人工呼吸器加算の請求がやたら多くなった，という噂を聞いたことがある。

閑話休題

苦手意識

　誰しも自分にはできない事柄は否定しがちである（少なくとも「選択肢として視野に入れない」）。得意でない分野，得意でない手技は自信をもってできないという気持ちはわかる。しかし，例えば不整脈専門家がPCIを否定するというのであればどうだろうか。否定までいかなくても，不安定狭心症患者に亜硝酸だけ投与して入院の決定のあとは人任せ，というようなことがあったらどうだろうか。また，PSVTの患者にPCI専門家がワソランだけ投与して近医に逆紹介する，ということであればどうだろうか。真っ当な医者ならば，その病態に対する現段階でできる対処法を知って（手技はできなくても勉強すれば「知る」ことはできる），種々の治療可能性を患者に提示せねばならない。メリットとデメリットを比較して医学的な意見を述べるのはよいが，どの治療法を選ぶかはすべての可能性を聞いた患者が最終的に決めればよいのである。我々はただ，患者にすべての情報を提供すればよい。気持ちはわかるが，選り好みしてはいけないのである。

　しかし往々にして，自分のできない治療法には積極的にならないのが世の常である。しっかり勉強して可能性のある情報を提示したうえで，自身が患者の希望にそえなければ（その技術を持ち合わせていなければ），その道の他医を紹介すればよいだけのことである。これも往々にして，ある程度の年齢になると「この疾患（もちろん循環器系の疾患）は自分の専門ではないから」といって他医（往々にして後輩医）に「丸投げ」する，いわゆる「専門医」があちこちにいるらしい。まあ，そういうのがだいたい組織のなかで偉くなっていくのだが，本質的にそれではいけないだろう。後輩といえども，自身のできないことを頼むのなら，頭を下げてお願いし教えを請うのが筋である。

2 CoQ10 は心不全に有効

| Pro | Con |

標準治療として追加すべき

　Coenzyme Q10（CoQ10）についての復習。1957年にウシ心筋ミトコンドリアの電子伝達系構成成分として発見された脂溶性のcoenzyme（補酵素）は，Quinone骨格とイソプレノイド側鎖の10回繰り返し構造をもつので，この名前になった。生理作用は，①抗酸化作用，②電子伝達系の酸化還元およびアデノシン三リン酸（ATP）合成，がメインである。

　①としては，ビタミンEと共同して作用する。生体内の酸化ストレスから活性酸素種を消去して自らラジカル型に変換されたビタミンEを，元のビタミンEに還元するというのがCoQ10の役割である。このとき，還元型CoQ10（ユビキノール）が替わりに酸化型CoQ10（ユビキノン）となるが，これは肝臓で再び還元型CoQ10となって血液中に戻り，また同じ役割を果たす。

　②としては，本来の補酵素としての働きである。すなわち，ミトコンドリアの電子伝達系で電子の授受に関与し，ATP合成の効率を高める。CoQ10の臓器含有量は加齢によって低下し，80歳での心筋のCoQ10含有量は20歳のときの約半分であり（Lipids 1989），高齢者や糖尿病患者では血漿中の還元型CoQ10の割合が低下し，特に糖尿病患者では健常者に比し約1/3に低下する（Diabet Med 2006）。ということは，高齢者や糖尿病患者では酸化ストレスを処理しにくくなっているということである。また，コレステロール合成経路とCoQ10合成経路は一部共通しているので，スタチンはCoQ10の合成も抑制する。スタチン服用時の筋痛はCoQ10補充によって改善するという報告がある。もちろんそうでもないという報告もある（JACC 2007）。

　さてそこでCoQ10と心不全との関わりだが，236人の心不全入院患者

の約2.7年間の追跡では,血漿中のCoQ10欠乏は年齢やBNP値などとは独立した予後予測因子であったという(JACC 2008)。ならば,心不全患者にCoQ10を補充すれば心不全が改善するのか,ということになる。臨床報告を紹介する。

EHJ (2006)は,基礎疾患が虚血性心疾患であるNYHA Ⅱ～Ⅲの心不全患者(n=23,平均LVEF=37%)にCoQ10 100mg/日を投与したプラセボ対照の二重盲検クロスオーバー試験である。結果は,血漿CoQ10濃度はCoQ10補充によって約4倍になり,週5回の運動療法との併用でさらに増加した。また,CoQ10投与によってpeak VO_2が9%増加し,動脈の内皮機能が改善し,その程度は運動療法単独と同程度であった。すなわち,CoQ10補充は心不全患者の運動能と血管内皮機能を改善し,運動療法との併用でより効果があるという結果である。Clin Cardiol (2011)も同様にCoQ10投与によって心不全患者の運動能が改善したという報告である。しかし,これらの報告は対象数も少ないし,予後に関しては検証していない。

Q-SYMBIO (2014)は,CoQ10でははじめての心血管イベント抑制効果を検証した試験である。中等度～重度の心不全患者(n=420)を,標準治療に加えてCoQ10投与群(100mgを1日3回)またはプラセボ群に分けて2年間観察したランダム化プラセボ対照二重盲検試験である。対象患者は,ACE阻害薬またはARB処方率が90%,β遮断薬処方率が75%という標準治療を受けている平均LVEF 31%の心不全。すなわちこの試験は,それなりに悪い心臓にそれなりの標準治療がされている状況へのCoQ10追加補充療法の評価である。結果は,CoQ10補充によって血漿CoQ10濃度は約3倍になり,短期的(16週)エンドポイント(NYHA,6分間歩行試験,BNPの変化)には有意な変化はなかったが,長期(2年)エンドポイント(主要心血管イベント)はCoQ10投与群はプラセボ群に比し少なかった(15 vs 26%:HR=0.50,p=0.003)。この主要心血管イベントに対するCoQ10投与のARRは0.113,NNTは8.85(2年間)だから,換算すれば1年で17.7である。これは相当に良い結果である。個別には,心血管死(9 vs 16%,p=0.026),全死亡率(10 vs 18%,p=0.018)も減少している。また,心不全入院も減少し(p=0.033),NYHAも2年後に改善した(p=0.028)。さらに面白いことが,サブ解析で2つある。まず,このCoQ10投与の効果はRAS抑制薬・β遮断薬投与中の例でより明らかであったということである。少なくとも,

これらの薬剤投与後の残余リスクを埋めるのに貢献したというわけではない。すなわち，これらの薬剤とはまったく違う機序で心不全を改善させているということである。もう1つは，スタチン非使用群で効果が明らかであった，ということである。スタチンはそもそもCoQ10の合成を抑制するので，スタチンを服用していれば血漿CoQ10濃度が低くなるだろうから，CoQ10投与の効果が出そうなものだが，結果は逆であった。この理由はわからない。

以上から，CoQ10の補充は短期的効果ではなく長期的効果を期待して，特にスタチン非服用例では理由は不明だが，標準治療に追加すべき治療法であると考えられる。

* * *

- Lipids (1989)：Kalén A, et al. Age-related changes in the lipid compositions of rat and human tissues. Lipids 1989；24：579-84.
- Diabet Med (2006)：Lim C, et al. Oxidative burden in prediabetic and diabetic individuals：evidence from plasma coenzyme Q_{10}. Diabet Med 2006；23：1344-9.
- JACC (2007)：Marcoff L, et al. The role of coenzyme Q10 in statin-associated myopathy：a systematic review. J Am Coll Cardiol 2007；49：2231-7.
- JACC (2008)：Molyneux SL, et al. Coenzyme Q10：an independent predictor of mortality in chronic heart failure. J Am Coll Cardiol 2008；52：1435-41.

  慢性心不全患者の血漿CoQ10値と生存との関係を調べるために，236名の慢性心不全患者を中央値2.69年で追跡した。結果：年齢中央値は77歳，血漿CoQ10値中央値は0.68μmol/L。様々な生存予測因子の影響を考慮した多変量解析では，血漿CoQ10値は生命予後の独立した予測因子であった（HR＝2.0）。

- EHJ (2006)：Belardinelli R, et al. Coenzyme Q10 and exercise training in chronic heart failure. Eur Heart J 2006；27：2675-81.
- Clin Cardiol (2011)：Fumagalli S, et al. Coenzyme Q10 terclatrate and creatine in chronic heart failure：a randomized, placebo-controlled, double-blind study. Clin Cardiol 2011；34：211-7.

  心不全患者の運動能へのCoQ10の効果を見た報告。安定した心不全患者67名への，CoQ10 320mg/日＋クレアチン340mg/日投与のランダム化プラセボ対照二重盲検試験。結果：8週間の投与で，プラセボ群に比し有意にpeak VO_2が増加した（＋1.8±0.9mL/min/kg，$p<0.05$）。

- Q-SYMBIO (2014)：Mortensen SA, et al. Q-SYMBIO Study Investigators. The effect of coenzyme Q10 on morbidity and mortality in chronic heart failure：results from Q-SYMBIO：a randomized double-blind trial. JACC Heart Fail 2014；2：641-9.

| Pro | **Con** |

食品成分

　CORONA試験はスタチンの心不全患者の心血管イベント抑制効果を検証した5,000例を超える対象での試験だが，Proで挙げられたJACC (2008) を受けてFDAが本試験の参加者に追加測定し解析させたものがCORONAサブ解析 (2010) である。この1,191例での解析では，①血漿CoQ10濃度は低いほど，高齢で ($p<0.0001$)，NYHAが高く ($p=0.076$)，LVEFが低く ($p=0.0047$)，心房粗動・心房細動が多く ($p=0.030$)，BNPが高かった ($p<0.0001$)。しかし，血漿CoQ10濃度の第1三分位群 ($n=400$) vs 第2三分位群 ($n=387$) vs 第3三分位群 ($n=404$) の実際の数値を見てみると，平均年齢は74.7 vs 73.3 vs 71.5，NYHA Ⅱ/Ⅲ/Ⅳの割合 (%) は42/57/0.8 vs 50/49/0.8 vs 49/50/1.2，平均LVEFは28.7 vs 29.7 vs 30.2，心房粗動・心房細動の頻度は19 vs 15 vs 15%，である。これらにそんなに差があるだろうか。たしかにNT-proBNP値 (mmol/L) には3群間の差はありそうだが，これも群内自体で大きな差がある (＝SDが大きい) ので何とも言えない〔206 (85〜416) vs 125 (52〜255) vs 107 (46〜250) mmol/L〕。この「群内でSDが大きい」ということは，すなわち血漿CoQ10濃度と心不全の重症度はきれいには相関しないということを如実に物語っている。②多変量解析では，血漿CoQ10濃度と死亡率とは関連がなく，どの臨床転帰についても血漿CoQ10濃度は独立した予後予測因子ではなかった。③確かにスタチン投与で血漿CoQ10濃度は低下したが，それによって予後の悪化はなかった。これでProの前提が根本から崩れた。少なくとも心不全患者の予後に関しては，血漿CoQ10濃度は関連しないのである。

　Proで紹介されているQ-SYMBIO (2014) にもやや問題がある。まず，この試験は420例で開始されたが，途中での脱落例はCoQ10群 (202例) 中22例 (11％)，プラセボ群 (218例) 中14例 (6％)，合計で1割弱もの脱落がある。しかも，この論文の本文にも記載されているが，脱落例も解析対象から除外しなかったという。意味がわからない。また，2年後にはNYHAがCoQ10群ではプラセボ群に比して改善したということで，NYHA機能分類が1段階以上改善した例の割合はCoQ10群 (86例，58％)，プラセボ群 (68例，45％) で，$p=0.028$と有意であったということだが，何故にプラセボ群で45％もの患者が改善するの

か。これも意味不明である。さらに一方で、血中NT-proBNP濃度の変化に有意な群間差はなかったということだが、血中NT-proBNP濃度はCoQ10群で60％低下、プラセボ群でも52％低下している。実に、プラセボでも半分以下になっている。著者らは、NT-proBNP濃度が極めて高かった患者が死亡したことを反映している可能性、を指摘しているが、これは試験のデザインそのものの不備であろうか。これもまったく意味不明。そもそも、プラセボ群で大幅に血中NT-proBNP濃度が低下するという事態は、臨床試験としては成り立っていない。

結論は、心不全に対するCoQ10投与は確固としたエビデンスに乏しい。この物質は医薬品ではなく、あくまでも「食品」扱いである。1972年にうっ血性心不全治療薬として本邦で認可されたが、1991年にはユビデカレノンという名称で一般用医薬品として医師の処方箋なしで薬局・薬店での販売が許可され、2001年にはCoQ10は「食品成分」としての利用が認可された。ちなみに、食品成分とは「医薬品的効能効果を標榜しない限り食品と認められる成分」という定義であり、食品衛生法の規制の対象とはなるが、薬事法の規制を受けないという意味である。

* * *

● CORONAサブ解析 (2010)：McMurray JJ, et al. CORONA Study Group. Coenzyme Q10, rosuvastatin, and clinical outcomes in heart failure：a pre-specified substudy of CORONA (Controlled Rosuvastatin Multinational Study in Heart Failure). J Am Coll Cardiol 2010；56：1196-204.

個人的解釈

信じるものは救われる？

私はそもそもCoQ10製剤を処方したことがないので、体験的にはこの物質（薬品？）の補充療法に益があるのかないのかを実感できていない。少なくとも害はないだろうから、自己満足を得てプラセボ効果を期待するサプリメントとしては許容されるとは思う（それを医薬品として認め、保険診療に組み込むのは別問題だが）。臨床効果があるという報告もあるが、Clin Cardiol (2011) では、クレアチン（エネルギー源として筋肉に取り込まれる有機酸の一種）との同時補充、Q-SYMBIO (2014) では抗酸化作用のあるビタミンEとの同時補充、なので、これらの報告の結果はCoQ10だけの効果ではないように思える（まあ、クレ

アチンやビタミンEの臨床効果がそれほど顕著とは思えないが）。また，注目すべきは投与量である。1日量がEHJ (2006) では100 mg，Clin Cardiol (2011) では320 mg，Q-SYMBIO (2014) では300 mgである。300 mg/日ほど投与しないと，そしてそれで血中濃度が3〜4倍にならないと，効果を発揮できないのであろう。現在本邦で発売されている医薬品としてのCoQ10は，5 mgと10 mgの1日3回投与の錠剤である。報告されている臨床試験の1/10程度の量で，これではなんらかのメリットがこの物質にあったとしても，臨床効果はとうてい望めないだろう。

万が一，心不全に対してCoQ10の臨床効果があると仮定して，その効果を及ぼす機序だが，投与後にLVEFが改善した，LVDdが縮小した，というような証拠に乏しいので，少なくとも心筋内で枯渇したCoQ10が補充できて心筋のエネルギー代謝が改善し心機能が改善した，というようなあからさまな機序ではないだろう。添付文書には動物実験をもとに，「薬理作用 1. 虚血心筋での酸素利用効率の改善, 2. 心筋でのATP産生の賦活, 3. 低下した心機能の改善, 4. 抗アルドステロン作用」と堂々と記載してあるが，所詮，動物実験である。ということは，臨床効果は，もしあったとすれば，Proで説明されている①の作用によって血管内皮機能が改善したためと推察される。これは，EHJ (2006) でのCoQ10の効果が動脈の内皮機能改善を伴う運動療法に酷似し，しかも運動療法と相加効果があったこと，Q-SYMBIOではCoQ10とビタミンE（抗酸化物質）が投与されて効果が歴然としたこと，からの推察である。しかしこれも，万が一，臨床効果があったと仮定したら，の話である。

調べてみると，2017年現在で強心薬として一般用医薬品に挙げられているのはユビデカレノンと，ゴオウ（牛黄：ウシの胆石），ジャコウ（麝香：雄のジャコウジカの腹部にある香嚢の分泌物），センソ（蟾酥：ヒキガエルの耳下腺および皮脂腺の分泌物，いわゆる「がまの油」），の4つである。いやはや。これがすべてを物語っている。

3 スタチンは心不全治療薬になる

Pro Con

なる

　スタチンは脂質低下作用によって冠動脈の動脈硬化進展を抑制するので，虚血性心不全患者では冠動脈狭窄の進行を抑制することにより，回り回って心機能低下に陥った心筋に有益なのは当然であろう。しかし，脂質低下作用とは別個の作用（pleiotropic作用）によって，虚血に限らず一般の慢性心不全患者に有用である可能性が高い。

　スタチンのpleiotropic作用について整理しておく。まず，①メバロン酸経路の中間代謝産物のイソプレノイドは，低分子量G蛋白であるRas，Rho，Racをプレニル化［注］して活性化させる。Rasは細胞増殖，Rhoは炎症性サイトカインやケモカイン，Racは酸化ストレスの産生と密接に関わっている。スタチンはHMG-CoAからメバロン酸への還元酵素を阻害するので，中間代謝産物のイソプレノイドそのものの産生が抑制され，これらの低分子量G蛋白の活性が抑制される。したがって，スタチンにはこれらの物質を介した抗心筋細胞肥大作用・抗炎症作用・抗酸化作用がある。次にスタチンは，②直接作用でeNOSの発現量を増加させ，またeNOS自身を活性化させることによってNO産生を増加させ，血管内皮機能を改善する。さらに，③血栓形成抑制作用，④交感神経活性抑制作用，⑤ATⅡ type 1（AT₁）受容体の発現抑制を介しての血管収縮抑制作用など，動物実験の結果ではあるが，これらの作用はすべて心不全の治療にとって有利なことばかりである。

　実際の臨床でも，スタチンはeNOS活性亢進から血管内皮のNO産生を増強し，また，いわゆる抗炎症作用によって心筋リモデリングを抑制することが確認され（Aterosclerosis 2010，IJC 2010a），慢性心不全患者の内皮機能を改善し（IJC 2010b），その結果，心不全患者の心機能と症状を改善することが証明された（メタ解析 2011）。

そのほか数え切れないほどの臨床報告があるが、そのうちCORONA (2007) を紹介する。この試験はスタチンの虚血性心不全に対する効果が否定された試験であると一般には思われているが、中身をよく見てみると、実はそうではない。対象例は平均73歳と高齢で、平均LVEF 31%の、NYHA Ⅱがほぼ4割、Ⅲがほぼ6割である。相当悪い。この相当悪い心不全に、ACE阻害薬80%、ACE阻害薬/ARB 91%、β遮断薬75%という標準治療が十分行われている状態なので、他の治療を追加しても改善の余地は相当少ないと思われる対象である。ところが、そこにスタチンを追加投与して、確かに一次エンドポイントではプラセボと差がつかなかったが、心血管イベントによる入院はスタチン群で有意に低下した（心血管疾患による入院：HR = 0.92, p＜0.001、心不全悪化による入院：HR = 0.91, p = 0.01）。このような対象では、他に追加すべき治療がないとすれば、スタチンを追加して入院をわずかでも減らすことができたというだけでも臨床的には大きなメリットではないだろうか。また、そのHR = 0.92で差がつかなかった一次エンドポイントだが、95%信頼区間は0.83～1.02なので、スタチンは「17%良くする～2%悪くする」ということで、「惜しい」のである。さらに、一次エンドポイントのサブ解析では、BMI≧26、収縮期血圧≧122.5 mmHg、拡張期血圧≧73 mmHgの例で、はっきりとスタチンが有効であった。すなわち、「肥満で血圧の低くない虚血性心疾患例」では、標準治療へのスタチンの追加は一次エンドポイント（心血管死＋非致死性心筋梗塞＋非致死性脳卒中）を減らす、ということである。この試験の対象は虚血性心不全だが、スタチンの効果は、動脈硬化の進展を抑制し虚血を抑制することによって虚血性心不全の転帰を改善する、というのとは違うようである。また、高脂血症男性へのスタチンによる一次予防試験の長期followサブ解析（WOSCOPS長期followサブ解析 2016）でも、スタチン投与によって20年間で累積心不全入院が大幅に減少すると報告されている。

以上、スタチンは慢性心不全治療一般に有用と考える。もちろん、慢性心不全にはRAS抑制薬・β遮断薬が第一選択であるが、それらに追加する薬剤として、スタチンは有用である。

[注] プレニル化
　疎水性のプレニル基を付加する反応のこと。ミリストイル化、パルミトイル化とともに蛋白質と膜脂質との結合促進する重要な修飾。

* * *

- Atherosclerosis (2010): Andreou I, et al. Effects of rosuvastatin on myeloperoxidase levels in patients with chronic heart failure: a randomized placebo-controlled study. Atherosclerosis 2010; 210: 194-8.

  HFrEF患者へのスタチン（ロスバスタチン10mg/日）1カ月の投与で，血漿ミエロペルオキシダーゼレベルが低下した（$p<0.003$）。これはアロプリノール投与ではみられなかった。

- IJC (2010a): Tousoulis D, et al. Comparative effects of rosuvastatin and allopurinol on circulating levels of matrix metalloproteinases and tissue inhibitors of metalloproteinases in patients with chronic heart failure. Int J Cardiol 2010; 145: 438-43.

  心不全患者へのスタチン（ロスバスタチン10mg/日）の1カ月の投与で，マトリックスメタロプロテイナーゼ（MMP）-2（$p<0.001$），MMP-9（$p<0.05$）レベルが低下し，メタロプロテイナーゼ（TIMP）-2レベルが上昇した（$p<0.05$）。これはアロプリノール投与ではみられなかった。

- IJC (2010b): Gounari P, et al. Rosuvastatin but not ezetimibe improves endothelial function in patients with heart failure, by mechanisms independent of lipid lowering. Int J Cardiol 2010; 142: 87-91.

  22名の心不全患者に対する，エゼチミブ20mg/日またはロスバスタチン10mg/日の4週間投与のプラセボ対照二重盲検クロスオーバー試験。結果：両群で脂質レベルは同等に改善したが，ロスバスタチン投与群のみ上腕動脈FMDが有意に改善した（$p<0.05$）。

- メタ解析 (2011): Zhang L, et al. Effects of statin treatment on cardiac function in patients with chronic heart failure: a meta-analysis of randomized controlled trials. Clin Cardiol 2011; 34: 117-23.

  心不全患者へのスタチン投与に関する11試験（n＝590）の解析。スタチン投与により，LVEFの3.35%の増加（$p=0.01$），LVDdの3.77mmの縮小（$p=0.003$），BNPの83.17pg/mLの低下（$p<0.0001$），NYHA分類の0.30の改善（$p<0.00001$）がもたらされた。追跡期間が長いほど，LVEFは改善傾向にあった（$p=0.03$）。

- CORONA (2007): Kjekshus J, et al. for the CORONA group. Rosuvastatin in older patients with systolic heart failure. N Engl J Med 2007; 357: 2248-61.

  虚血性症候性心不全（NYHA Ⅱ〜Ⅳ）5,011例〔平均年齢73歳，陳旧性心筋梗塞60%，平均LVEF 31%，NYHA Ⅱほぼ4割，Ⅲほぼ6割，標準薬物治療中（ACE阻害薬80%，ACE阻害薬/ARB 91%，β遮断薬75%）〕を対象にした，スタチンのランダム化プラセボ対照二重盲検試験。追跡期間32.8カ月（中央値）。結果：ロスバスタチン群（10mg/日，2,514例）はプラセボ群（2,497例）に比し，一次エンドポイント（心血管死＋非致死性心筋梗塞＋非致死性脳卒中）に差なし（11.4 vs 12.3例/100人・年：$HR=0.92$, $p=0.12$）。全死亡（$HR=0.95$），冠動脈イベント（$HR=0.92$）にも差はなかったが，ロスバスタチン群では心血管入院（$HR=0.92$, $p<0.001$）と心不全入院（$HR=0.91$, $p=0.01$）は少なかった。

● WOSCOPS長期followサブ解析（2016）：Ford I, et al. Long-term safety and efficacy of lowering low-density lipoprotein cholesterol with statin therapy ; 20-year follow-up of West of Scotland Coronary Prevention Study. Circulation 2016 ; 133 : 1073-80.

Pro	Con

ならない

　まず，Proの報告への批判から。そもそも in vitro の実験で薬理作用が証明されても，それはその薬物の作用が一番出やすい環境で行うものなので（というよりも，そういう環境の条件を探すのが in vitro の実験のkeyとなる），それが in vivo で思ったような作用を発揮するかどうかわからない。また，in vivo の動物実験では，その薬物の証明したい作用が出やすいように大量に投与する。微妙な副作用はあまり気にしなくてもいいからである。なので，in vivo の動物実験の結果をもって，そのまま現実のヒトの薬として有用であるかどうかはわからない。そういう薬理作用のほとんどは小さすぎて（つまり，とてつもなく大量を投与してはじめて発揮される作用であるので），実際の臨床では何の意味もない，というようなことが，現実問題としてままある。というよりも，それが一般的である。スタチンのpleiotropic作用というものも，事実としてはあるのだろうけれど，それが実際の臨床でどれだけの意味をもつかということは，実のところわからないのである。Proで挙げられている実際の臨床の報告は，確かに炎症マーカーなどが下がったのであろうが，それが臨床的にどれだけの意味をもつか。臨床的には，実際の心不全患者のイベントを減らさないと意味がないのである。また，最後に言及されているWOSCOPS長期followサブ解析（2016）は，心不全予防の結果であって，問題にしている心不全治療試験と同じ俎上には乗せられない。

　CORONA（2007）についてはいろいろな解釈はできるであろうが，虚血性心不全に限定せずに行ったGISSI-HF（2008）の結果を示す。この試験は，症候性の慢性心不全へのロスバスタチンとn-3系多価不飽和脂肪酸の有効性を検討したランダム化プラセボ対照二重盲検試験である。追跡期間は3.9年（中央値），一次エンドポイントは全死亡と心血管入院で，平均年齢68歳の1万人を超える大規模試験である。結果は，ロスバ

スタチン群はプラセボ群に比し，全死亡で差なし（29 vs 28％：調節HR＝1.00，p＝0.943），全死亡＋心血管入院も差なし（57 vs 56％：調整HR＝1.01，p＝0.903）。脂質プロファイルは改善し，サブ解析で心房細動の新規発症がわずかに抑制されたものの，ロスバスタチンは慢性心不全患者の臨床転帰を改善しなかった。「惜しい」ではなく，プラセボとまったく同じ，というレベルである。この試験もACE阻害薬/ARBが92％，β遮断薬が64％，アルドステロン拮抗薬が39％と，CORONA同様に標準治療薬が高頻度で使用されたうえでのスタチン追加投与で，良好な結果を出すには厳しい状況ではあるが，少なくともこのような標準治療が行われている慢性心不全患者へのスタチンの追加投与は，臨床的には意味がないということである。

*in vitro*や*in vivo*の動物実験ではスタチンの好ましい効果があるのだが，実際の臨床ではスタチンは慢性心不全の転帰を改善するどころか，左室リモデリングすら抑制できないし（JACC 2006），心エコーでの左室機能や心不全マーカーすら改善できないのである（JCF 2007）。買い被ってもらっては困る。

*　　　　　*　　　　　*

- GISSI-HF (2008)：Gissi-HF investigators. Effect of rosuvastatin in patients with chronic heart failure (the GISSI-HF trial)：a randomised, double-blind, placebo-controlled trial. Lancet 2008；372：1231-9.
- JACC (2006)：Bleske BE, et al. Neutral effect on markers of heart failure, inflammation, endothelial activation and function, and vagal tone after high-dose HMG-CoA reductase inhibition in non-diabetic patients with non-ischemic cardiomyopathy and average low-density lipoprotein level. J Am Coll Cardiol 2006；47：338-41.

　非虚血性心筋症患者へのスタチンの効果を検証したランダム化プラセボ対照二重盲検クロスオーバー試験（n＝15）。結果：アトルバスタチン80mg/日の12週間投与群はBNP，可溶性TNF受容体，THF-α，VCAM-1，ICAM-1，血管内皮機能検査所見，HR variabilityを改善しなかった。

- JCF (2007)：Krum H, et al. Double-blind, randomized, placebo-controlled study of high-dose HMG CoA reductase inhibitor therapy on ventricular remodeling, pro-inflammatory cytokines and neurohormonal parameters in patients with chronic systolic heart failure. J Card Fail 2007；13：1-7.

　LVEF≦40％の慢性心不全患者へのスタチン投与のランダム化プラセボ対照試験（n＝86）。結果：ロスバスタチン6カ月投与群はプラセボ群に比し，心プールシンチグラフィでのLVEF，心エコーによるLVEF，LVDd，LVDs，血漿ノルアドレナリン，エンドセリン-1，BNP，hsCRP，TNF-α，IL-6，全死亡，心不全入院，有害事象に差がなかった。

個人的解釈

残念

 期待はしていたが，これは諦めざるを得ない。完敗である。やはり試験管内と動物実験と実際の臨床の三者の間には埋めがたい大きな隔たり（「深くて暗い川」）があるのだろう。

 最近発表された17の試験（n＝132,568）のメタ解析（2015）を紹介しておく。結果は，平均4.3年の追跡で，スタチン投与群は非投与群に比し，①非致死性心不全入院（2.03 vs 2.26%，RR＝0.90），②心不全死（0.37 vs 0.38%，RR＝0.97）であった。わずかに心不全入院の予防には効果はありそうだが，NNTは①が435（5年間），②に至っては10,000（5年間）なので，少なくともスタチンで心不全患者の心血管死の抑制は期待できない。心不全入院の5年間のNNTが，一次予防群では1,454（有意差なし），二次予防群で200なので，「心不全歴のある患者の再入院予防（二次予防）」としてはわずかに期待できるかもしれないが，実際問題としてそんな小さな効果にこだわる必然性はない。

 また，GISSI-HFのサブ解析（2008）では，ベースラインの心電図で心房細動のない3,690人の患者は，3.7年（中央値）の間に15.0%が心房細動を発症し，群間比較ではスタチン投与群のうち13.9%，非投与群のうち16.0%が発症した。あらゆる患者背景を調整すると，両群に有意差があったという（p＝0.038）。しかしこの心房細動発症予防効果も，メタ解析（2011）では否定された。

 どうも，心不全に対してのスタチンの臨床効果は明らかではないようである。

＊　　　＊　　　＊

- メタ解析（2015）：Preiss D, et al. The effect of statin therapy on heart failure events：a collaborative meta-analysis of unpublished data from major randomized trials. Eur Heart J 2015；36：1536-46.
- GISSI-HFサブ解析（2009）：Maggioni AP, et al. GISSI-HF Investigators. Effects of rosuvastatin on atrial fibrillation occurrence：ancillary results of the GISSI-HF trial. Eur Heart J 2009；30：2327-36.
- メタ解析（2011）：Rahimi K, et al. PROSPER Executive. Effect of statins on atrial fibrillation：collaborative meta-analysis of published and unpublished evidence from randomised controlled trials. BMJ 2011；342：d1250.

 13の短期試験（n＝4,414）の解析では，スタチン治療で心房細動発症が39%抑制されたが（OR＝0.61，p＜0.001），試験間の不均一性が大きかった

($p<0.001$)。22の長期大規模試験（$n=105,791$）の解析（$OR=0.95$, $p=0.24$），高用量群と標準用量群を比較したより長期の7試験（$n=28,964$）の解析（$OR=1.00$, $p=0.99$）では，スタチン治療で心房細動発症は抑制されなかった。

4 大動脈弁狭窄進行抑制にスタチンは有効である

Pro	Con

有効

　まず，疫学的知見から。CANHEART Aortic Stenosis Study (2017) では，心血管疾患既往のない65歳以上の住民コホート (n＝1,120,108人!!) で，危険因子 (高血圧，糖尿病，高脂血症) と重度大動脈弁狭窄 (AS) 発症 (ASによる入院，大動脈弁への観血的介入) との関係を検証した。13年間 (中央値) 追跡すると，重症ASは144例/10万人・年 (男性169例/10万人・年，女性127例/10万人・年，$p<0.001$) 発生し，高血圧：178.6例/10万人・年 (調整HR＝1.71)，糖尿病：200.9例/10万人・年 (調整HR＝1.49)，高脂血症：171.5例/10万人・年 (調整HR＝1.17) との関連が深かった (それぞれ$p<0.001$)。また，これらの因子の保有数が多いほど (傾向$p<0.001$)，高血圧と糖尿病の罹患期間5年以上で重症ASが発生しやすい傾向があった (傾向$p<0.001$)。すなわち，ASによる重大臨床イベントは，高血圧・糖尿病・高脂血症と密接に関わっているといえる。これだけの症例数での結果なら，文句は言えまい。

　さらに，高脂血症とASの遺伝的関連も報告されている。JAMA (2014) によると，単純CTで大動脈弁と冠動脈の石灰化を評価すると，①ヘテロ家族性高コレステロール血症 (FH) 患者145人は対照群に比し，大動脈弁の石灰化頻度が高く (41 vs 21％，$p=0.001$)，石灰化の重症度が高かった ($p<0.007$)。②大動脈弁石灰化の有無は，遺伝的なLDL受容体negative変異が最も重要な予測因子であった (OR＝4.81，$p<0.01$)。③ヘテロFH患者・対照群ともに，冠動脈の石灰化があれば大動脈弁石灰化の出現率が高く，冠動脈の石灰化がないのに大動脈弁石灰化がある例は4％以下であった。逆に，大動脈弁石灰化がなくても冠動脈の石灰化がある例は39％以上存在した。大動脈弁石灰化がすなわちASというわけではないが，①②の結果は高脂血症とASの進行は関係

が深い,という意味である。

　ならばスタチンを投与すればAS進行が抑制できるかもしれない,ということで臨床試験が行われた。まず,Circulation (2001) のAS 174人の約1.8年間の後ろ向き観察では,スタチン投与でLDL値は平均で約25%低下し,投与群は対照群に比し,最大圧較差の増悪が軽度 (28 mmHgから5.3 mmHg増 vs 29 mmHgから9.5 mmHg増, p<0.03),平均圧較差の増悪が軽度 (15 mmHgから4.2 mmHg増 vs 15 mmHgから5.8 mmHg増, ns),弁口面積の狭小化も軽度 ($1.2 cm^2$から$0.12 cm^2$狭小 vs $1.2 cm^2$から$0.19 cm^2$狭小, p=0.03) であり,スタチン投与によって明らかにASの進行は抑制された。また,試験終了時にLDL<100 mg/dL達成例は,>100 mg/dLの例に比し,有意ではないが大動脈弁口面積の縮小度が小さかった (−0.065 vs −$0.080 cm^2$/年, p=0.72)。さらに,スタチン投与群内でのASの進行の度合いは,スタチン投与量 (r=−0.10, p=0.57) および投与期間 (r=−0.05, p=0.75) の両方に対して,有意ではないが逆相関を示した。すなわち,長期間,十分な投与量でしっかりとLDL値を低下させるほどASの進行は抑制される,ということである。

　さらに,JACC (2002) でも同様な結果が得られた。この報告では,比較的軽症のAS患者156名を平均3.7年観察した。スタチン投与で,LDL値は平均164 mg/dLから128 mg/dLへ低下し,投与群は対照群に比し,最大圧較差は31 mmHgから18 mmHg増 (vs 36 mmHgから25 mmHg増),平均圧較差は18 mmHgから9 mmHg増 (vs 22 mmHgから17 mmHg増),弁口面積$1.32 cm^2$から$0.19 cm^2$狭小 (vs $1.20 cm^2$から$0.28 cm^2$狭小) であり,年間変化度で見ると,最大圧較差増加度は10.3 vs 14.3 mmHg/年 (p=0.03),平均圧較差増加度は5.1 vs 9.7 mmHg/年 (p=0.05),弁口面積狭小度は0.11 vs $0.46 cm^2$/年 (p=0.041) であり,スタチン投与によってASの進行は抑制された (OR=0.46)。この報告はCirculation (2001) より軽症のASをより長期間followしたものだが,結果はほぼ同様であった。

　最後に,相当に重症のAS 121名への平均追跡期間3.7年のopen labelの前向き試験であるRAAVE (2007) を示す。ロスバスタチン (20 mg/日) 投与群はLDL値が有意に低下し (159.7 mg/dL→93.3 mg/dL, p<0.001),対照群に比し,最大圧較差が54.3 mmHgから3.4 mmHg増 (ns) (vs 52.1 mmHgから9.2 mmHg増, p<0.001),平均圧較差が34.9 mmHgから4.2 mmHg増 (p=0.004) (vs 34.7 mmHgから5.7 mmHg増, p<0.001),

弁口面積1.22cm^{2}から0.06cm^{2}狭小（p=0.01）（vs 1.24cm^{2}から0.13cm^{2}狭小，p＜0.001）であり，年間変化度で見ると，最大圧較差増加度は2.13 vs 7.57mmHg/年（p=0.01），平均圧較差増加度は2.08 vs 5.06mmHg/年（p=0.049），弁口面積狭小度は0.05 vs 0.10cm^2/年（p=0.041）であり，スタチン投与によってASの進行は抑制された。この報告はCirculation（2001）よりも進行したASを長期間followしたものだが，この対象でもスタチンはAS進行を抑制する効果があった。

以上，ASの重症度にかかわらず，スタチンはAS進行を抑制した。したがって，スタチンはAS進行予防の需要なtoolであると考えられる。

＊　　　＊　　　＊

- CANHEART Aortic Stenosis Study (2017)：Yan AT, et al. Association between cardiovascular risk factors and aortic stenosis：the CANHEART Aortic Stenosis Study. J Am Coll Cardiol 2017；69：1523-32.
- JAMA (2014)：Smith JG, et al. for the Cohorts for Heart and Aging Research in Genetic Epidemiology (CHARGE) Extracoronary Calcium Working Group. Association of low-density lipoprotein cholesterol-related genetic variants with aortic valve calcium and incident aortic stenosis. JAMA 2014；312：1764-71.
- Circulation (2001)：Novaro GM, et al. Effect of hydroxymethylglutaryl coenzyme a reductase inhibitors on the progression of calcific aortic stenosis. Circulation 2001；104：2205-9.
- JACC (2002)：Bellamy MF, et al. Association of cholesterol levels, hydroxymethylglutaryl coenzyme—A reductase inhibitor treatment, and progression of aortic stenosis in the community. J Am Coll Cardiol 2002；40：1723-30.
- RAAVE (2007)：Moura LM, et al. Rosuvastatin affecting aortic valve endothelium to slow the progression of aortic stenosis. J Am Coll Cardiol 2007；49：554-61.

Pro	Con

無効

Proで紹介されている報告は，ことごとく問題がある。まずCANHEART Aortic Stenosis Study（2017）は，高血圧・糖尿病・高脂血症という古典的危険因子がAS発症に寄与しているという結論で，結果からは確かにそれはそうなのだが，寄与リスクは高血圧23.4％，糖尿病5.6％，高脂血症4.4％なので，これら3因子を合計しても3割しかなく，

高脂血症の寄与は5%にも満たない。その他の要因のほうが圧倒的に大きいのである。したがって，高脂血症を改善してAS進行を抑制するという考えは，根本からして見当違いなのである。

また，続いて紹介された3つの臨床報告はいずれも小規模観察ないしオープン試験であり，やはり無作為割付け，プラセボ対照，二重盲検でなければ結果は信頼できない。ましてJACC（2002）は，スタチン群と非スタチン群でベースラインのLDL値（164 ± 49 vs 137 ± 43 mg/dL）と弁口面積（1.32 ± 0.29 vs 1.20 ± 0.35 cm^2）に大きな差があり，これでは両群の比較がフェアにできない。RAAVE（2007）でも，実薬群とプラセボ群ではベースラインの患者背景に大きな差がある。例えば，高血圧例は73.8 vs 53.3%（$p=0.019$），糖尿病例は42.6 vs 21.7%（$p=0.019$），LDL値に至っては約1.4倍の差がある（$p<0.001$）。こんなことでは，両群を比較しても何を見ているかわからず，意味はないのである。こういうのを杜撰な研究という。

正しく行われた臨床試験を3つ紹介する。まず，SALTIRE（2005）。これはASの狭窄度の進展および弁石灰化の進展を一次エンドポイントに置いた，平均追跡期間2.1年のランダム化プラセボ対照二重盲検試験（$n=155$）である。アトルバスタチン（80 mg/日）投与群はLDL値が有意に低下し（137→63 mg/dL，$p<0.001$），対照群に比し最大圧較差47.8 mmHgから6.48 mmHg/年増加（ns）vs 49.5 mmHgから6.56 mmHg/年増加（ns），弁口面積1.03 cm^{2}から0.079 cm^2/年狭小（ns）vs 1.02 cm^{2}から0.083 cm^2/年狭小（ns）であり，スタチン投与によってASの進行は抑制されなかった。大動脈弁石灰化の進展の度合いも両群に差はなく（22.3 vs 21.7%/年，ns），主要な臨床イベントも，心血管死（3 vs 3例），大動脈弁置換（11 vs 19例），重症ASによる入院（3 vs 5例），全入院（10 vs 12例）で両群間に差はなかった。この試験の対象例はASがやや重症であるが，LDL値を63 mg/dLまで相当積極的に下げてもASの進行，石灰化の進行を抑制できなかった。ASの進行抑制に脂質介入は無効であるということである。

次に，SEAS（2008）。Proで紹介された報告と同程度の重症度のAS患者で積極的にLDL値を低下させた大規模試験である。中等症のAS例（$n=1,873$）にシンバスタチン40 mg/日＋エゼチミブ10 mg/日を投与した，平均追跡期間4.4年のランダム化プラセボ対照二重盲検試験である。結果は，投与群はLDL値が有意に低下したものの（140→53 mg/

dL, p＜0.001), 心血管死 (5.0 vs 6.0％：HR＝0.83, p＝0.34), 大動脈弁置換術 (28.3 vs 29.9％：HR＝1.00, p＝0.97), ASの進展によるうっ血性心不全 (2.6 vs 2.5％：HR＝1.09, p＝0.77) にプラセボ群と差はなく, スタチンはAS関連イベントを抑制しなかった。この試験のASの進行そのものに関するデータはないが, 推して知るべしである。

最後に, ASTRONOMER (2010)。この試験は, 高度に石灰化した大動脈弁にはさすがにスタチンの効果は期待できないだろうということで, 比較的軽症のASを対象にした。これは, スタチンが退縮させることのできる冠動脈プラークは軟らかいプラークであることから類推して, ガチガチの石灰化した弁がスタチンで軟らかくなるはずはない, という反省から組まれた試験だろう。対象は, 弁口面積1.5 cm^2, 平均圧較差23 mmHgという, JACC (2002) と同様に比較的軽症の部類のAS例である。ASの進展を一次エンドポイントにした, 追跡期間3.5年 (中央値) のランダム化プラセボ対照二重盲検試験である。ロスバスタチン (40 mg/日) 投与群は, LDL値が有意に低下 (123→56.1 mg/dL, p＜0.0001) したものの, 対照群に比し, 最大圧較差40.8 mmHgから18.3 mmHg増 (vs 41.6 mmHgから15.4 mmHg増, ns), 平均圧較差22.5 mmHgから10.7 mmHg増 (p＝0.004) (vs 23.1 mmHgから9.6 mmHg増, ns), 弁口面積1.49 cm^{2}から0.19 cm^{2}狭小 (p＝0.01) (vs 1.56 cm^{2}から0.13 cm^{2}狭小, ns) であり, 年間変化度で見ると, 最大圧較差増加度は6.3 vs 6.1 mmHg/年 (ns), 平均圧較差増加度は3.8 vs 3.9 mmHg/年 (ns), 弁口面積狭小度は0.07 vs 0.08 cm^2/年 (ns) であり, スタチン投与によってASの進行はまったくと言っていいほど抑制されなかった。心血管イベント発生も両群に差はなかった。ここまでLDL値を下げても, 臨床的には意味はなかったのである。

さらに, ASTRONOMERサブ解析 (2012) では, AS進行の独立した予測因子は, 年齢 (p＝0.038), 大動脈弁石灰化が高度 (p＝0.039), 最大圧較差が高いこと (p＝0.048), メタボリックシンドローム (MetS) (p＝0.017), 年間のHOMA index変化 (p＝0.027) であることが報告された。ちなみに年間の最大圧較差の変化は, MetS群で＋0.25±0.21 m/s/年, 非MetS群で＋0.19±0.19 m/s/年 (p＝0.03) であり, 弁口面積の変化は同様に−0.10±0.06 cm^2/年と−0.07±0.07 cm^2/年 (p＝0.005) で, ASの進行はMetS群で有意に速いという結果であった。LDL値とHDL値のベースライン値と年間変化の両方ともに, ASの進行と関連しなかっ

たのである。

これで決着がついたのではないだろうか。そもそも脂質代謝とASの進行は関連がなく，少なくともそれだけで決まっているわけではないので，スタチンはAS進行の抑制には無効なのである。

＊　　　　＊　　　　＊

- SALTIRE (2005)：Cowell SJ, et al. for the Scottish Aortic Stenosis and Lipid Lowering Trial, Impact on Regression (SALTIRE) Investigators. A randomized trial of intensive lipid-lowering therapy in calcific aortic stenosis. N Engl J Med 2005；352：2389-97.
- SEAS (2008)：Rossebø AB, et al. for the SEAS Investigators. Intensive lipid lowering simvastatin and ezetimibe in aortic stenosis. N Engl J Med 2008；59：1343-56.
- ASTRONOMER (2010)：Chan KL, et al. Effect of lipid lowering with rosuvastatin on progression of aortic stenosis：results of the aortic stenosis progression observation：measuring effects of rosuvastatin (ASTRONOMER) trial. Circulation 2010；121：306-14.
- ASTRONOMERサブ解析 (2012)：Capoulade R, et al. ASTRONOMER Investigators. Impact of metabolic syndrome on progression of aortic stenosis. influence of age and statin therapy. J Am Coll Cardiol 2012；60：216-23

個人的解釈

試験の背景因子を吟味すべし

CANHEART Aortic Stenosis Study (2017) の言い訳をしておく。一般に，高血圧・糖尿病・高脂血症に喫煙を加えた4危険因子で男性の末梢動脈疾患の3/4が説明でき，高血圧・糖尿病・高脂血症に喫煙・肥満を加えた5危険因子で男女とも心筋梗塞の4/5が説明可能であると言われている。それに比べると，ASは高血圧・糖尿病・高脂血症の3危険因子で3割しか説明できないのか，ということだが，決してそうではない。この研究では「ASによる入院，大動脈弁への観血的介入」しか調べていないのであって，AS患者によくある突然死はカウントされていないのである。もっと多くの転帰をカウントすれば，かなりの部分のASが説明できる可能性はある。

さて，ProとConで挙げられた報告は，結果がまったく違う。現在の流れは「ASの進行にスタチンは無効」なのだが，Proで紹介された「有

効である」という臨床試験との整合性がとれない。こういうふうに結果がまったく逆のときは、根本的に試験の背景因子・介入方法・介入期間などがまったく違うことが多い。各報告を詳細に比較してみると、介入方法・介入期間では差はなさそうである。ASの重症例は、かなり石灰化が進んでいる対象では介入の効果が出ないのではないかと最初に当たりをつけたが、大動脈弁圧較差では比較的重症ASが対象のRAAVE (2007) で良い結果だが、弁口面積では比較的軽症ASのASTRONOMER (2010) で効果がなかったので、ASの重症度で効果に差があるわけでもなさそうである。次ページに示した表では一目瞭然で、Conでも一部指摘されているが、Proの報告は投与群と非投与群の背景因子（年齢、糖尿病の罹患率、冠動脈疾患の有病率、LDL値など）が相当違う。これではフェアな比較はできないので、Proの報告結果の信頼性が落ちるであろう。

　それはそうなのだろうが、患者背景因子を比較すると妙なことに気づいた。Proで紹介されている効果があった試験の対象例には糖尿病がかなり含まれているが、Conで紹介された試験の対象例には糖尿病がほとんど含まれていないか、最初から除外されている、ということである。また、Proの報告は高齢で比較的LDL値が高いが、Conの報告は若年でLDL値は低めであり、ASTRONOMERではベースラインで58歳、LDL値＝120 mg/dL台である。結果の差には、こういうところも関与してはいまいか。まとめると、高齢で糖尿病がありLDL値も高めの対象ではスタチンのAS進行抑制効果が出やすく、若年で糖尿病はなくLDL値も低めの対象ではスタチンの力が発揮できないのではないだろうか。これが本当かどうかはわからないが、このような仮説を立ててみると、臨床研究のネタはいくらでも生まれてくる。

ASに対するスタチンの効果を検証した大規模臨床試験

	Circulation (2001)		JACC (2002)		RAAVE (2007)		SALTIRE (2005)		SEAS (2008)		ASTRONOMER (2010)	
					ロスバスタチン 20mg/日		アトルバスタチン 80mg/日		シンバスタチン 40mg/日 +エゼチミブ10mg/日		ロスバスタチン 40mg/日	
	投与	非投与	投与	非投与	投与	非投与	投与	非投与	投与	非投与	投与	非投与
期間 (年)	1.8		3.7		3.7		2.1		4.4		3.5	
年齢	71 (p=0.01)	67	73 (p=0.03)	78	73.4	74.9	68	68	67.7	67.3	58.0	57.9
BMI (kg/m^2)							28.0	28.0	26.9	26.8	27.7	28.5
糖尿病	35% (p=0.03)	20%	24%	24%	42.6% (p=0.019)	21.7%	数名のみ		除外		除外	
高血圧	81% (p=0.02)	63%	71%	64%	73.8%	53.3%	62%	69%	51.8%	51.2%		
冠動脈疾患	89% (p<0.01)	44%	63%	26%			23%	27%				
LDL (mg/dL)	128	131	164 (p<0.001)	137	158.2 (p<0.001)	116.5	137	133	140	139	123.0	120.6
最大圧較差 (mmHg)	28	29	31	36	54.7	53.9	47.8	49.5	39.3	39.6	40.8	41.6
平均圧較差 (mmHg)	15	15	18	22	35.3	36.1			22.7	23.0	22.5	23.1
弁口面積 (cm^2)	1.2	1.2	1.32	1.20	1.23	1.20	1.03	1.02	1.29	1.27	1.49	1.56
弁口面積の狭小化/年 (cm^2/年)	−0.065	−0.080	−0.11	−0.46	−0.05	−0.10	−0.079	−0.083			−0.07	−0.08

5 DPP-4阻害薬で心不全が起こりやすくなる

Pro	Con

明らかに増加する

　DPP-4阻害薬の3つの大規模臨床試験（SAVOR-TIMI53 2013，EXAMINE 2013，TECOS 2015）はいずれも，主要評価項目での複合的心血管イベントにはプラセボと差がなかった。ということは，心血管イベント予防には効果はなかった，ということである。それなのに心不全入院は増加傾向にあったということで，FDAは医薬安全性情報（2016年4月5日付）を提出し，「サクサグリプチンとアログリプチンの2剤は，特に心疾患や腎疾患の合併例で心不全発症リスクが増加する可能性」を注意喚起している。上記の3つの大規模臨床試験を順に見ていく。

　まず，サクサグリプチン（オングリザ®）のSAVOR-TIMI53では，心不全入院がプラセボ群で2.8％なのに比し，実薬群で3.5％と多く〔HR＝1.27，NNT＝143（2.1年），p＜0.001〕，特にNT-proBNP高値・心不全既往・慢性腎疾患の例でその傾向は顕著であった。これを年齢別に分けて解析したDiabetes Care（2015）では，75歳以上の例ではサクサグリプチンはプラセボに比し，心不全入院をHR＝1.47で増加させた。約1.5倍ということである。これはとんでもない。

　次にEXAMINEでは，アログリプチン（ネシーナ®）は全体としては心不全入院にプラセボと差はなく（HR＝1.19，p＝0.220），心不全の既往のある例に限っては心不全入院を増やさなかったが，既往がない例ではリスクを増やした〔2.2 vs 1.3％：HR＝1.76，NNH＝111（1.5年），p＝0.026〕。つまりこれは，心不全の既往のない例に「新たに」入院を必要とする心不全を発症させたということである。これもまた，とんでもない。

　最後にシタグリプチン（ジャヌビア®，グラクティブ®）のTECOS。この試験は相当問題があって，よろしくない。この報告では，シタグリ

プチンは心不全入院を増やさないという結果であったが，別の7,620名の後ろ向きコホート研究（JACC Heart Fail 2014）では，心不全の既往がある2型糖尿病患者の心不全入院を，シタグリプチンはかなり増加させていた〔12.5 vs 9.0%（非投与例）：調整OR＝1.84〕。これはTECOSの対象例が，糖尿病罹患期間11.6年にもかかわらずほとんどが正常腎機能例で，しかも糖尿病治療薬単独療法が44.7%もいるという，通常ではあり得ないような特異な集団で，実際はこういう糖尿病患者のイメージがまったくわからない。そういう対象例での試験なのである。また，添付文書に「重症・末期腎不全（クレアチニンクリアランス＜30 mL/min）に対しては減量して使用」と書かれているシタグリプチンの安全性を検証するこの試験を，eGFR＜30 mL/min/1.73 m^{2}の慢性腎不全患者をエントリーから除外し，さらに30≦eGFR＜50 mL/min/1.73 m^{2}の例も10%たらず，アルブミン尿のある例はごくわずか，という対象で行っている。これはいけない。SAVOR-TIMI53では，心不全入院の高リスク例は，①腎機能障害例と，②尿中アルブミン排泄量が多い例，という結果が出ているのだが，TECOSはそもそもそういう心不全入院の高リスクの例を最初から省いた試験なのである。これはフェアではない。これならば，プラセボと差が出なくても不思議ではない。そもそも，TECOSは意図的にそういうふうに仕込まれた試験なのであって，それでよしとする，というその姿勢がまずおかしい。もう少し続けると，この試験はプラセボに対する非劣性試験であるにもかかわらず，シタグリプチン群では腎機能が悪化するという副作用が出ている。プラセボに対する非劣性試験で副作用が増えるなぞ，前代未聞である。シタグリプチンによる腎機能悪化は，本邦で行われたASSET-K（2015）にも共通する結果であって，これはよろしくない。

　2008年のFDAの警告の内容を挙げておく。医師に対しては，「オングリザ®あるいはネシーナ®服用者で心不全を合併する患者では，処方を中止し，血糖コントロールをモニターして，必要な場合には他の薬剤を選択すべきとするものである」とされ，患者に対しては，「息切れ，倦怠感，足のむくみ，体重増加等の心不全症状に気づいたら，直ちに主治医に連絡すること。ただし，自己判断による服用中止はすべきでない」である。基本的に，糖尿病治療の目的は心血管系合併症を防ぐことであり，心血管系イベントがプラセボより増える治療法は，根本的に薬としていかがなものかと思う。

＊　　　　　＊　　　　　＊

- SAVOR-TIMI53 (2013)：Scirica BM, et al. the SAVOR-TIMI 53 Steering Committee and Investigators. Saxagliptin and cardiovascular outcomes in patients with type 2 diabetes mellitus. N Engl J Med 2013；369：1317-26.

　2型糖尿病患者（n=16,492，平均糖尿病罹病期間=約10年，平均HbA1c=8.0％，平均BMI=31 kg/m²）への，DPP-4阻害薬サクサグリプチンの心血管イベント抑制効果を検証したランダム化プラセボ対照二重盲検試験。結果：追跡期間2.1年（中央値）で，サクサグリプチン群はプラセボ群に比し，①2年後の空腹時血糖値およびHbA1c値は有意に低下（いずれもp＜0.001）。② ①にもかかわらず，一次エンドポイント（心血管死＋非致死性心筋梗塞＋非致死性脳卒中）は7.3 vs 7.2％（HR=1.00，p=0.99），二次エンドポイント（一次エンドポイント＋心不全による入院＋冠血行再建術＋不安定狭心症）は12.8 vs 12.4％（HR=1.02，p=0.66）で，いずれも差なし。<u>心不全入院は3.5 vs 2.8％で多かった（HR=1.27，p＜0.001）</u>。③低血糖イベントが多かった（15.3 vs 13.4％，p＜0.001）。

- EXAMINE (2013)：White WB, et al. for the EXAMINE Investigators. Alogliptin after acute coronary syndrome in patients with type 2 diabetes. N Engl J Med 2013；369：1327-35.

　ACSを最近発症した心血管疾患リスクの非常に高い2型糖尿病患者（n=5,380，平均糖尿病罹病期間=約7年，平均HbA1c=8.0％，平均BMI=28.7 kg/m²）への，DPP-4阻害薬アログリプチンがプラセボに比して心血管イベントを増加させない（非劣性）ことを検証したランダム化プラセボ対照二重盲検試験。結果：追跡期間18カ月（中央値）で，アログリプチン群はプラセボ群に比し，<u>①HbA1c値は有意に低下（p＜0.001）。② ①にもかかわらず</u>，一次エンドポイント（心血管死＋非致死性心筋梗塞＋非致死性脳卒中）は11.3 vs 11.8％（HR=0.96，p=0.32，非劣性のp＜0.001），二次エンドポイント（一次エンドポイント＋入院後24時間以内の不安定狭心症による緊急血行再建術）は12.7 vs 13.4％（HR=0.95，p=0.26）で，いずれも差なし。<u>この試験のサブ解析（Lancet 2015；385：2067-76）では心不全による入院（3.9 vs 3.3％）に両群で有意差はなかった。</u>

- TECOS (2015)：Green JB, et al. for the TECOS Study Group. Effect of sitagliptin on cardiovascular outcomes in type 2 diabetes. N Engl J Med 2015；373：232-42.

　心血管疾患合併の2型糖尿病患者（n=14,671，平均糖尿病罹病期間=11.6年，平均HbA1c=7.2％，平均BMI=30.2 kg/m²）への，DPP-4阻害薬シタグリプチンがプラセボに比して心血管イベントを増加させない（非劣性）ことを検証したランダム化プラセボ対照二重盲検試験。追加の長期心血管安全性を検証した（非劣性試験）。結果：シタグリプチン群（n=7,332）はプラセボ群（n=7,339）に比し，①血糖降下薬追加（1,591 vs 2,046例，p＜0.001），インスリン治療開始（542 vs 744例，p＜0.001）が有意に少なかったが，HbA1cは最終的に0.29％低かった。② ①にもかかわらず，追跡期間3.0年（中央値）で，一次エンドポイント（心血管死＋非致死的心筋梗塞＋非致死的脳卒中＋不安定狭心症）9.6 vs 9.6％（HR=0.98，非劣性p＜0.001）に差

なし。心不全による入院は両群に差なし (3.1 vs 3.1%)。③有意差はなかったが,シタグリプチン群では急性膵炎の発症が多かった (23 vs 12例:HR = 1.93, p = 0.07)。

- Diabetes Care (2015):Leiter LA, et al. SAVOR-TIMI 53 Steering Committee and Investigators. Efficacy and safety of saxagliptin in older participants in the SAVOR-TIMI 53 trial. Diabetes Care 2015;38:1145-53.
- JACC Heart Fail (2014):Weir DL, et al. Sitagliptin use in patients with diabetes and heart failure:a population-based retrospective cohort study. JACC Heart Fail 2014;2:573-82.
- ASSET-K (2015):Umezawa S, et al. Two-year assessment of the efficacy and safety of sitagliptin in elderly patients with type 2 diabetes:Post hoc analysis of the ASSET-K study. BMC Endocr Disord 2015;15:34.

Pro	**Con**

一概にそうとは言えない

 DPP-4阻害薬は心不全入院リスクを増やすとは言っても,所詮ゼロコンマ数％増やすかどうかというわずかな差である。1〜2割増えるのならまだしも,心不全増悪の入院をそういう低い頻度のレベルでとやかく問題視することは,現実的ではない。逆に,増やさないという最近の報告がある。

 まず,Ann Intern Med (2016)。この報告は,サクサグリプチン (DPP-4阻害薬),シタグリプチン (DPP-4阻害薬),ピオグリタゾン (チアゾリジン系薬剤),SU剤,または長時間作用型インスリン製剤による治療を開始した18歳以上の2型糖尿病患者(平均60歳弱)を対象にして,薬剤と心不全入院の関連を比較した観察研究である。結果は,平均7〜9カ月と追跡期間は短いものの,DPP-4阻害薬使用者の心不全入院のリスクは他の薬剤を使用している患者と同等だった。各薬剤について個々に見ると,サクサグリプチンの心不全入院のリスクのHRは対シタグリプチンで0.83,対ピオグリタゾンで0.63,対SU剤で0.69,対インスリンで0.61であった。同様に,シタグリプチンの心不全入院のリスクのHRは対ピオグリタゾンで0.74,対SU剤で0.86,対インスリンで0.71であった。すなわち,DPP-4阻害薬のサクサグリプチンとシタグリプチンは,ピオグリタゾン・SU剤・インスリンよりも心不全入院が少ない,という結果である。確かに,この結果は対象患者の背景因子の違いによる可能性はある。この報告の対象患者は,例えばSAVOR-TIMI

53（2013）と比較すると，中等度以上の腎障害例が少なく，若年で，心不全歴と心筋梗塞歴が少なく，インスリン併用例が少なく，すなわち心不全になりにくいような集団であった．事実，心不全入院数はSAVOR-TIMI53の1/6程度であった（2〜4 vs 17人/1,000人・年）．また，比較しているのが，SU剤は別にして，心不全の副作用があることがわかっているピオグリタゾンと，背景因子で心不全発症危険因子の多いインスリン投与群なので，仮にそれらよりも心不全入院が少なかったとしても，DPP-4阻害薬そのものに心不全を誘発する危険がないとは言い切れない．とはいえ，こういう制限のなかでも，DPP-4阻害薬は他の糖尿病治療薬に比して圧倒的に心不全を増やすということではなかった，ということは結果として大きい．

次いで，本邦からの報告（ICAS-HF 2017）．これは心不全増悪で入院した糖尿病患者（平均71〜72歳）で，退院時のDPP-4阻害薬の処方の有無で転帰がどうなるかを見た前向き観察研究である．DPP-4阻害薬投与群79人と，マッチした非投与群79人を，423±260日間（中央値）観察した．結果は，追跡期間中に21人（13.3％）が死亡し，53件（33.5％）の心血管死＋心血管入院が発生した．DPP-4阻害薬による有意な総死亡率上昇はなく（10.1 vs 16.5％：HR＝0.89，p＝0.521），心血管死＋心血管入院についても同様であった（30.4 vs 36.6％：HR＝0.96，p＝0.826）．すなわち，DPP-4阻害薬は心不全既往例の転帰を悪くすることはなかったということである．さらにJACC Heart Fail（2018）は，心不全を合併する2型糖尿病例（n＝254）へのビルダグリプチン（エクア®）の安全性を検証した試験であり，ビルダグリプチン投与によってHbA1cは0.62％低下したが，LVEFは変化せず，プラセボに比し全血管イベント（27.3 vs 24.6％），心血管死（5.5 vs 3.2％），心不全悪化（18.0 vs 17.5％）は増加しなかった．

以上から，SAVOR-TIMI53，EXAMINE（2013）では確かに心不全入院はごくわずかに増加したが，最近の臨床研究ではDPP-4阻害薬だけがそうであるということでもなく，また，心不全を悪化させないというDPP-4阻害薬もある．一概に決めつけるのはどうかと思う．

＊　　　＊　　　＊

● Ann Intern Med (2016)：Toh S, et al. Risk for hospitalized heart failure among new users of saxagliptin, sitagliptin, and other antihyperglycemic drugs：A retrospective cohort study. Ann Intern Med 2016；164：705-14.

- ICAS-HF (2017):Yamamoto M, et al. Effect of dipeptidyl peptidase-4 inhibitors on cardiovascular outcome and cardiac function in patients with diabetes and heart failure—Insights from the Ibaraki Cardiac Assessment Study-Heart Failure (ICAS-HF) registry. Circ J 2017;81:1662-9.
- JACC Heart Fail (2018):McMurray JJV, et al. VIVIDD Trial Committees and Investigators. Effects of vildagliptin on ventricular function in patients with type 2 diabetes mellitus and heart failure:A randomized placebo-controlled trial. JACC Heat Fail 2018;6:8-17.

　ただし，この論文の前代未聞の強烈なCOIは以下のごとく。「This trial was funded by N〜. Dr. Lukashevich holds equity shares in and is an employee of N〜. Drs. Kozlovski and Kothny are employees of N〜. 〜〜 Dr. Ponikowski is a consultant for N〜 and 〜〜. 〜〜」。

個人的解釈

あからさますぎて

　糖尿病臨床試験と心不全イベントのメタ解析（2015）では，95,502症例のうち3,907例（4％）に心不全に関連するベントが発生した。薬剤ごとに見ると，チアゾリジン系薬剤（rosiglitazoneまたはピオグリタゾン）の6つの臨床試験では，心不全イベントは1.42倍増加した。SU剤・インスリンを含む複数薬剤で厳格血糖管理を行ったUKPDS 33（1998），ACCORD（2008），ADVANCE-血糖コントロール試験（2008），VADT（2009）の4つの試験（Ⅱ-5「糖尿病は厳格にコントロールしてはいけない」参照）では，心不全の増加は認められていない。運動療法と食事療法の生活習慣の強化介入を行ったLook AHEAD（2007）では，強化介入群では体重減少（p＜0.001）とともに心不全発症は低下傾向であった（HR＝0.80）。この試験では，治療介入に伴う体重増加1.0kgごとに心不全発症リスクが7.1％増加するという。また，これとは別に，GLP-1受容体作動薬・α-グルコシダーゼ阻害薬では心不全は増悪しないこと，SGLT2阻害薬は心不全悪化を抑制する可能性があること，が報告されている。

　さて，Conの主張だが，SAVOR-TIMI53（2013）から，DPP-4阻害薬服用中の心不全入院の危険因子は腎機能障害例と尿中アルブミン排泄量の多い例であることがわかっている。また，SAVOR-TIMI53，EXAMINE（2013）とも，心不全既往のある例はリスクにならず，むしろ心不全の既往のない例がDPP-4阻害薬服用後に心不全を発症する傾向

にあることもわかっている。SAVOR-TIMI53とEXAMINEのプラセボに対する心不全入院のHRは，心不全既往歴のある患者ではそれぞれ1.23 (ns)，1.00 (ns) だが，心不全既往歴のない患者ではそれぞれ1.30 (p＝0.03)，1.76 (p＝0.026) なのである。だから，既往歴のある患者だけで検討したら，差はつかないのはわかっている。そこで，こういう安全性を検証する試験では，はじめからわかっている危険因子をもつ例はエントリーから除外するという「仕込み」を上手にしておくと，おそらく良い結果が出る。DPP-4阻害薬は心不全を悪化させないという結論になったTECOS (2015) とJACC Heart Fail (2018) は重症腎機能障害例をエントリーから除外しており，また，ICAS-HF (2017) とJACC Heart Fail (2018) は心不全既往歴のある患者のみでの解析である。これらの試験のプロトコールは，上手と言えば上手だが，フェアとは言えまい。こういうプロトコールで，プラセボより悪くなかったという結果を出して万歳三唱しているという姿勢は，いかがなものか。特にJACC Heart Fail (2018) は，COIからして「なるほどな」というところである。

　また，2群を比較する際に，その背景因子が違っていれば比較そのものが意味をなさないわけだが，Ann Intern Med (2016) のインスリン群は腎疾患・虚血性心疾患歴・肥満度から認知症の比率まで，他の治療群とは患者背景の様相がまったく違う。また，ICAS-HFのDPP-4阻害薬投与群は非投与群よりも，喫煙率のほか，インスリンやSU剤などの使用率が少ない。こういう2群で比較することそのものがおかしい。さらに，心不全入院を比較するのにAnn Intern Med (2016) の半年足らずの検証では短すぎるであろう。こういった意図的な仕込みのある臨床試験で，安全と言われても困る。

　蛇足だが，DPP-4阻害薬で特徴的な副作用を指摘しておく。まず，シタグリプチンでは急性膵炎が増加する。TECOSでは，シタグリプチン投与群の急性膵炎発症はプラセボに比し，なぜか有意差はつかなかったが多かった (23 vs 12例：IIR－1.93, ns)。この副作用は，GLP-1受容体作動薬のエキセナチド (バイエッタ®, ビデュリオン®) とシタグリプチンでも，JAMA Intern Med (2013) やメタ解析 (2014) で報告されており，FDAから警告が出ている。この副作用の怖いところは，現在使用していなくても，2年以内の使用でリスクが上昇することで，これは2年前に服用した薬の副作用が今になって出る，ということである。恐ろしい。次に，テネリグリプチンのQT延長症候群。これも添付文書

で注意喚起が行われているが，そもそも糖尿病患者は重症低血糖を起こすとQTが延長していくので (Diabetic Care 2014)，同薬使用時はさらに注意が必要である。QT延長は致死性不整脈を誘発する可能性がある。これも，起こってから「知らなかった」ではすまされまい。

さて，本題に戻る。大規模臨床試験のサブ解析から，DPP-4阻害薬をどのような患者に投与すれば心不全が発症するか，ということがある程度はわかってきたようである。しかしそもそも，「プラゼボと比べて悪くしませんでした」とか「プラゼボと同じでした」というのは，「薬として (しかも，決して安価ではない薬として) 胸を張るほどのことか？」という疑問が常に残る。例えば，LDL値は下げるが虚血イベントは予防できない高脂血症治療薬とか，血圧は下がるが心血管イベントを抑制できない降圧薬なぞがあっても，高い費用を払ってまで誰が服用するのかね。

*　　　　　*　　　　　*

- メタ解析 (2015)：Udell JA, et al. Glucose-lowering drugs or strategies and cardiovascular outcomes in patients with or at risk for type 2 diabetes：a meta-analysis of randomised controlled trials. Lancet Diabetes Endocrinol 2015；3：356-66.
- Look AHEAD (2007)：The Look AHEAD Research Group. Reduction in weight and cardiovascular disease risk factors in individuals with type 2 diabetes：one-year results of the Look AHEAD trial. Diabetes Care 2007；30：1374-83.
- JAMA Intern Med (2013)：Singh S, et al. Glucagonlike peptide 1-based therapies and risk of hospitalization for acute pancreatitis in type 2 diabetes mellitus：a population-based matched case-control study. JAMA Intern Med 2013；173：534-9.

  あらゆる背景因子を調節した後でも，エキセナチドとシタグリプチンの30日以内の使用 (調節OR=2.24) はともに急性膵炎のリスクを高めた。また，過去 (30日から2年以内) の使用でもリスクは高まった (調節OR=2.01)。

- メタ解析 (2014)：Li L, et al. Incretin treatment and risk of pancreatitis in patients with type 2 diabetes mellitus：systematic review and meta-analysis of randomised and non-randomised studies. BMJ 2014；348：g2366.

  55のランダム化比較試験 (n=33,350)，5つの観察研究 (3つのコホート研究および2つの症例対照研究：n=320,289) からなる60の研究 (n=353,639) のメタ解析。55のランダム化比較試験と3つのコホート研究ではインクレチン作動薬の急性膵炎リスクの上昇は認められなかったが，症例対照研究の1つ (n=2,538) ではエキセナチドとシタグリプチンの2年以内の投与で急性膵炎が増加した (調節OR=2.07)。

- Diabetes Care (2014)：Tsujimoto T, et al. Vital signs, QT prolongation, and newly diagnosed cardiovascular disease during severe hypoglycemia in type 1 and type 2 diabetic patients. Diabetes Care 2014；37：217-25.

重症低血糖で搬送された326例の2型糖尿病患者では，来院時の心電図で，59.9％がQTc≧0.44 s，14.4％がQTc≧0.50 sとQTが延長していた。

閑話休題

恣意的なバイアス

カナダのオンタリオ州のデータベースでは，若年者（12〜45歳）の突然死のなかで競技スポーツ中のものは0.76人/10万人・年であり，競技はサッカー・陸上競技が多かったという（NEJM 2017）。意外に競技スポーツ中の突然死は少ない。しかし，この結果をもって「競技スポーツ中でないときのほうが突然死は多いのではないか，競技スポーツと突然死は関係ないのではないか」という方向に飛躍してはいけない。この0.76人のなかにはHOCMの人も相当含まれていたようで，そもそもHOCMの人は，ほとんどが診断された時点で娯楽ではない競技スポーツは禁じられているはずである。ここにバイアスがある。

この0.76人は，事前にHOCMと診断されていなかった人たちであり，診断されていれば最初から競技スポーツはしないはずである。HOCMの人に競技スポーツを解禁すれば，競技中の突然死は飛躍的に増加してしまうであろう。このように，ある制限がかかっている状況下での数値というのは，素の数値とは違う。そもそも何も制限がかかっていないという状況は，研究室内の動物実験以外にはほとんどない。臨床研究データを解釈するときには，絶えずこのことを頭に留めておかねばならない。逆に，こういうバイアスを巧みに使って自分（製薬会社？）の意図した方向へ読者（医療者？）を導こうという手法は医学論文のなかにはよくあり，それに乗っかって平然と広告塔になっているお偉方もおられるかもしれない。お偉方でない我々は，物事をはなから疑ってかからなければいけない。

＊　　＊　　＊

● NEJM (2017)：Landry CH, et al. Sudden cardiac arrest during participation in competitive sports. N Engl J Med 2017；377：1943-53.

V 救急処置関連

1 感染性心内膜炎予防には口腔ケア，特に歯みがきが基本である

| Pro | Con |

当然

「感染性心内膜炎（IE）予防には口腔ケア，特に歯みがきが基本である」というのは，日本循環器学会ガイドラインにも書かれている基本中の基本であり，ディベートするに値しない。歯みがきは歯周病菌の温床である歯と歯茎との境目の歯周ポケットに巣食う細菌塊（プラーク＝歯垢）を減らすことが目的であり，歯周病菌が炎症部から血中に入り（菌血症），障害のある弁や人工弁に付着して増殖する，というIEの基本病因を元から絶つことが歯みがきの効果である。

せっかくなので，歯周病について少し述べる。歯周病は，初期には無症状だが，慢性炎症が歯茎から顎骨へ及ぶ場合もある。そうなれば，歯は不安定となり，いずれ抜ける。歯周病の炎症が通常の炎症と違って特異的なのは，約10種類の歯周病菌が集合し共生してバイオフィルムを形成することであって，そこには通常の生体の免疫反応や抗菌薬が及ばない。したがって，歯周病の治療は原因となるプラークを物理的に除去することしかなく，正しい歯みがきが基本であり，唯一の方法である。ここまでなら，特に医学的知識がなくてもできる。虫歯や歯肉炎の原因となる歯周病菌は成人の約8割がもっているとされ，年齢とともにその割合は増加する。歯周病にかかる人数は，60歳代でピークを迎えるという。

一方，IEは，基礎心疾患があり，全身の炎症や菌血症を生じ得るような観血的処置が原因で血中に混入した細菌が弁などに付着・増殖することが病因である。ごくまれに基礎心疾患のない個体から発症する場合もあるが，どのような病態が高リスク患者なのか，IEをもたらす可能性のある注意すべき処置は何なのかは，日本循環器学会ガイドライン（2018）に詳しい［資料1, 2］。また，IEの診断基準は，今でもDukeの

診断基準（AJM 1994）が有用である。

[資料1] 日本循環器学会. 感染性心内膜炎の予防と治療に関するガイドライン（2017年改訂版）

成人におけるIEの基礎心疾患別リスクと，歯科口腔外科手技に際する予防的抗菌薬投与の推奨とエビデンスレベル

IEリスク	推奨クラス	エビデンスレベル
1. 高度リスク群（感染しやすく，重症化しやすい患者）		
・生体弁，機械弁による人工弁置換術患者，弁輪リング装着例 ・IEの既往を有する患者 ・複雑性チアノーゼ性先天性心疾患（単心室，完全大血管転位，ファロー四徴症） ・体循環系と肺循環系の短絡造設術を実施した患者	I	B
2. 中等度リスク群（必ずしも重篤とならないが，心内膜炎発症の可能性が高い患者）		
・ほとんどの先天性心疾患[*1] ・後天性弁膜症[*2] ・閉塞性肥大型心筋症 ・弁逆流を伴う僧帽弁逸脱	IIa	C
・人工ペースメーカ，植込み型除細動器などのデバイス植込み患者 ・長期にわたる中心静脈カテーテル留置患者	IIb	C

エビデンス評価の詳細は「CQ4：高リスク心疾患患者に対する歯科処置に際して抗菌薬投与はIE予防のために必要か？」参照
[*1] 単独の心房中隔欠損症（二次孔型）を除く
[*2] 逆流を伴わない僧帽弁狭窄症ではIEのリスクは低い
IE：感染性心内膜炎
〔日本循環器学会. 感染性心内膜炎の予防と治療に関するガイドライン（2017年改訂版）. http://www.j-circ.or.jp/guideline/pdf/JCS2017_nakatani_h.pdf（2018年6月閲覧）〕

[資料2] 資料1に同じ.

IE高リスク患者における,各手技と予防的抗菌薬投与に関する推奨とエビデンスレベル

抗菌薬投与	状況	推奨クラス	エビデンスレベル
予防的抗菌薬投与を行うことを強く推奨する	・歯科口腔外科領域:出血を伴い菌血症を誘発するすべての侵襲的な歯科処置(抜歯などの口腔外科手術・歯周外科手術・インプラント手術,スケーリング,感染根管処置など) ・耳鼻科領域:扁桃摘出術・アデノイド摘出術 ・心血管領域:ペースメーカや植込み型除細動器の植込み術	I	B
抗菌薬投与を行ったほうがよいと思われる	・局所感染巣に対する観血的手技:膿瘍ドレナージや感染巣への内視鏡検査・治療(胆道閉塞を含む) ・心血管領域:人工弁や心血管内に人工物を植え込む手術 ・経尿道的前立腺切除術:とくに人工弁症例	IIa	C
予防的抗菌薬投与を行ってもかまわない.ただし,IEの既往がある症例には予防的抗菌薬投与を推奨する	・消化管領域:食道静脈瘤硬化療法,食道狭窄拡張術,大腸鏡や直腸鏡による粘膜生検やポリープ切除術,胆道手術 ・泌尿器・生殖器領域:尿道拡張術,経膣分娩・経膣子宮摘出術,子宮内容除去術,治療の流産・人工妊娠中絶,子宮内避妊器具の挿入や除去 ・心血管領域:心臓カテーテル検査・経皮的血管内カテーテル治療 ・手術に伴う皮膚切開(とくにアトピー性皮膚炎症例)	IIb	C
予防的抗菌薬投与を推奨しない	・歯科口腔外科領域:非感染部位からの局所浸潤麻酔,歯科矯正処置,抜髄処置 ・呼吸器領域:気管支鏡・喉頭鏡検査,気管内挿管(経鼻・経口) ・耳鼻科領域:鼓室穿孔時のチューブ挿入 ・消化管領域:経食道心エコー図・上部内視鏡検査(生検を含む) ・泌尿器・生殖器領域:尿道カテーテル挿入,経尿道の内視鏡(膀胱尿道鏡,腎盂尿管鏡) ・心血管領域:中心静脈カテーテル挿入	III	B

IE:感染性心内膜炎
〔日本循環器学会.感染性心内膜炎の予防と治療に関するガイドライン(2017年改訂版).http://www.j-circ.or.jp/guideline/pdf/JCS2017_nakatani_h.pdf(2018年6月閲覧)〕

* * *

- 日本循環器学会ガイドライン (2018)：感染性心内膜炎の予防と治療に関するガイドライン (2017年改訂版), p.49-52.
- AJM (1994)：Durack DT, et al. New criteria for diagnosis of infective endocarditis：Utilization of specific echocardiographic findings. Duke Endocarditis Service. Am J Med 1994；96：200-9.

| Pro | Con |

歯みがきのしすぎはIEのリスクになる

乱暴な歯みがきは歯肉や歯周を傷つけることになり，菌血症の誘因となる。同じように，誤飲性肺炎の予防のためのポビドンヨードガーグル口腔洗浄をやりすぎると，口腔内の常在菌叢に変化が起きて耐性菌の蔓延を誘発するという。これらは「過ぎたるは及ばざるがごとし」ということである。

抜歯がIEの原因になるというのは常識だが，通常の歯みがきですらIEの原因になっているという報告（Circulation 2008）を紹介する。これは，抜歯と歯みがきの菌血症リスクを比較したプラセボ対照二重盲検試験である。抜歯の必要な患者290人を対象とし，歯みがきのみの群（A群，n＝98），アモキシシリンの予防投与後に単歯を抜歯した群（B群，n＝96），プラセボの投与後に単歯を抜歯した群（C群，n＝96）に分け，歯みがきもしくは抜歯の，①前，②開始1分半後，③開始5分後，④終了20分後，⑤終了40分後，⑥終了60分後，の計6回，血液培養をした。これでどういう行為のどのタイミングで菌血症が発症するかがわかる，ということである。結果は，IEを起こす可能性のある細菌の陽性累計発生率は，A群23％（!!），B群33％，C群60％であり，歯みがきは抜歯に比し有意に血液培養陽性率は低かった（p＜0.0001）。低かったといっても，歯みがきだけで陽性率23％とは驚きである。さらに，血液培養陽性率が最も高いのは手技開始5分後で，A群19％，B群33％，C群58％と，歯みがきは抜歯に対して血液培養陽性率が低かった。低いとはいっても歯みがき開始後5分で約2割が血液培養陽性になるというのは，これまた驚きである。さらに，培養陽性の発生率は終了20分後までにすべてのグループで急速に低下し，終了20分後でのそれぞれの割合はA群1％，B群1％，C群10％であり，A群・B群と比較してC群

が有意に高かった（p＝0.001）。これはまあ，生体の免疫機構の賜物だろうが，さてこれをどう読むか。単にこれだけを見ると，歯みがきは抜歯よりもずっと安全なように見えるが，比率的には歯みがきのほぼ4回に1回は菌が血中に入るということである。日常生活での頻度を考慮すると，365日1日2～4回の歯みがきによる菌血症発生のリスクは相当なものだと思われるが，どうだろうか。単純に加算すると，1日4回歯みがきする人は，1日に1回，菌が血中に入るという計算なのである。

　歯周炎と歯肉炎がすでにある状態での歯みがきは，さらに危険である（J Clin Periodontol 2006）。歯周炎も歯肉炎もない群（A群，n＝20），歯周炎のある群（B群，n＝20），歯肉炎まで進んでいる群（C群，n＝20）に対して，10分間ガムを噛んだ後に2分間歯みがきをし，①ガムを噛む前，②歯みがき後30秒，③歯みがき後10分，④歯みがき後30分，に血液培養した。全体を通して血液培養陽性となった割合は，A群10％，B群20％，C群75％と，C群がA群・B群と比較し有意に高かった（p＜0.001）。この結果は，歯肉炎まで進んでいれば歯みがきすることで高率に菌血症になる，ということなので，IEにならないように歯肉炎を治そうと思ってさかんに歯みがきをすると，かえってIEになりやすいというジレンマに陥る，ということである。

　通常は血液中に入った菌は免疫機構により速やかに排除されるが，毎日歯みがきをする人は菌血症にさらされる機会が結構多い。抜歯はあっても数年に1回程度と考えると，totalすると毎日の歯みがきは1回の抜歯よりも菌血症のリスクが相当高いと考えられる。ガイドラインにおけるIEの高リスク患者は，口腔内の清潔が保たれている場合でも，歯周炎や歯肉炎があればなおさら，毎日の歯みがきによって菌血症のリスクが高まり，IEの発症リスクも上がると思われる。やればいいというものではない。

＊　　　　＊　　　　＊

- Circulation (2008)：Lockhart PB, et al. Bacteremia associated with toothbrushing and dental extraction. Circulation 2008；117：3118-25.
- J Clin Periodontol (2006)：Forner L, et al. Incidence of bacteremia after chewing, tooth brushing and scaling in individuals with periodontal inflammation. J Clin Periodontol 2006；33：401-7.

個人的解釈

ジレンマ

　一般に，①歯ブラシは，鉛筆を持つ感じでつまむように持つ。②歯と歯茎の間に45度で当てて小刻みに動かし，溜まっているプラークを取り除く（バス法）。歯に対して直角にブラシを当てて小刻みにふるわせる方法（スクラッピング法）もある。かつてローリング法というプラークを掻き出すようなみがき方がTVコマーシャルでさかんに放送されたが，効果が薄いのであまり推奨されない。③歯ブラシを動かす幅は5〜10mm程度で，1〜2本ずつ丁寧に行う。歯みがきをする時間の目安は，約3分が基本とされている。

　問題は，歯みがきのやり方と回数ということである。Conの報告は衝撃である。IEのいわゆる高リスクの患者となんらかの原因で免疫不全である状態の人は，よほど気をつけて歯みがきをせねばならない。しかし清潔な口腔であれば，何度歯みがきしようが菌血症リスクは増えないであろうし，歯みがきが必要な不潔な口腔ならば歯みがきで容易に菌血症になるであろう。これはジレンマである。J Am Dent Assoc (2009) では，144人を歯みがきのみ群または単歯を抜歯した群に分けて，参加者の口腔衛生，歯肉炎および歯周炎状態を評価した。ConのCirculation (2008) と同様に，歯みがきもしくは抜歯の前・中および後に採血し，IE関連菌を血液培養した。結果は，歯みがきに関してだけ述べると，歯みがき後の菌血症リスクは，口腔内が清潔でない（平均プラークおよび結石スコアが2以上の）人は，口腔が清潔な人の約3〜4倍まで増加した。また，歯みがき後の出血は，菌血症発症リスクを約8倍増加させた。ということは，ちょっと考えると，「口腔内を清潔にして，出血しないように優しく歯みがきすればよい」ということになる。メタ解析 (2012) でも，プラークスコア［資料1］および歯肉指数［資料2］が歯みがき後の菌血症の有病率を有意に増加させると報告されている。すなわち，「プラークや歯石のある不衛生な歯を荒っぽくみがくとまずい」ということである。

　歯みがきのタイミングは，朝と寝る前の2回を基本とするのがよいとされる。プラークが溜まりやすいのは夜寝ている間なので，口腔内に一番細菌が多い起床直後と，細菌を減らしてから就寝するという意味での就寝前との，2回/日でよいらしい。ひょっとしてわずかに歯肉炎が

あって，毎食後みがくとConに指摘されているようなことがあるやもしれないので，「食事後は歯みがきはせず，歯間ブラシで歯の間につまった食べかすを取る」というので十分だそうである。食後すぐの歯みがきはむしろよくなく，「食後30分間が，プラークを殺菌する効果のある唾液が一番多く出ている時間なので，みがくのは不必要」というような考え方である。しかし，私は歯の間に挟まった餌を歯周病菌に少しの間だけでも与えるのは気に食わないので，起床時と就寝前だけでなく毎食後にも軟らかめの歯ブラシでそっとみがくことにしている。きちんとしたオーラルケアをしていると，軽症の虫歯なら削らなくとも改善する場合が結構ある（Community Dent Oral Epidemiol 2016）ということであるので。

[資料1] プラークスコア
　1本の歯を内・外・左右の4面に分けて，全口腔内でプラークのあった面の合計数の割合。成人の歯は親知らずも含めると全部で32本なので，32×4＝128面のうち，何面にみがき残しがあるのかをパーセントで示した数値。
[資料2] 歯肉指数
　歯肉における炎症の広がりと強さの程度を同時に組み込んだ評価法で，プラークスコアと同じ面の歯肉の点数（0～3点）を合計して歯1本当たりの平均値を同様な計算で数値化したもの。

　　　　　　　　　　＊　　　　　＊　　　　　＊

- J Am Dent Assoc (2009)：Lockhart PB, et al. Poor oral hygiene as a risk factor for infective endocarditis-related bacteremia. J Am Dent Assoc 2009；140：1238-44.
- メタ解析 (2012)：Matthew D. Impact of everyday oral activities on the risk of bacteraemia is unclear. Evid Based Dent 2012；13：80.
　12の試験（歯ブラシ関連7試験，歯科用フロス関連1試験，咀嚼関連4試験）のメタ解析。歯ブラシ後の菌血症発症は，プラークスコア（HR＝2.61）および歯肉指数（HR＝2.77）が高いほど多かった。歯科用フロスおよび咀嚼後の菌血症に関する5つの研究では，口腔衛生，歯肉または歯周病態と菌血症との間に統計的に有意な関連が認められた。
- Community Dent Oral Epidemiol (2016)：Evans RW, et al. The Caries Management System：are preventive effects sustained postclinical trial? Community Dent Oral Epidemiol 2016；44：188-97.

2 中心静脈穿刺は鎖骨下静脈より内頸静脈のほうがよい

Pro | Con

エコーガイドの内頸静脈穿刺を勧める

　内頸静脈は解剖学的に総頸動脈の前外側を走行するので，内頸静脈を穿刺するときに穿刺針を内側に向けると動脈穿刺のリスクが高まる。したがって，総頸動脈の外側で皮膚に対して約45度の角度でやや外側に向けて同側乳頭を目標に穿刺するのが正解である（ランドマーク法）。試験穿刺で逆血があっても，本穿刺では注射針自身の圧力で静脈の前壁が圧迫されて後壁とともに針が貫通してしまって逆血がみられないこともたまにある。押しても反発してこないのが静脈の特徴だが，このようなときは大腿静脈を穿刺するときと同じように内筒を抜いて外筒だけを陰圧をかけながら引いてくると，外筒の先端が血管内に戻ったときに逆血がみられるはずである。そこですかさずwireを挿入する。また，このような内頸静脈の圧排や脱水による静脈の虚脱を緩和するために，本穿刺のときには試験穿刺針を残しておき，本穿刺の際に試験穿刺針の手元のほうを左指で皮膚へ押し付けて，皮膚を基点とするテコのように試験穿刺針の先の方の金属部分で静脈の前壁を静脈の内側から押し上げるという裏技もある。その他のコツは，①頭部をあまり横に向けず内頸静脈と総頸動脈の重なりを少なくする，②内頸静脈を拡張させるために頭部を下げる（もしくは肩枕をする），③本穿刺は試験穿刺の深さから5mm以上深くは押し込まない，④左内頸静脈を穿刺するときは，下方からの深い穿刺や針を大きく外側に向けた場合に胸管を損傷する可能性がある，くらいであろうか。

　最近では，内頸静脈を穿刺する際はエコーガイド下で確実に行うのがよいとされている。首は，動脈穿刺した際には圧迫止血ができないので致死的になる恐れがあるため，確実に穿刺しないといけないからである。これは鎖骨下穿刺にも言えることだが，穿刺針ならまだしも，ダイ

レータやカテーテルを動脈穿刺してしまった場合はあわてて引き抜いてしまいそうになるが，この行為は鎖骨下動脈は直接圧迫止血できないので致死的な胸腔内出血の原因となることがある。いずれにしろ，本穿刺で動脈を穿刺してしまったときは，落ち着いて潔く外科的修復を念頭に置くべきである。これはPCI中にwireがperforationしてしまったときに，wireを残しておけば脂肪塞栓なりなんなり手立てはあるが，あわててwireを引いてしまうともうとっかかりがなくなってお手上げになるのと同じである。どんな手技でも，手技をしている間はあわててはいけない。

さて，鎖骨下静脈穿刺との比較であるが，メタ解析（2003）では，二次元画像によるエコー検査を組み合わせての内頸静脈からの穿刺は成功率が著明に高まったが，鎖骨下静脈の場合はそもそも鎖骨が邪魔になるのでエコーガイドを使いがたい。エコーガイドによる内頸静脈穿刺の安全性はAcad Emerg Med（2010）でも証明されており，中心静脈確保の手技としてエコーガイド下の内頸静脈穿刺が今や標準的手技になっている（J Crit Care 2016）。最近では鎖骨下静脈穿刺時の長軸 viewのエコーガイドも有用であるという報告があるが（Crit Care Med 2015），まだまだ一般的ではない（J Crit Care 2016）。以上から，中心静脈穿刺はエコーガイド下で内頸静脈からにすべきことは明白である。

*　　　　*　　　　*

- メタ解析 (2003)：Hind D, et al. Ultrasonic locating devices for central venous cannulation : meta-analysis. BMJ 2003；327：361.

    18試験（n＝1,646）のメタ解析。成人の内頸静脈へのカニューレ挿入の際のリアルタイムの二次元超音波ガイダンスは，全体的な相対リスクを0.14まで減らした。
- Acad Emerg Med (2010)：Theodoro D, et al. A descriptive comparison of ultrasound-guided central venous cannulation of the internal jugular vein to landmark-based subclavian vein cannulation. Acad Emerg Med 2010；17：416-22.

    エコーガイド下の内頸静脈（USIJ）中心静脈カテーテル挿入と，ランドマーク法（解剖学的な特徴から血管走行の見当をつける従来の方法）による鎖骨下静脈（SC）中心静脈カテーテル挿入の有害事象を比較した前向き観察試験。有害事象は「血腫，動脈カニューレ挿入，気胸，およびカニューレ挿入の失敗」と定義。結果：333人の患者に対し，USIJを 236例，SC を132例施行。SCはUSIJに比し，有害事象が多かった（RR＝1.89）。特に初心者では，SCに限って有害事象が多い傾向にあった（RR＝2.2）。
- J Crit Care (2016)：Soni NJ, et al. Use of ultrasound guidance for central

venous catheterization: a national survey of intensivists and hospitalists. J Crit Care 2016; 36: 277-83.

　2014年11月～2015年1月に実施された横断調査。中央静脈カテーテル挿入時のエコーガイドは，内頸静脈の80％，鎖骨下静脈の31％，大腿静脈の45％に使用されており，エコーガイドの障壁は，①超音波装置の使用可能性が限られていること（28％），②総手技時間が長いと感じていること（22％），であった。また，多くの医師（59％）は鎖骨下静脈穿刺でのエコーガイドに不安を抱えているという報告である。

● Crit Care Med (2015): Vogel JA, et al. Is long-axis view superior to short-axis view in ultrasound-guided central venous catheterization? Crit Care Med 2015; 43: 832-9.

　エコーガイド下の内頸静脈/鎖骨下中心静脈カテーテル挿入中に，長軸または短軸のどちらがよいかを評価するためのランダム化クロスオーバー試験。結果：長軸viewは短軸viewに比し，内頸静脈（RR＝0.4）および鎖骨下静脈（RR＝0.5）ともに手技中の針方向の修正数が減少した。鎖骨下の長軸viewでは短軸viewに比しカテーテル挿入までの時間が短縮したが，内頸静脈では長軸viewと短軸viewとの間に有意な時間差はなかった。静脈後壁貫通の有病率は，内頸部短軸25％，内頸部長軸21％，鎖骨下短軸64％，鎖骨下長軸39％であり，鎖骨下では長軸viewのほうが後壁貫通が少なかった（OR＝0.3）。

Pro	Con

固定と感染の面から鎖骨下静脈アプローチを勧める

　鎖骨下静脈は，解剖学的には鎖骨と第1肋骨の間を通って第1肋骨をまたぐように胸腔内に入っていく。鎖骨下動脈は鎖骨下静脈の背部頭側を走行しているので，穿刺針を鎖骨下から頭部へ向けて深く進めると，動脈を穿刺する危険性が高くなる。鎖骨下動脈は深部にあるので，Proで言われているように圧迫止血は困難であり，鎖骨下動脈を穿刺してしまうと致命的になる可能性がある。

　鎖骨下静脈を穿刺するときは，数センチ程度の肩枕を「脊柱に平行に」入れて頸部を多少後屈させて胸を張る，という体勢がよい。その際，一般的にはいかり肩にするほうが鎖骨と第1肋骨との間隙が広くなって針を進めやすくなるとされているが，むしろ穿刺する側の腕を尾側に引っ張るようにして肩を下げると鎖骨の裏側を鎖骨下静脈がより長く並走するため，この体位のほうが穿刺が容易になると報告されている（Arch Surg 2003，Anesthesiology 2004）。鎖骨中央（乳頭線）～鎖骨外側1/3から切痕方向へ穿刺するのが基本であり（ランドマーク法），胸管

穿刺を避けるためには基本的に右側アプローチを選択する。試験穿刺はカテラン針で施行するべきという意見と，カテラン針を用いるとたわんで気胸の原因になるという意見とがある。なので，カテラン針を用いるときは，上から力を加えて針を湾曲させるようなことはせず，押し付けずに針をまっすぐな状態で進めていくべきである。私はよほど肥満体でない限り，通常の黒針で行っている。これでまず届く。穿刺時に空気が引けたときは，直後に気胸がなくても数時間後に顕在化することがあるので注意すべきである。空気が引けたらその側の気胸が発生するリスクがあるので，両側気胸の発生を避けるためには反対側からの再施行は避けるべきであろう。

内頸静脈穿刺との比較であるが，過去の研究で内頸静脈穿刺は鎖骨下静脈穿刺に比して感染合併症の頻度が高く，致死的になる可能性のある動脈穿刺率が高いという報告がある (Crit Care Med 2002)。これはエコーガイド法が一般的になる以前の報告だが，感染合併率の高さはエコーガイド下でも変わらないはずである。感染は，おそらく穿刺部が毛髪の生え際に近いからであり，固定が不確実なためであろうと思われ，これは大腿静脈穿刺でも同じことが言える。また，内頸静脈穿刺では患者はなにより首にカテーテルを留置されているという不快感があり，これは鎖骨下静脈にカテーテルを留置されている患者にはないはずである。是非ともエコーガイド下の穿刺ということならば，厳密には鎖骨下静脈とは異なるが，鎖骨下静脈より遠位の腋窩静脈からならばエコーガイド下で穿刺可能であり，より安全であるという報告もある (日集中医誌 2009)。

いずれにしろ，ランドマーク法の手技さえ正しく行っていれば合併症はまれなのであって，Acad Emerg Med (2010) で指摘されているように，手技が未熟であるがために合併症の頻度が高まるものである。挿入後に不快感もなくきちんと固定ができ，感染の危険が少ない鎖骨下静脈アプローチの手技をしっかりとマスターすることを勧める。

＊　　　＊　　　＊

- Arch Surg (2003)：Fortune JB, et al. Effect of patient position on size and location of the subclavian vein for percutaneous puncture. Arch Surg 2003；138：996-1000.
- Anesthesiology (2004)：Kitagawa N, et al. Proper shoulder position for subclavian venipuncture：a prospective randomized clinical trial and anatomical perspectives using multislice computed tomography. Anesthesiology

2004;101:1306-12.
- Crit Care Med (2002):Ruesch S, et al. Complications of central venous catheters:internal jugular versus subclavian access:a systematic review. Crit Care Med 2002;30:454-60.

 17の前向き比較試験の内頸静脈(n=2,085)および鎖骨下静脈(n=2,428)カテーテルに関するデータを分析。6つの試験(2,010カテーテル)では,内頸静脈穿刺は鎖骨下静脈穿刺に比し,動脈穿刺が有意に多かった(3.0 vs 0.5%:RR=4.70)。3つの試験(707カテーテル)では,血流感染の発生率は内頸静脈穿刺で8.6%,鎖骨下静脈穿刺で4.0%(RR=2.24)であった。
- 日集中医誌(2009):野村岳志.安全な腋窩静脈穿刺中心静脈カテーテル挿入法.日集中医誌 2009;16:135-8.

個人的解釈

アプローチ部位が限定される場合に注意

 中心静脈カテーテルのアプローチ部位は,主に内頸静脈・鎖骨下静脈・大腿静脈の3カ所であり,大腿は不潔になりやすい,鎖骨下は気胸がこわい,内頸はエコーガイドで安心,ということで,最近では内頸静脈アプローチにすることが多い。しかし,以下のような特殊な状況では,アプローチ部位が限定されることを知っておくべきである。①心肺蘇生中は,鎖骨下アプローチを避けて迅速に行える大腿静脈からのアプローチを first choice とし,蘇生に成功すれば,その後に改めて最適な部位から挿入し直すべきである。②重症の呼吸不全などで高いPEEPをかけて肺が膨らんでいる場合は,気胸を合併しやすいので,鎖骨下静脈穿刺はしない。③気胸症例では内頸静脈にしろ鎖骨下静脈にしろ,「罹患側から」のアプローチまたは大腿静脈穿刺を行う。両側気胸を避けるために,決して健常側から内頸静脈や鎖骨下静脈穿刺を行ってはいけない。④出血傾向がある場合は,基本的に用手止血が容易な大腿静脈アプローチにすべきで,用手止血が困難な鎖骨下静脈穿刺は禁忌であり,どうしても内頸静脈穿刺をするときには必ずエコーガイド下とする。

 また最近,半座位で中心静脈カテーテルを抜去した際に空気塞栓した事故が報告された。脱水などで静脈圧が低い場合や,努力様呼吸で息止めができない場合には,先端が血管内に挿入された穿刺針の内腔が大気へ開放されたときに空気が流入し空気塞栓を合併することがある,ということは常識として知っておくべきである。大量の空気塞栓はそれに見合った肺梗塞をきたす可能性があり,逆行性塞栓で脳梗塞を合併する危

険性すらある。予防策は，①内頸静脈・鎖骨下静脈穿刺のときは必ず頭部は低位にすること，②自発呼吸下では吸気時に胸腔内圧が陰圧になって空気が流入しやすくなるので，十分な吸気の後に呼気相の開始直前で息止めさせるか，もしくは患者の自然呼気時に手早く操作を行うこと，③手技中は針やカテーテルの遠位端の開口部は閉じておくこと，である。

さて，盲点になるところだが，中心静脈カテーテルはどこまで深く挿入すればいいかを明示した文献を紹介する (Br J Anaeth 2006)。右房から左の腕頭静脈にかけての部位を，心臓に近いほうから3つに分けて，それぞれ，

Zone A　右房上部〜上大静脈下部
Zone B　上大静脈上部〜左右腕頭静脈合流部
Zone C　上大静脈へ合流する左腕頭静脈の近位部

とする。

右側の鎖骨下または内頸から挿入したカテーテルは，Zone Bに留置することが望ましい。Zone Aでは，心タンポナーデや奇静脈への迷入の恐れがあるので，そこまで深く入っていればカテーテル先端が大動脈弓と気管分岐部の間に位置するまで引き抜いて，必ずもう一度胸部X線で確認する。右からのアプローチはこの1点なのでわかりやすい。これが基本である。

問題は左からのアプローチである。左の鎖骨下または内頸から挿入したカテーテルは，Zone Bに先端があると，使用するカテーテルの硬さと曲がりの悪さによっては先端が上大静脈の壁に当たって穿孔をきたす危険性が極めて高いので，左からの挿入でこの位置にカテーテルを留置するのは禁忌である。とは言っても，より右房に近いZone Aでは，Zone Bに比較すると危険性は低いが，上大静脈穿孔から心タンポナーデの危険性があるので，上大静脈とカテーテルの長軸が平行になるように，右房のごく近くまで十分な長さを挿入する必要がある。逆に，Zone Cでは，血管合流部のため血流速度が緩やかになり，血栓形成のリスクが高くなる。したがって，心血管作動薬の投与時や担癌患者・妊婦など凝固が亢進している患者では，柔らかいカテーテルでZone Aに留置するほうが適切であり，一方，マルチルーメンで側孔のあるカテーテル，硬質で太径のカテーテル，高カロリー輸液のみが目的の場合は，Zone Cに留置するほうが適切，ということになる。これが左から挿入する際に悩ましい点の1つである。左からのアプローチのもう1つの悩

ましい点は，鎖骨下にしろ内頸にしろ，穿刺時の胸管損傷の問題がある。やはり，左側からのアプローチは可能な限り避けるべきであろう。

*　　　　*　　　　*

● Br J Anaeth (2006)：Stonelake PA, et al. The carina as a radiological landmark for central venous catheter tip position. Br J Anaeth 2006；96：335-40.

閑話休題

勘違い

　そもそも平等というのは，個人の能力，仕事の結果に対してそれ相応に評価する，ということであろう。能力の高低，結果の出来・不出来に関係なく同様に評価するというのは，平等ではなく均一ということであって，これは不平等の最たるものである。結果を出したものが正当に評価されるということが，平等ということであろう。結果というのは運も込みで，運が悪ければ結果も出まい。でも，それはそれで仕方がないのであり，運が悪くて結果が出なければ低い評価でも甘んじて受け入れるべきであって，結果も出せないくせに平等という権利を主張するというのはいかがなものか。

　または，差別という言葉がある。同じことをしていて扱いが違えば，それは差別ではあるが，別の価値観で別の行動をしているがために扱いが違うのであれば，それは区別という。自分の都合で別のことをしていたら当然，区別されるわけであって，それを同じ扱いにせよというのはおかしい。それこそ不平等というものだ。そもそも，同じことをしていても何かの運で扱いが違ってしまう，ということは世間一般によくあることである。

　これらのことは，医学・医療のなかでのことを言っている。平等にしろ差別にしろ，細かなことに目くじらを立ててあげつらう。いつからこのような厚かましい社会になってしまったのか。

3 過換気症候群にペーパーバッグ法はしてはいけない

Pro	Con

推奨されない

　過換気症候群にペーパーバッグ法が勧められない理由は2つある。まず①過換気症候群は除外診断であるから，そして②過換気症候群へのペーパーバッグ法そのものが危険であるから，である。

　①：よっぽど若年で，非典型的な胸痛や動悸，四肢のしびれ感，手指のテタニーなどの身体所見が認められ，ルームエアでの血液ガス所見で血中二酸化炭素分圧（$PaCO_2$）が非常に低く血中酸素分圧（PaO_2）が非常に高い場合には過換気症候群の可能性を考えてもいいかもしれないが，そうでなければ，「過呼吸」の患者を見たときはその原因疾患をまず鑑別せねばならない。過呼吸をきたす疾患は，呼吸器系疾患（肺炎，気管支炎，COPDなど）・肺塞栓・頻脈性不整脈・急性心筋梗塞・糖尿病性ケトアシドーシスなど多種多様であるが，そういうれっきとした疾患ではなく，なんらかの「痛み」だけで過呼吸になる可能性も十分にある。そうでなくてもまず，SpO_2が下がっている場合には心肺の器質的な疾患を想定して検索せねばならない。特に急性心筋梗塞であっても，RCAの心筋梗塞や長い経歴の糖尿病を背景にもつ心筋梗塞では，典型的な胸痛がない例がかなりの頻度で存在する。教科書的な胸痛がなくても，心筋梗塞は否定できないのである。また，比較的若年の患者では，心肺の器質的な疾患であっても過呼吸によって酸素化が十分に保たれてSpO_2が正常であることがあるので，低酸素血症でなくても重篤な基礎疾患は否定はできない。まず，心電図・胸部X線写真・採血で重篤な疾患を除外せねばならない。これらの基礎疾患の患者に間違ってペーパーバッグ法を施行すると，容易に低酸素血症に陥る。そういうことが，Ann Emerg Med（1989）で3例の症例提示とともに，はじめて注意喚起された。

②：通常は過換気症候群は予後良好だが，鑑別診断で過換気症候群だったとしても，このペーパーバッグ法そのものが危険な場合がある。過換気症候群後の無呼吸（posthyperventilation hypoxia）という病態である。この病態はおそらく，過換気による末梢の化学受容体の反応だろうと推察されている（Chest 1997, J Appl Physiol 2006）。これで重症の低酸素血症に陥った症例（Chest 1976）や死亡例（NEJM 1966）などの報告があるが，一般的にはあまり知られてはいない。こういう合併症が起こったとき，ペーパーバッグ法によるPaO_2の低下は病態をさらに悪化させる可能性が極めて高いのである。

過換気の患者を見たら，まず原因疾患の検索。原因疾患がなく，過換気症候群に典型的な身体所見と血液ガス所見があれば，腹式呼吸でゆっくりと浅い呼吸をさせていると自然とおさまってくるものである。ペーパーバッグ法は行う必要もないし，それ自体が危険なのである。

＊　　　＊　　　＊

- Ann Emerg Med (1989)：Callaham M. Hypoxic hazards of traditional paper bag rebreathing in hyperventilating patients. Ann Emerg Med 1989；18：622-8.

  提示された例は，

  症例1：過換気症候群の既往のある20歳の女性。後腹膜膿瘍の手術後の入院中に呼吸困難を訴えた際に，ナースが過換気症候群と判断してペーパーバッグ法を行わせた。施行後数分で心肺停止となり死亡。死因は肺塞栓症。

  症例2：悪心を訴えた68歳の女性。呼吸回数が多いことを理由に，コメディカルがペーパーバッグ法を行わせた。施行中に痙攣を起こして卒倒した。結局は救命されたが，卒倒の原因は急性心筋梗塞による心室細動であった。

  症例3：胸痛・胃痛・手の震えが主訴で救急コールした42歳の女性。当日に担当した救急隊員は過換気症候群と判断して，ペーパーバッグ法を行わせた。施行後すぐに嘔吐し，その後，自家用車で病院に向かう途中で心停止。死因は急性心筋梗塞。

- Chest (1997)：Chin K, et al. Hypoxic ventilatory response and breathlessness following hypocapnic and isocapnic hyperventilation. Chest 1997；112：154-63.

- J Appl Physiol (2006)：Xie A, et al. Influence of arterial O_2 on the susceptibility to posthyperventilation apnea during sleep. J Appl Physiol 2006；100：171-7.

- Chest (1976)：MacDonald KF, et al. Posthyperventilation apnea associated with severe hypoxemia. Chest 1976；70：554-7.

  バランスビームから落下して下顎骨と鼓室蓋を骨折した14歳の女性。入院13日後に，重度の過換気の遷延に引き続いて$PaO_2=25mmHg$という重度

のposthyperventilation hypoxiaを発症。死腔を広げることと塩酸クロルプロマジンを投与することで治療された。
- NEJM (1966)：Bates JH, et al. Death after voluntary hyperventilation. N Engl J Med 1966；274：1371-2.

Pro	Con

今までそうしてきた人たちはどうするの？

 Proの言うとおりなのだが，過呼吸による過換気で$PaCO_2$が低下して呼吸性アルカローシスになると，それに従って脳血管が収縮し脳血流が低下するのが原因で意識低下を起こすことがある。また，アルカローシスでは血中のCaイオンが血漿蛋白と結合してしまい，血中Ca濃度が低下することで四肢のしびれ感や手指のテタニーが生じる。それによって，本人は酸素不足感を感じると同時に強い不安感に襲われ，さらに過呼吸になるという悪循環に陥る。この病気の発症は往々にして心理的要因が大きく，繰り返し発作に見舞われる患者も多い。そういう患者に対しては，今までは（少なくとも1990年代までは）救急外来でペーパーバッグ法を指導しており，患者本人も「来そうだ」というときにあらかじめペーパーバッグ法を行うことによって発作を未然に防いできた，という経緯がある。この事前のペーパーバッグ法は，その効果はともかく（すなわちプラセボ効果かもしれないが），心理的要因で発作が反復する患者には一定の効果があったと思われる。ところが，Ann Emerg Med (1989)でペーパーバッグ法を行って悪い事態に陥った3例が報告され，一気に流れが変わってしまった。この論文に報告されている重篤な転帰の3例（2例は死亡）のうち，1例は20歳の女性で肺塞栓症例，あとの2例は68歳と42歳の急性心筋梗塞症例であった。もともと過換気症候群ではなく，低酸素血症ないし痛みによる過呼吸であり，ペーパーバッグ法の適応ではなかった症例である。すなわち，誤診ということになる。誤診というよりも，そもそもこの3名は医師の診断を受けておらず，コメディカルの「過換気症候群に違いない」という判断でペーパーバッグ法を行っている。この3例とも，血液ガス検査・心電図検査・生化学検査をしていれば過換気症候群とは誤診しなかったであろう症例である。もちろんそういう症例（肺塞栓や急性心筋梗塞）にペーパーバッグ法は禁忌で，逆に酸素投与するべきだが［参考］，過換気症候群そのものに

ペーパーバッグ法は禁忌ではないはずであろう。Proで注意喚起されているposthyperventilation hypoxiaも，PaO$_2$モニターでしばらく観察していれば未然に防げる話である。

したがって，ペーパーバッグ法の全否定ではなく，「安易に過換気症候群と診断してペーパーバッグ法を行ってはいけない。過呼吸の患者は，その原因検索をしっかりすべきである」というのが答えである。

[参考] 急性心筋梗塞に対しては，ルーチンの酸素投与は無用（むしろ有害）であるという報告がある。まあ，em-PCIできれいに広げておきさえすれば，末梢部位がculpritのAMIでは酸素は必要ないのだろうが，広げていてもLADの近位部などでは軽く酸素を流しておいたほうが安全であろう。今は良くても，急変は十分あり得る。悪くなってからあわてて投与しても効果は限られるし，第一，24時間ずっと監視してはおれんでしょうに。この考えの根拠になった臨床試験は以下の2つだが，いずれも問題がある。

● DETO2X-SWEDEHEART (2017)：Hofmann R, et al. DETO2X-SWEDEHEART Investigators. Oxygen therapy in suspected acute myocardial infarction. N Engl J Med 2017；377：1240-9.

低酸素血症のないSTEMI（n＝6,629）への酸素投与の前向きランダム化比較試験。結果：酸素投与群は無酸素群に比し，1年後の全死亡に有意な群間差はなし（5.0 vs 5.1％：HR＝0.97，p＝0.80）。1年後の心筋梗塞再発による再入院（3.8 vs 3.3％），全死亡，全死亡＋心筋梗塞再発による再入院（8.3 vs 8.0％）も差なし。ただし，対象例はAMI疑い例であり，結局約20％は心筋梗塞ではなかったということだが，それらも解析に含めている。

● AVOID (2015)：Stub D, et al. on behalf of the AVOID Investigators. Air versus oxygen in ST-segment-elevation myocardial infarction. Circulation 2015；131：2143-50.

SpO$_2$≧95％のSTEMI（n＝441）への酸素投与の前向きランダム化比較試験。結果：酸素投与群は無酸素群に比し，平均ピークTnに差なし（57.4 vs 48.0μg/L，p＝0.18），平均ピークCPKは大（1,948 vs 1,543 U/L，p＝0.01），心筋梗塞再発率が大（5.5 vs 0.9％，p＝0.006），重症不整脈の頻度が高く（40.4 vs 31.4％，p＝0.05），6カ月後の心筋梗塞サイズが広かった（20.3 vs 13.1 g，p＝0.04）。ただし，この試験の対象は，無酸素群でもSpO$_2$＜94％になればSpO$_2$≧94％になるように酸素を投与されている（7.7％）。

個人的解釈

根拠のない古い因習の1つ

Proの言うことも，Conの言うことも，一理ある。整理すると，まず「過換気症候群ではない過呼吸を呈する疾患に，ペーパーバッグ法はしてはいけない」。これについてはProもConもagreeであろう。意見が分かれるのは，「確実に過換気症候群である症例に，ペーパーバッグ法はしてはいけないのか？」で，Proは「いけない」，Conは「よい」ということである。ここで議論すべきは，はたしてペーパーバッグ法はそれほど効果のある方法か，ということである。

Ann Emerg Med（1989）では，問題になっている3症例以外に報告されているのは，平均年齢36歳の健常者20名に実際にペーパーバッグで3分間再呼吸法を行って，PaO_2と$PaCO_2$の推移を30秒ごとに計7回測定した試験結果である。結果は，施行前値に比し，$PaCO_2$（mmHg）は＋38.7→＋40.2→＋40.5→＋40.7→＋41→＋41.3とほぼ40mmHg程度の上昇で上がり止まったが，PaO_2（mmHg）は－15.9→－20.5→－22→－23.6→－25.1→－26.6と徐々に低下していき，7名は－26mmHg，4名は－36mmHg，1名は－42mmHgまで低下した。すなわち，ペーパーバッグ法は$PaCO_2$を上げる治療法ではなく，つまり呼吸性アルカローシスを改善する方法ではなく，PaO_2を下げる治療法なのだということである。したがって，ペーパーバッグ法を行ったからといって，過換気症候群による呼吸性アルカローシスの症状（脳血管の収縮からの意識低下，四肢のしびれ感，手指のテタニー）は改善しない。「この治療法で良くなる」という安心感から自然と過呼吸がおさまっていく，というのが改善機序である。この論文で報告された問題の3例は，ペーパーバッグ法でおそらくPaO_2は下がっただろうが，自分1人で行う環境であったために，過呼吸はそのままで$PaCO_2$は下がったままPaO_2が下がっただけであったのだろう。そこに低$PaCO_2$による呼吸抑制と低PaO_2による現疾患への悪影響が同時に来て，まずい事態に陥ったということが推察される。最悪の事態である。どうもペーパーバッグ法の効果の機序は，これで大丈夫だ，安心だ，助かった，というような不安の解消が過呼吸の悪循環を断ち切るという，ただそれだけのことのようである。ならば，単にゆっくりと浅く呼吸するだけでよいのではないか。周りにそれがわかっている人がおればそういう呼吸を指導できるが，そうでなけ

ればペーパーバッグ法で呼吸が落ち着いたのは呼吸抑制がかかったためということになって，これは危ない治療法である．やはりペーパーバッグ法は根拠のない方法であった，ということで，Proの勝ち．

　同じような，昔から常識的に当然のように行われているが実は効果はなかった，という処置がある．血圧低下のショック時には脚を上げて血圧を保持するというやり方で，ショック体位とも言われるTrendelenburg体位（仰臥位・頭部低位・腰部高位）がそうである．この体位または脚のみ上げるmodifiedした体位が，血圧が低下した際にはコメディカルによってよく反射的に行われている．この体位をとることによって，右心系への静脈還流が増加し，心拍出量が増し，血圧が上がり中枢への血流を保つ，とまことしやかに言われているが，実はそのような効果はない．そもそも静脈のコンプライアンスは非常に大きいので，hypovolemia例（Ann Emerg Med 1994），normovolemia例（Am J Crit Care 1994）でその体位をとって一時的に下肢静脈と中心静脈の圧較差ができても，すぐに中枢側の静脈拡張により圧が吸収されて圧較差はなくなってしまい，静脈還流は増加せず心拍出量も増加しないということがすでに1990年代に証明されている．むしろ，この体位によって脳浮腫が助長されたり，横隔膜挙上による呼吸機能が低下したりする可能性もあるので推奨されていないが（Am J Crit Care 2005），いまだに行われている施設も多くあるようだ．

　　　　　　　　　＊　　　　　＊　　　　　＊

- Ann Emerg Med (1994)：Sing RF, et al. Trendelenburg position and oxygen transport in hypovolemic adults. Ann Emerg Med 1994；23：564-7.
  PCWP≦6mmHgの低体温症患者に対するTrendelenburg体位によって，平均動脈血圧（mmHg）は64.9±4.9から75.6±3.5（p<0.05）に増加し，PCWP（mmHg）は4.6±1.1から7.9±0.8に増加し（p<0.05），全身血管抵抗（dyne・sec/cm^5）は2,302±199から2,965±210に上昇した（p<0.05）．心拍出量・酸素運搬量・酸素消費量・酸素摂取率に有意な変化はなかった．したがって，Trendelenburg体位による血圧上昇は血流や組織酸素化の改善とは関連がなかった．
- Am J Crit Care (1994)：Ostrow CL, et al. The effect of Trendelenburg and modified Trendelenburg positions on cardiac output, blood pressure, and oxygenation：a preliminary study. Am J Crit Care 1994；3：382-6.
  Trendelenburg体位とmodified Trendelenburg体位が心拍出量・心係数・平均動脈圧・全身血管抵抗・酸素化には影響しないことを示した．
- Am J Crit Care (2005)：Bridges N, et al. Use of the Trendelenburg position as the resuscitation position：to T or not to T? Am J Crit Care 2005；14：364-8.

4 急性心原性肺水腫では気管内挿管よりもまずNPPV

Pro | Con

まずはNPPV，それでほとんどの場合しのげる

非侵襲的陽圧換気療法（non-invasive positive pressure ventilation：NPPV）は急性心原性肺水腫の治療の第一選択として推奨されており，NPPVガイドライン改訂第2版（2015）ではエビデンスレベルⅠ，推奨レベルAである。これで気管内挿管を回避できれば，気管内挿管に伴う様々な合併症を回避することができる。

32の報告（n＝2,916）のメタ解析（2013）では，NPPVは標準的な医療に比し，急性心原性肺水腫例の院内死亡率（RR＝0.66）および気管内挿管（RR＝0.52）を有意に減少させ，入院期間にこそ差はなかったが，集中治療室滞在を約1日短縮させた。また，NPPV使用による有害事象（特に呼吸状態の悪化および昏睡）は少なかった。さらに，無作為割付けされたオープン試験である3CPO（2008）では，標準的な酸素投与とNPPVが比較された。この試験ではNPPVによる生命予後改善効果こそ実証できなかったが，標準的な酸素投与に比しNPPVは治療開始1時間後に呼吸困難感・心拍数・アシドーシス・高CO_2血症が改善した。本試験の対象例が平均してPaO_2は約100 mmHg，$PaCO_2$は約57 mmHgという軽症であったために生命予後改善が実証できなかった可能性が高く，NPPVの有用性にはゆるぎはない。

以上のような良い結果から，心原性肺水腫のレジストリーであるADHERE Registry（2008）のデータベースでは，人工呼吸管理を要した心原性肺水腫の約7割でまずNPPVが試されており，最初から気管内挿管された例〔迅速導入気管内挿管（rapid sequence intubation：RSI）〕は約3割足らずであった。また，まずNPPVを施行したうちの96％がNPPVだけで心原性肺水腫が改善しており，気管内挿管に移行せざるを得なかった〔遅延導入気管内挿管（delayed sequence intubation：DSI）〕

のは残りの4%だけであった。すなわち「まず非侵襲的なNPPVをトライすると、ほとんどがそれだけでまかなえて、まれにまかなえなかった場合には、いよいよ気管内挿管する」という形が実際的であろうと思われる。このDSIはJ Emerg Med (2011)で提唱されたものであり、本来は気管内挿管手技の際の一時的な酸素飽和度低下を避けるために「まず仮に非侵襲的な方法で酸素飽和度を十分に上げておこう」という考え方であるのだが、「仮に」ではなくなるほど器具や手技が洗練されてきたということであろう。それで、多くの場合に気管内挿管しなくてよくなってしまうのであるから。

急性心不全のクリニカルシナリオでいえば、血圧が低下したCS3と右心不全のCS5以外では、「まず初期治療で酸素投与を行い、適応があればNPPVに移行する」というのが通常である。CS1・CS2・CS4の呼吸管理は、ほとんどの場合、この非侵襲的な方法だけでまかなえる。

* * *

- NPPVガイドライン改訂第2版 (2015): 日本呼吸器学会NPPVガイドライン (改訂第2版) 作成委員会. NPPV (非侵襲的陽圧換気療法) ガイドライン. 日呼吸誌 2015; 4: 262-71.
- メタ解析 (2013): Vital FM, et al. Non-invasive positive pressure ventilation (CPAP or bilevel NPPV) for cardiogenic pulmonary oedema. Cochrane Database Syst Rev 2013; 5: CD005351.
- 3CPO (2008): Gray A, et al. for the 3CPO Trialists. Noninvasive ventilation in acute cardiogenic pulmonary edema. N Engl J Med 2008; 359: 142-51.
- ADHERE Registry (2008): Tallman TA, et al. for the ADHERE Registry. Noninvasive ventilation outcomes in 2,430 acute decompensated heart failure patients: an ADHERE Registry Analysis. Acad Emerg Med 2008; 15: 355-62.

Acute Decompensated Heart Failure National Registry (ADHERE) で、換気なし群、NPPV成功群、NPPV失敗群、および気管内挿管群の4群 (n=37,372) の特徴および結果を後ろ向きに比較した。結果：換気群のうち、NPPV成功群は1,688人 (69.5%)、NPPV失敗群が72人 (3.0%)、気管内挿管を必要としたのは670人 (27.6%) であった。NPPV失敗群は、NPPV成功群 (89.6±10%) または気管内挿管群 (88±13%; $p<0.017$) と比較して酸素飽和度が低かった (84±16%)。気管内挿管群は、NPPV成功群よりも多くの血管作用薬を必要とした ($p<0.001$)。NPPV失敗群は気管内挿管群に比し、入院中の治療に差はなかったが、より高率に血管拡張薬を必要とした (68.1 vs 54.3%, $p=0.026$)。院内死亡率は、NPPV成功群：7.9%、NPPV失敗群：13.9%、気管内挿管群：15.4%であった。リスク調整後、NPPV失敗群 vs 気管内挿管群の死亡率は1.43に増加したが、有意な差ではなかった。

● J Emerg Med (2011): Weingart SD. Preoxygenation, reoxygenation, and delayed sequence intubation in the emergency department. J Emerg Med 2011; 40: 661-7.

| Pro | Con |

あくまで軽症例のみ

これはある意味，降参である。確かにNPPVは簡便で，かつてはセデーションをかけて気管内挿管をし，人工呼吸器で管理していたような心原性肺水腫例の呼吸管理を非侵襲的に行えるメリットは計り知れない。

しかし，そういう風潮のなかで気をつけておくべきことがある。NPPVの禁忌である。NPPVは意識下の自発呼吸下で行うので，非協力的，不穏，意識障害のある患者，自発呼吸のない患者には，そもそも不可能である。また，誤飲の可能性が高い場合，嘔吐の可能性が高い場合，気道の分泌物が多い場合，患者自身が排痰できない場合も危険である。嘔吐から誤飲・窒息，という事態は避けねばならない。また，消化管の通過障害がある場合は，空気嚥下（呑気）によって思わぬ合併症が現れることもある（通過障害がなくても，NPPV施行時は胃管留置が必須である）。典型的な肺水腫で泡沫様喀痰を排出しているような場合や，呼吸苦で落ち着いて話を聞けないような状態も，NPPVは適さない。そういう際には，あくまでNPPVにこだわって苦労してうだうだするよりも，麻酔下にさっと気管内挿管してしまったほうがかえって安全であろう。そう考えると，NPPVは心原性肺水腫であっても比較的軽症の例に適応があるのであろう。ADHERE Registry (2008) でも，NPPV失敗群はNPPV成功群や気管内挿管群に比し，酸素飽和度が低かった。そういう重症例では，気管内挿管の手技さえ成功すれば，より確実に気管内へ酸素を届けることができ，酸素飽和度の上昇をより早期に達成できるのは間違いない。比較的重症の呼吸不全例へのCPAP療法は，院内死亡率と集中治療室在室期間を改善し得ず，かえって合併症を増やしたという無作為割付け試験 (Lancet 2000) の結果もあるのである。「なんでもかんでも，まずNPPV」という安易な考えはやめたほうがよい。

また，DSIでNPPVから気管内挿管に移行するタイミングも，実は悩ましい。もちろん重症度が高い場合は直ちに移行すべきだが，その基準

がないのが実情である。経験的には，始めるや否や同調不良や血圧低下ないし心拍数上昇がみられた場合は当然として，NPPV施行1時間程度後でも血液ガス改善傾向がみられない場合，頻呼吸（おおよそ35回/min以上か）が改善しない場合，意識状態が低下してきた場合には，早々に気管内挿管に移行するほうが安全であろう。心原性肺水腫に対するNPPVがこれほど広まってきているので，ぜひとも統一した移行基準が提唱されるべきと思われる。

もう1点，DSIで気管内挿管に移行するときに，気管内挿管の手技自体に自信がなければ，人の常としてどうしても移行のタイミングが遅れがちになる。NPPVが広まれば広まるほど，医師は気管内挿管をする機会が減り，挿管手技に自信がもてなくなりがちである。ここはしっかりと手技の研修をして，「人の常」が入り込む余地をなくしておかねばならない。NPPVは，やるべきことをやるべきときにちゃんとできて，そのうえでの話である。やるべきことをやるべきときにできない者が，小手先で手を出す手技ではない。

いずれにしても，NPPVはあくまでも軽症例が対象で，重症の心原性肺水腫は気管内挿管して確実に気管内へと酸素を届けることが重要であると考える。

＊　　　＊　　　＊

● Lancet (2000)：Masip J, et al. Non-invasive pressure support ventilation versus conventional oxygen therapy in acute cardiogenic pulmonary oedema : a randomised trial. Lancet 2000；356：2126-32.
　両側性肺水腫によって$PaO_2/FIO_2≦300mmHg$でICUに入室した連続123名への，酸素療法単独（n＝61）vs CPAP＋酸素療法（n＝62）の生理学的効果および臨床効果を比較したランダム化試験。結果：1時間の治療後，CPAP群は酸素療法単独群に比し，治療への反応が良く（$p<0.001$），PaO_2/FIO_2中央値は大きかった（203 vs 151 mmHg）。しかし，CPAP群は気管内挿管率（34 vs 39％），院内死亡率（31 vs 30％），集中治療室の滞在期間（6.5 vs 6.0日）を改善することはできず，より多くの有害事象が生じた（18 vs 6例：$p=0.01$）。

個人的解釈

患者の協力を得るための鎮静

Conで注意されているように，NPPVは患者自身の協力を必要とする

ので，患者がそれなりに「わけがわかった」状況でないと使用できない。といっても，心原性肺水腫で呼吸困難になっている状態では，よほど心不全増悪を繰り返して慣れているのでなければ，普通はパニックになっていて協力どころではなくなっているはずである。そこで，ある程度は意識レベルを落とす（鎮静）ということが必要になるが，あまり落としすぎると自発呼吸も抑制されてNPPVができなくなるので，その程度が難しい。これもまた，何をどうすればよいかという実際的な基準がない。NPPV使用に関するサーベイを見ると，NPPV中の鎮静は，2007年の報告（Crit Care Med 2007）では，欧州で24％，米国では41％に行われており，本邦の報告では56％（日集中医誌 2012）に行われているということで，比較的一般的である。これは，心原性肺水腫に限定せずに，NPPVを装着した患者の9〜22％（Lancet 2000, JAMA 2000, Am J Respir Crit Care Med 2001）がマスクの不快感を理由にNPPVを継続できなかった，ということから考えると，ある程度の鎮静はNPPVを継続するにあたって有用だからなのだろう。

　さて，NPPV開始直後からいきなり鎮静を行うことに対する反対意見もあるが（Chest 2014），行う場合には，呼吸抑制が軽度であり，譫妄の誘発も少ないデクスメデトミジン（プレセデックス®）が使用されることが比較的多い（Curr Ther Res Clin Exp 2010, Intern Med 2012）。デクスメデトミジンは，ベンゾジアゼピン系薬やプロポフォールなどのGABA受容体作用薬と違って，中枢のα$_2$受容体に作用する鎮静薬である。睡眠と覚醒を調節している脳橋の青斑核内のα$_{2A}$受容体に直接作用して，ノルアドレナリンの分泌を抑制し鎮静作用を発現するので，デクスメデトミジンの鎮静作用は自然睡眠に近く（Anesthesiology 2003），患者は呼びかけや身体刺激で容易に開眼することが特徴である。つまり，ぼやーっとしておとなしくなる，ということで，最近は長時間のカテーテル治療やアブレーション手技中に比較的安易に使用されている。もちろん軽度の鎮静が目的なので，loadingはせず維持量をそのまま投与して，鎮静レベルを鎮静スケール（RASS［参考］）0〜−2に浅く保つほうが無難であろう。

［参考］RASS（Richmond Agitation-Sedation Scale）
　　鎮静下に人工呼吸管理を受ける患者の鎮静深度評価指標（−5〜+4）。+は興奮，−は鎮静。0は意識が清明で落ち着いている状態，−2は「呼びかけに

対してアイコンタクトはするが10秒未満しか続かない」という状態。+4：闘争的，+3：高度な不穏，+2：不穏，+1：落ち着きがない，0：覚醒/穏やか，-1：傾眠，-2：浅い鎮静，-3：中程度鎮静，-4：深い鎮静，-5：覚醒せず，とスコアリングする。

* * *

- Crit Care Med (2007)：Devlin JW, et al. Survey of sedation practices during noninvasive positive-pressure ventilation to treat acute respiratory failure. Crit Care Med 2007；35：2298-302.
- 日集中医誌 (2012)：日本集中治療医学会規格・安全対策委員会，日本集中治療医学会看護部会. ICUにおける鎮痛・鎮静に関するアンケート調査. 日集中医誌 2012；19：99-106.
- JAMA (2000)：Delclaux C, et al. Treatment of acute hypoxemic nonhypercapnic respiratory insufficiency with continuous positive airway pressure delivered by a face mask：A randomized controlled trial. JAMA 2000；284：2352-60.
- Am J Respir Crit Care Med (2001)：Carlucci A, et al. SRLF Collaborative Group on Mechanical Ventilation. Noninvasive versus conventional mechanical ventilation. An epidemiologic survey. Am J Respir Crit Care Med 2001；163：874-80.
- Chest (2014)：Devlin JW, et al. Efficacy and safety of early dexmedetomidine during noninvasive ventilation for patients with acute respiratory failure：a randomized, double-blind, placebo-controlled pilot study. Chest 2014；145：1204-12.

 早期にデクスメデトミジンを使用しても，NPPV耐性を改善しなかった（OR=1.44，p=0.54）。デクスメデトミジン使用によってプラセボに比し，より長時間のNPPVに耐え得たが（37 vs 12hr，p=0.03），換気期間は同等で（3.3 vs. 3.8日，p=0.52），より深い鎮静を必要とした（SAS≦2：25 vs 0%，p=0.04）。

- Curr Ther Res Clin Exp (2010)：Senoglu N, et al. Sedation during noninvasive mechanical ventilation with dexmedetomidine or midazolam：A randomized, double-blind, prospective study. Curr Ther Res Clin Exp 2010；71：141-53.

 NPPVの鎮静におけるデクスメデトミジンとミダゾラムの有効性と血行力学およびガス交換に対する効果を比較した，ランダム化二重盲検試験（n=40）。結果：両群ともに，Ramsay Sedation Score (RSS)[1]レベルが有意に上昇し，Riker Sedation-Agitation Scale (RSAS)[2]レベルおよびBispectral Index (BIS)[3]値は，ベースラインと比較して負荷投与後に有意に減少した（p<0.05）。デクスメデトミジン群はミダゾラム群に比し，投与4時間後にはRSSレベルが有意に低く（p<0.05），投与8時間後にはRSASレベルが有意に高かった（p<0.01）。BIS値は終始デクスメデトミジン群で有意に高かった（p<0.05）。呼吸数およびガス交換値は，両群で差はなかった。注入用量の変更が必要とされた回数は，ミダゾラム群（3人はそれぞれ1回，1人

は2回，3人はそれぞれ3回）よりもデクスメデトミジン群（2人が1回ずつ）で少なかった（p<0.01）。したがって，デクスメデトミジンとミダゾラムはNPPV時の鎮静薬として有効であるが，デクスメデトミジンのほうが投与量の調節が少なくてすんだ。

[1] Ramsay Sedation Score (RSS)：BMJ 1974；2：656-9

スコア	鎮静状態
SS1	不安，不穏状態
SS2	協力的，協調性があり，落ち着いている
SS3	命令にのみ反応，眉間の叩打や大きい声に反応する
SS4	眠っているが刺激に対してはっきり反応する
SS5	眠っており刺激に対してのろのろした反応
SS6	無反応

[2] Riker Sedation-Agitation Scale (RSAS)：Crit Care Med 1994；22：433-40

スコア	鎮静状態
7	危険な不穏
6	高度な不穏
5	不穏
4	穏やか/協力的
3	鎮静
2	過剰鎮静
1	覚醒せず

[3] Bispectral Index (BIS)：J Anesth 2010；24：394-8.

　麻酔深度を脳波を分析し数値化した値。0～100の数値で表され，完全な覚醒状態が100，鎮静が深まるにつれて値が小さくなる。全身麻酔下の手術での最適BISは40～60である。

- Intern Med (2012)：Huang Z, et al. Dexmedetomidine versus midazolam for the sedation of patients with non-invasive ventilation failure. Intern Med 2012；51：2299-305.
- Anesthesiology (2003)：Nelson LE, et al. The alpha2-adrenoceptor agonist dexmedetomidine converges on an endogenous sleep-promoting pathway to exert its sedative effects. Anesthesiology 2003；98：428-36.

5 敗血症性ショックへのβ遮断薬投与は有効

Pro | Con

必須の薬剤

 敗血症性ショックで多臓器不全に至った場合の死亡率は高い。なので，敗血症を治療するにあたっては，原因となっている感染の制御へのアプローチは当然として，重要臓器の機能を維持するために，発症早期からの積極的な輸液と心血管作動薬による臓器灌流の維持が重要である。敗血症の循環動態は，hypovolemicでない限り，末梢血管抵抗の低下と高心拍出状態（hyperdynamic state）が特徴である。

 この状態に対応して重要臓器の機能を維持するためには，かつては，①心拍出量を増加させて，基礎代謝が亢進した組織への酸素供給量を増やすことが重要である，と考えられた。しかし，心拍出量を増加させて酸素供給量を増やしても予後が改善しないことが大規模な臨床試験で報告され（NEJM 1994，NEJM 1995），酸素供給量を増やす目的で正常以上に心拍出量を増加させるという治療法は現在では無効であるとされている。では，重要臓器の臓器灌流を維持するには，血圧を保つために，②昇圧剤（カテコラミン）を用いる，ということになる。そこで，ノルアドレナリンとドパミンのどちらがいいかということだが，β受容体刺激は種々の障害が生じる可能性が高く，末梢血管抵抗が低下する敗血症性ショックではα受容体刺激が重要なはずである。事実，メタ解析（2012a），メタ解析（2012b）では，ノルアドレナリン投与のほうがドパミン投与よりも死亡率が有意に低かった。そもそも交感神経活性がかなり亢進しているhyperdynamic stateでは，ドパミンによるさらなる陽性変力作用は期待できず，期待できたとしても①の理由によって無効で，逆に$β_2$受容体刺激による頻脈が助長され，好結果を生まないとされている。好結果を生まないどころか，心拍数が上昇すると左室の拡張期充満時間が短縮し，心筋酸素消費が増加し，いずれ頻拍誘発性心筋症

(tachycardia-induced cardiomyopathy)を起こす原因にもなる。心拍数の上昇は、敗血症患者の転帰を悪化させる大きな因子なのである（Intensive Care Med 2012）。

そこで、心拍数を落とすべくβ遮断薬なのであるが、この薬剤は慢性心不全で一般的に使用されており、うまく使えば慢性心不全患者の心機能・運動能・生命予後を劇的に改善させることができる。集中治療の分野でも、重症熱傷の小児患者での報告（NEJM 2001）、外傷患者での報告（J Trauma 2007）、重症例での後ろ向き研究の報告（Crit Care Med 2011）では、いずれもβ遮断薬使用によって良好な転帰が得られた。では、敗血症性ショックへのβ遮断薬はどうか。

JAMA（2013）を紹介する。対象は心拍数≧95/minの敗血症性ショックで、ノルアドレナリン投与で平均血圧≧65mmHgを維持している154名。半数にβ遮断薬エスモロールを持続投与し、割付け96時間以内の心拍数と血行動態などを非投与例と比較した無作為割付け試験である。結果は、投与群は非投与群に比し、心拍数が有意に低下し（AUC［注］中央値：-28 vs -6/min, p<0.001）、平均血圧を65mmHg以上に保つために必要なノルアドレナリン用量（AUC：-0.11 vs -0.01μg/kg/min, p=0.003）も、輸液量（AUC：975 vs 4,425mL/24hr, p<0.001）も少なかった。しかもそれでいて、投与群は心係数が増加し、酸素消費量は低下した。また、乳酸レベルは低下（-0.1 vs +0.1mmol/L, p=0.006）、アシドーシスは改善傾向（pH：+0.28 vs -0.02unit, p=0.03, base excess：+0.8 vs -0.5mmol/L, p=0.03）なので、末梢臓器への灌流は格段に改善したということである。その結果、投与群で28日死亡率が著しく改善した（投与群49.4% vs 非投与群80.5%：調整HR=0.392, p<0.001）。しかも、有意差はないが、投与群では多臓器不全での死亡の割合が少ないようである（28.8 vs 37.1%）。このβ遮断薬の転帰改善効果の機序はおそらく、①心拍数を下げて有効な心拍出を得られたこと、②ノルアドレナリン投与量を減らすことにより末梢動脈の過剰収縮が抑制できて末梢組織への灌流が改善したこと、③組織の酸素必要量が減少したこと、の3点であると思われる。ちなみに、現在本邦で使用可能な注射用β遮断薬はプロプラノロール（インデラル®：半減期2～6hr）、エスモロール（ブレビブロック®：半減期9min）、ランジオロール（オノアクト®：半減期4min）の3種類のみである。プロプラノロールは、$β_2$遮断作用があり半減期が長いため、使用しづらい。ランジオ

ロールは，内因性交感神経刺激作用がなく心拍数減少作用が強いので，エスモロールよりも敗血症性ショックの治療に向いているかもしれない。

いずれにしても，以上から，敗血症性ショックへのβ遮断薬投与は有効なのは当然として，JAMA (2013) の28日死亡率の結果のARRは61%，NNTは実に3.2であるので，有効を通り越して「必須」である，というのが結論である。

[注] AUC

area under the blood concentration-time curve。

*   *   *

- NEJM (1994)：Hayes MA, et al. Elevation of systemic oxygen delivery in the treatment of critically ill patients. N Engl J Med 1994；330：1717-22.

  重症患者 (n=101) のメタ解析。ドブタミン5〜200μg/kg/minを投与しても平均動脈圧・酸素消費量は増加せず，心拍出量と酸素運搬能は増加した ($p<0.05$)。しかし，院内死亡率は非投与群の34%に比し，投与群で54%と増加した ($p=0.04$)。

- NEJM (1995)：Gattinoni L, et al. for the SvO_2 Collaborative Group. A trial of goal-oriented hemodynamic therapy in critically ill patients. N Engl J Med 1995；333：1025-32.

  重症患者763人のメタ解析。心係数を正常化する介入も，酸素飽和度を正常化する介入も，対照群と死亡率 (48.4 vs 48.6 vs 52.1%) は変わらなかった。実際に，心係数が正常化した例のみの解析でも同様であった (44.8 vs 40.4 vs 39.0%)。

- メタ解析 (2012a)：De Backer D, et al. Dopamine versus norepinephrine in the treatment of septic shock：a meta-analysis. Crit Care Med 2012；40：725-30.

  敗血症性ショック患者の転帰と有害事象へのノルアドレナリンおよびドパミンの影響を比較した5つの観察研究 (n=1,360) と6つのランダム化研究 (n=1,408) のメタ解析。結果：ドパミン投与はノルアドレナリン投与に比し，死亡率が高く (RR=1.23, $p<0.01$)，不整脈発生が多かった (RR=2.34, $p=0.001$)。

- メタ解析 (2012b)：Vasu TS, et al. Norepinephrine or dopamine for septic shock：systematic review of randomized clinical trials. J Intensive Care Med 2012；27：172-8.

  敗血症による重症患者へのノルアドレナリンとドパミンの効果を比較した6つのランダム化試験 (n=2,043) のメタ解析。結果：ノルアドレナリン投与はドパミン投与に比し，死亡率が低く (RR=0.99, $p=0.028$)，不整脈が少なかった (RR=0.43, $p\leq0.001$)。

- Intensive Care Med (2012)：Schmittinger CA, et al. Adverse cardiac events during catecholamine vasopressor therapy：a prospective observational study. Intensive Care Med 2012；38：950-8.

　カテコラミンで昇圧薬治療中の心血管障害を伴う外科系ICU患者の有害心血管イベント（心拍数上昇，頻脈性不整脈，心筋細胞の損傷，急性心停止または死亡，肺高血圧による右心不全，全身血流の低下）の発生率とその危険因子を評価。結果：112人の患者のうち54人が合計114回の有害心血管イベントを発症（発生率48.2％）。新たに発症する頻脈性不整脈（49.1％）と心拍数の上昇（23.7％），心筋細胞の損傷（17.5％）が高頻度に発生。人工透析の必要，疾患の重症度，カテコラミン投与量（OR＝1.73，p＝0.02），およびカテコラミン投与期間（OR＝1.01，p＝0.002）が有害心血管イベント発症と関連。有害心血管イベント発症患者は，カテコラミン使用期間（p＜0.001）と人工呼吸期間（p＜0.001）が長くなり，集中治療室滞在期間が長くなり（p＜0.001），非発症患者よりも死亡率が高かった（25.9 vs 1.7％，p＜0.001）。

● NEJM (2001)：Herndon DN, et al. Reversal of catabolism by beta-blockade after severe burns. N Engl J Med 2001；345：1223-9.

　対象は重度熱傷の25名の子ども。プロプラノロール投与例は，心拍数（p＜0.001）と安静時エネルギー消費（p＜0.01）が低下し，muscle-proteinバランスが82％増加（p＜0.002）した。

● J Trauma (2007)：Arbabi S, et al. Beta-blocker use is associated with improved outcomes in adult trauma patients. J Trauma 2007；62：56-61.

　外傷で入院した4,117人（死亡率5.6％）のうち7％が高血圧や頻拍のためにβ遮断薬を服用中であった。β遮断薬を服用していた外傷患者は非服用例に比し，死亡が少なかった（OR＝0.3，p＜0.001）。

● Crit Care Med (2011)：Christensen S, et al. Preadmission beta-blocker use and 30-day mortality among patients in intensive care：a cohort study. Crit Care Med 2011；15：R87.

　8,087人のICU入室者での後ろ向き研究。β遮断薬使用者（n＝1,556）は背景をマッチさせた非使用者（n＝1,556）に比し，30日死亡率は25.7 vs 31.4％（OR＝0.74）であった。このOR値は，外科系ICU患者では0.69，内科系ICU患者では0.71，非選択的β遮断薬の使用者では0.99，選択的β遮断薬の使用者では0.70であった。

● JAMA (2013)：Morelli A, et al. Effect of heart rate control with esmolol on hemodynamic and clinical outcomes in patients with septic shock：a randomized clinical trial. JAMA 2013；310：1683-91.

Pro	Con

あながちそうとも言えない

　JAMA（2013）では敗血症性ショックへのβ遮断薬投与は有効だという流れになってはいるが，この報告はたかだか154名の小規模の試験である。それに加えて，解せない点がある。この試験はノルアドレナリン

を投与して平均血圧を65mmHg以上に保っている状況というエントリー基準だが，実際は72〜73mmHgであった。ということは，収縮期血圧は90mmHg前後ではないだろうか。頻脈があって重症かもしれないが，この血圧で対照群の28日死亡率が80.5％というのは高すぎないだろうか。対照群の心拍数は試験期間中は100〜110/minで，心係数は3.5〜4.0L/min/m^{2}ある状態で，である。また，確かに末梢臓器への灌流はβ遮断薬投与によって改善しただろうが，両群ともSaO_2はほぼ100％，肝機能とビリルビンは正常なので，末梢臓器への灌流がそれほど障害されていた状態ではないのであろう。やはり，これで28日死亡率8割，は解せない。提示されている多臓器不全の重症度評価基準のSAPS Ⅱ スコア［資料1］（中央値：投与群52，対照群57）からは，死亡率はせめて50〜60％程度であろう。一体どういう治療をしていたのであろうか。

　また，NEJM（1994）とNEJM（1995）から，敗血症性ショックに心拍出量を増加させる治療法は無効とProでは結論されているが，これらはその治療そのものが発症から相当の時間が経過した段階で開始されている。輸液や昇圧剤では埒があかなかったときに，ようやく強心薬を追加して全身への酸素供給量を増やし，どうだったかという試験なのである。さすがに，これではだめだろう。

　もっと早期に治療を開始したEGDT（2001）を紹介する。この試験は，敗血症性ショック発症6時間以内に，中心静脈血酸素飽和度［資料2］を指標として輸液・輸血あるいは心血管作動薬投与を早々に行い，全身への酸素供給量を増加させる治療〔早期目標指向療法：early goal-directed therapy（EGDT）〕の効果を見たものである。結果は，治療開始から7〜72時間の間では，EGDT群（n＝130）は標準療法群（n＝133）に比し，中心静脈血酸素飽和度が高く（70.4±10.7 vs 65.3±11.4％，p≦0.02），乳酸が低く（3.0±4.4 vs 3.9±4.4mmol/L，p≦0.02），base defectが小さく（2.0＋6.6 vs 5.1±6.7mmol/L，p≦0.02），pHが高かった（7.40±0.12 vs 7.36±0.12，p≦0.02）。これはすなわち，血行動態が改善して末梢組織への灌流が改善したということであって，多臓器不全が改善したという証拠に，EGDT群ではAPACHE Ⅱ スコア［資料3］が有意に低かった（13.0±6.3 vs 15.9±6.4，p＜0.001）。その結果，標準療法群に比し，院内死亡率が減少したのである（30.5 vs 46.5％，p＝0.009）。EGDT群の心拍数はこの研究期間では96/minで，標準療法群と差がなかった

にもかかわらず、である。したがって、心拍数を落とさなくても、敗血症性ショックの発症早期に介入するのならば、心血行動態指標を改善することを目安に全身への酸素供給量を増やす治療で良い結果をもたらすのである。一概に、心拍数を落とさねばならないということでもないのである。

[資料1] SAPS (Simplified Acute Physiology Score) Ⅱスコア (JAMA 1993；270：2957-63)
　主に欧州で用いられている重症度スコア。APACHEをよりシンプルにしたもの。スコアに関与する変数は、12の生理学的変数、年齢、入室形態、3つの基礎疾患 (AIDS, 血液疾患, 転移性悪性腫瘍) の計17項目。

[資料2] 中心静脈血酸素飽和度
　心拍出量、Hb、動脈血酸素飽和度 (SaO_2)、酸素消費 (VO_2) の4つの要素に影響されるパラメータで、全身の酸素需給バランスの指標である。中心静脈血酸素飽和度の低下は、心拍出量の低下、Hbの低下、SaO_2の低下、VO_2の上昇のいずれかが原因となり、介入による中心静脈血酸素飽和度の上昇は、総合して現在の治療が正しい方向に向いているという証拠になる。

[資料3] APACHE (Acute Physiology and Chronic Health Evaluation) Ⅱスコア (Crit Care Med 1985；13：818-29)
　本邦でもよく用いられる重症度スコア。呼吸、循環、血液検査値、GCSの12指標について、ICU入室24時間以内の最悪値をAPS (acute physiology score) とし、年齢と慢性疾患のスコアを加えて、さらに原因疾患の重み付けを追加した指標。

　　　　　　　　　＊　　　　　＊　　　　　＊

● EGDT (2001)：Rivers E, et al. Early Goal-Directed Therapy Collaborative Group. Early goal-directed therapy in the treatment of severe sepsis and septic shock. N Engl J Med 2001；345：1368-77.

個人的解釈

エビデンス不足

　敗血症性ショックへのβ遮断薬投与は、有効である可能性が高い。しかし、それは単に心拍数を下げて血行動態を改善しただけの効果ではないであろう。β遮断薬は、①炎症性サイトカインを抑制し (Circulation 2000, Crit Care Med 2005)、炎症そのものを鎮静化する、②交感神経系亢進による代謝亢進と蛋白異化亢進を抑える、ということによって、敗血症の末梢組織の酸素需給バランスを回復する。また、糖代謝・脂肪

代謝への作用もあるようである．そうでなければ，ただ単に心拍数を下げる薬剤なら何でもいいということになってしまう．

そうはいっても，心拍数を下げて心負荷を落とすという効果は大きい．そもそも敗血症心筋では，発症早期から過剰に放出される炎症性サイトカインによって，血管透過性亢進による心筋細胞浮腫，ミトコンドリア機能障害，心筋細胞の微細構造崩壊などが生じている．これはある程度までは可逆的であるとされているが，そういう状態に急速な輸液負荷や心血管作動薬の大量投与を行うと，さらに心筋の傷害を進行させ，心機能障害を不可逆的にする恐れがあるだろう．したがって，敗血症発症早期からβ遮断薬で心負荷を落とすという治療法は，長い目で見ると正しい治療法であると思われる．そこで問題になるのが，①どのタイミングで，②どんな種類のβ遮断薬を，③何を指標に，④いつまで，投与すればいいかということである．これについては，まったくわかっていない．

敗血症性ショック時にやむなくノルアドレナリンを用いるのは，ひとえに末梢動脈を締めて体血圧を維持し，重要臓器への灌流を確保するためである．このノルアドレナリンをはじめとするカテコラミン投与が敗血症性ショック時にかかわらず心筋にとって害であるのはProの論調どおりであるが，それならば，カテコラミン以外で末梢動脈を収縮させて血圧を維持するとどうなのか．

バソプレシンについて述べる．薬剤としてのバソプレシンは，ざっくりといえば，①血管平滑筋のV_1受容体を介した血管収縮で血圧上昇させる作用と，②腎集合管のV_2受容体を介して水の再吸収促進で尿量を減少させる作用（抗利尿ホルモン），の2つをもつ．敗血症性ショック時には，この両作用とも有用であろう．VASST（2012）を紹介する．これは敗血症性ショックの779人を対象に，バソプレシン+ノルアドレナリン群とノルアドレナリン単独群の心肺機能への効果を比較した研究である．結果は，両方の治療群で同等に血圧が維持され（平均血圧72〜82mmHg），バソプレシン投与群ではノルアドレナリンの必要量が少なくてすんだ（治療開始48hr以内では1/2〜1/3の量）．バソプレシン投与群は心拍数が有意に減少し（$p<0.0001$），ショックの重症度が低くなった（$p=0.03$）．心係数・心拍出量を含めて心拍数以外の心血行動態指標には，両群で差はなかったという．ただし，バソプレシン投与群はノルアドレナリン投与群よりも陽性変力薬の使用率が有意に高かったので，

さすがにノルアドレナリンに比べると昇圧効果は弱い。が，十分に使える薬剤である。

いずれにしても，敗血症性ショックに対するβ遮断薬の効果に関するエビデンスはcontroversialなので(J Anaesthesiol Clin Pharmacol 2015)，2016版の日本版敗血症診療ガイドラインでも使用を勧めるようには記載されていないのである。確固とした治療法として地位を築くのは，上記の①〜④の指標が揃ってからの話であろう。

    ＊   ＊   ＊

- Circulation (2000)：Prabhu SD, et al. β-adrenergic blockade in developing heart failure：effects on myocardial inflammatory cytokines, nitric oxide, and remodeling. Circulation 2000；101：2103-9.
- Crit Care Med (2005)：Suzuki T, et al. Infusion of the beta-adrenergic blocker esmolol attenuates myocardial dysfunction in septic rats. Crit Care Med 2005；33：2294-301.
- VASST (2012)：Gordon AC, et al. The cardiopulmonary effects of vasopressin compared with norepinephrine in septic shock. Chest 2012；142：593-605.
- J Anaesthesiol Clin Pharmacol (2015)：Chacko CJ, et al. Systematic review of use of β-blockers in sepsis. J Anaesthesiol Clin Pharmacol 2015；31：460-5.

あとがき

$142857 \times 2 = 285714$
$142857 \times 3 = 428571$
$142857 \times 4 = 571428$
$142857 \times 5 = 714285$
$142857 \times 6 = 857142$

というふうに，答えの各桁の数字が循環する．このままいくかと思えば，一転，

$142857 \times 7 = 999999$

　日々同じルーチンの繰り返しと思って安心していたら，突如として状況が変わる．状況がどのように変わろうが確固とした自分を保つには，どうすればよいか．我々は，意図的に自分を操ろうとする人に対して自分の意見をはっきりと主張するために，ただそれだけのために勉強し続けるのである．勉強する意味は，これに尽きる．もうこれでいいと思ったら，その時点で思考は停止し，状況が変わると同時に他人の思うがままに操られるからだ．

　1990年代の「急テク」「慢テク」以来，先入観を排して，惰性で受け継がれてきた通説に反発し続けてきたが，それも志半ばで打ち止めとなってしまった．へそ曲がりがへそ曲がりとして真っ当に受け入れられるほどには，世の中に余裕がなくなったということであろう．誠に残念ではあるが，著者はこれからもへそ曲がりであることをやめるつもりはない．そうであることを誇りに思っているからであり，コバンザメにはなりたくないからである．

　本書は久米清士医師（現 済生会千里病院），松寺亮医師（現 国立病院機構大阪南医療センター），荒木亮医師（現 大手前病院），今仲崇裕医師（現 兵庫医科大学）らの同志たちとの実質的な共著である．彼らとは，かつて苦楽を共にした．というよりも苦のほうが圧倒的に多かったが，充実した日々を過ごすことができた．10年前に戻れるならば，も

う一度彼らとともに切磋琢磨しながら日々を過ごしたく思う。彼らにはあらためて，ありがとう，と言いたい。

> 港にいれば船は安全だろう。しかし船はそのために造られた訳ではない。
> ― Grace Murray Hopper (1906〜1992) ―

2018年7月31日

著者

索 引

(本索引では,掲載章を記載する)

【トライアルとサブ解析】

3CPO　V-4
4Sサブ解析　III-5

A to Zサブ解析　III-4
AAA　I-3
ACCELERATE　III-2
ACCOMPLISH　II-1
ACCORD　II-5, IV-5
ACCORD Lipid　III-3
ACES　III-4
ADHERE Registry　V-4
ADVANCE-血糖コントロール試験
　II-5, IV-5
ADVANCED-J　II-1
AFCAPS/TexCAPS　III-2
ARBITER 2　III-2
ARBITER 6-HALT　III-2, 5
ARISTOTLE　I-1
ASSET-K　IV-5
ASTRONOMER　IV-4
　―サブ解析　IV-4
AVOID　V-3

C&CVD EASD　II-5
CANHEART Aortic Stenosis Study
　IV-4
CANTOS　III-4
CANVAS　II-3, 閑話休題 (p.84)
CLARICOR　III-4
COGENT　I-2
COMPASS　I-1
CORONA　IV-2, 3
　―サブ解析　IV-2
CVD-REAL Nordic　II-3

dal-OUTCOMES　III-2
Dallas Heart Study　III-2
DETO2X-SWEDEHEART　V-3

DiRECT　II-3

EBBINGHAUS　III-1
EGDT　V-5
ELIXA　II-4
EMPA-REG OUTCOME　II-3
　―サブ解析　II-3
ENGAGE AF-TIMI48　I-1
EXACT-HF　II-2
EXAMINE　IV-5

FAMOUS　I-2
FAST-MIサブ解析　I-2
FDS1　II-5
FIELDサブ解析　III-3
FIGHT　II-4
Finnish Treat-to-Target Study
　III-5
FOURIER　III-1
　―サブ解析　III-1

GISSI-HF　IV-3
　―サブ解析　IV-3
GLAGOV　III-1
GREACEサブ解析　II-2

HPS3/TIMI55-REVEAL　III-2

ICAS-HF　IV-5
IDNT　II-1
ILLUMINATE　III-2
IMPROVE-IT　III-5
INNOVATION　II-1
IRMA-2サブ解析　II-1

J-DOIT3　II-5
J-RHYTHM Registry　I-1
JCF　IV-3
JDCS　II-3
JELIS　III-3

JPAD Ⅰ-3
JPAD2 Ⅰ-3
JPHC Ⅲ-4
JPPP Ⅰ-3
JUPITER Ⅲ-4

LEADER Ⅱ-4
　―サブ解析 Ⅱ-4
LIFEサブ解析 Ⅱ-2
Look AHEAD Ⅳ-5

ODYSSEYメタ解析 Ⅲ-1
OMEGA Ⅲ-3
ONTARGET Ⅱ-1
ORIGIN Ⅲ-3
ORION-1 Ⅲ-1

PAMELA研究 Ⅱ-2
PREDIMED Ⅲ-5
PROVE IT-TIMI 22サブ解析
　Ⅲ-3, 4
PURE Ⅲ-5

Q-SYMBIO Ⅳ-2

RAAVE Ⅳ-4
RE-LY Ⅰ-1
Risk and Prevention Study Ⅲ-3
ROADMAP Ⅱ-1
ROCKET AF Ⅰ-1

SALTIRE Ⅳ-4
SAMURAI-WAICH Ⅰ-5
SAVE Ⅳ-1
SAVIOR-C Ⅳ-1
SAVOR-TIMI53 Ⅳ-5
SEAS Ⅳ-4
SERVE-HF Ⅳ-1
SHEPサブ解析 Ⅱ-2
STABILITY Ⅲ-4
Steno-2 Ⅱ-5
SUSTAIN-6 Ⅱ-4
SWEDEHEART Ⅰ-4

TECOS Ⅳ-5

TNTサブ解析 Ⅲ-2
TRANSCENDサブグループ解析
　Ⅱ-1

UKPDS 33 Ⅱ-5, Ⅳ-5
URICO-ICTUS Ⅱ-2

VADT Ⅱ-5, Ⅳ-5
VHM&PPサブ研究 Ⅱ-2

WHS Ⅰ-3
WIZARD Ⅲ-4
WOSCOPS長期followサブ解析
　Ⅳ-3

YUKAWA-2 Ⅲ-1

【欧文索引】

ACE阻害薬/ARB →RAS抑制薬
anacetrapib Ⅲ-2
APACHEⅡスコア Ⅴ-5
ARR (absolute risk reduction) 閑話休題 (p.52)
ASV (aduptive servo-ventilation) Ⅳ-1
AT_1 (ATⅡ type 1) 受容体 Ⅳ-3

beyond blood pressure Ⅱ-1
Bispectral Index (BIS) Ⅴ-4
BNP Ⅳ-2, 3

calciphylaxis Ⅰ-4
CANTABスコア Ⅲ-1
CHADS2スコア Ⅰ-1, 4, 5
CHA2DS2-VAScスコア Ⅰ-1, 4, 5
CKD ―心房細動合併 Ⅰ-4
*Clostridium difficile*関連下痢症
　Ⅰ-2
CoQ10 (Coenzyme Q10) Ⅳ-2
CPAP (continuous positive airway pressure) Ⅳ-1, Ⅴ-4
CRP (C-reactive protein) Ⅲ-4

—高感度（hs-CRP）　Ⅲ-4

dalcetrapib　Ⅲ-2
darapladib　Ⅲ-4
DOAC　Ⅰ-1, 5
DPP-4阻害薬　Ⅱ-4, Ⅳ-5

evacetrapib　Ⅲ-2
exendin-4　→エキセナチド

Framinghamリスクスコア　Ⅰ-3, Ⅱ-2

GFR/eGFR　Ⅱ-1
GLP-1受容体作動薬　Ⅱ-3, 4, Ⅳ-5

H_2ブロッカー　Ⅰ-2, 3
HAS-BLEDスコア　Ⅰ-1, 4, 5
HbA1c　Ⅱ-3, 4, 5, Ⅳ-5
HDL（高比重リポ蛋白）　Ⅲ-2, 3
HFrEF　Ⅳ-1, 3
HOMA index　Ⅳ-4

inclisiran　Ⅲ-1
INR　Ⅰ-1

L-カルニチン　Ⅲ-4
LDL（低比重リポ蛋白）　Ⅲ-1, 3, 5, Ⅳ-4
LDL/HDL比　Ⅲ-2
lovastatin　Ⅲ-2

mRS（modified Rankin Scale）　Ⅰ-1

n-3（ω-3）系多価不飽和脂肪酸　Ⅲ-3, 5, Ⅳ-3
net clinical benefit　Ⅰ-1
NIHSS（NIH Stroke Scale）　Ⅰ-1
NNH（number needed to harm）　閑話休題（p.84）
NNT（number needed to treat）　閑話休題（p.52）
NPPV（non-invasive positive pressure ventilation）　Ⅴ-4
NT-proBNP　Ⅳ-2

OBRIスコア　Ⅰ-4
osteopetrosis（大理石骨病）　Ⅰ-2

PCI　Ⅲ-2, 4　→血行再建術も参照
PCSK9阻害薬　Ⅲ-1
PGE2製剤　Ⅰ-2
posthyperventilation hypoxia　Ⅴ-3
PT-INR　Ⅰ-1, 4, 5

QALY（quality adjusted life years）　Ⅲ-1
QT延長症候群　Ⅳ-5

Ramsay Sedation Score（RSS）　Ⅴ-4
RASS（Richmond Agitation-Sedation Scale）　Ⅴ-4
RAS抑制薬（ACE阻害薬/ARB）　Ⅱ-1, 2, 3, Ⅲ-3, Ⅳ-2, 3
rosiglitazone　Ⅳ-5
RR（relative risk）　閑話休題（p.52）
RRR（relative risk reduction）　閑話休題（p.52）
RSAS（Riker Sedation-Agitation Scale）　Ⅴ-4

SAPSⅡスコア　Ⅴ-5
SGLT2阻害薬　Ⅱ-3, Ⅳ-5
STEMI　Ⅴ-3
SU剤　Ⅱ-3, 4, Ⅳ-5

t-PA静注療法　Ⅱ-2
time in therapeutic range（TTR）　Ⅰ-1
torcetrapib　Ⅲ-2
Trendelenburg体位　Ⅴ-3
trimethylamine-N-oxide（TMAO）　Ⅲ-4

VLDL（超低比重リポ蛋白）　Ⅲ-3

【和文索引】

あ
- α-グルコシダーゼ阻害薬　Ⅳ-5
- アジスロマイシン　Ⅲ-4
- アスピリン　Ⅰ-1, 2, 3, 4, Ⅱ-3, 5, Ⅲ-3, 閑話休題（p.11）
- アデノシン三リン酸（ATP）　Ⅳ-2
- アトルバスタチン　Ⅱ-2, Ⅲ-1, 2, Ⅳ-4
- アピキサバン　Ⅰ-1, 5
- アムロジピン　Ⅱ-1
- アリロクマブ　Ⅲ-1
- アルドステロン拮抗薬　Ⅱ-2, Ⅳ-3
- アルブミン尿　Ⅱ-1, 3, 4, 5, Ⅳ-5
- アログリプチン（ネシーナ®）　Ⅳ-5
- アロプリノール　Ⅱ-2, Ⅳ-3

- 医学統計
  - —平均値と中央値　閑話休題（p.27, 41）
  - —RRRとARR　閑話休題（p.52, 68, 84）
  - —疫学調査と介入試験　閑話休題（p.102）
- 胃腸出血　Ⅰ-3
- 胃粘膜傷害　Ⅰ-2
- 胃粘膜保護　Ⅰ-3
- イルベサルタン　Ⅱ-1
- インクレチン作動薬　Ⅱ-4, Ⅳ-5
- インスリン　Ⅱ-3, 4, Ⅲ-3, Ⅳ-5
- インスリン抵抗性改善作用　Ⅱ-1

- 運動療法　Ⅱ-3, 4, Ⅳ-2, 5

- エイコサペンタエン酸（EPA）　Ⅲ-3
- エキセナチド（＝exendin-4：バイエッタ®, ビデュリオン®）　Ⅱ-4, Ⅳ-5
- エストロゲン　Ⅱ-2
- エスモロール（ブレビブロック®）　Ⅴ-5
- エゼチミブ　Ⅲ-1, 2, 5, Ⅲ-3, 4
- エドキサバン　Ⅰ-1
- エナラプリル　Ⅱ-1
- エボロクマブ　Ⅲ-1
- 炎症性サイトカイン　Ⅱ-2, Ⅴ-5
- 炎症抑制　Ⅲ-4
- エンパグリフロジン　Ⅱ-3

- オメプラゾール　Ⅰ-2
- オルメサルタン　Ⅱ-1

か
- 過換気症候群　Ⅴ-3
- 過呼吸　Ⅴ-3
- ガチフロキサシン　Ⅲ-4
- 活性酸素　Ⅱ-2
- カテコラミン　Ⅴ-5
- カナキヌマブ　Ⅲ-4
- カナグリフロジン　Ⅱ-3
- カルシウム拮抗薬　Ⅱ-1
- 肝機能障害　Ⅰ-1
- 感染症　Ⅰ-4, Ⅲ-4, Ⅴ-2
- 感染性心内膜炎（IE）　Ⅴ-1
- 冠動脈疾患　Ⅰ-1, Ⅱ-1, 2, 3, Ⅲ-2, 3, 4, 5
- 冠動脈石灰化　Ⅳ-4
- 冠動脈プラーク　Ⅲ-4

- 機械弁　Ⅰ-4
- 気管内挿管　Ⅴ-4
- 気胸　Ⅴ-2
- キサンチンオキシダーゼ　Ⅱ-2
- キサンチンオキシダーゼ阻害薬　Ⅱ-2
- 逆流性食道炎　Ⅰ-2
- 救急処置　Ⅴ-1〜5
- 急性冠症候群（ACS）　Ⅲ-2, 3, 4, 5, Ⅳ-1
- 急性心筋梗塞　Ⅰ-2, 3, Ⅲ-3, 4, Ⅴ-3
  - —心房細動合併　Ⅰ-4
- 急性心不全　Ⅴ-4
- 虚血性心疾患イベント　Ⅲ-5
- 虚血性心不全　Ⅳ-3
- 菌血症　Ⅴ-1

- 空気塞栓　Ⅴ-2
- クラリスロマイシン　Ⅲ-4

グラルギン Ⅲ-3
グリセミック指数（GI） Ⅱ-3
クリニカルシナリオ Ⅴ-4
グルコース濃度依存性 Ⅱ-4
クレアチニン Ⅱ-1, 2, 4, 5, Ⅲ-3
クレアチン Ⅳ-2
クロピドグレル Ⅰ-2, 4

頸動脈内膜-中膜肥厚（IMT）
　Ⅱ-1, Ⅲ-2, 3
血管拡張薬 Ⅴ-4
血管内皮機能 Ⅳ-3
血行再建術 Ⅱ-5, Ⅲ-1, 3, 4, Ⅳ-5
血小板機能抑制 Ⅲ-2
血栓形成 Ⅰ-1, Ⅲ-4
血栓形成抑制作用 Ⅳ-3
血栓塞栓症 Ⅰ-4, 5
血糖コントロール Ⅲ-3
　―厳格 Ⅱ-5, Ⅳ-5
ケトアシドーシス Ⅱ-3

高LDL血症 Ⅲ-5
降圧薬 Ⅱ-1, 3, 4
高インスリン血症 Ⅱ-2
抗炎症作用 Ⅲ-1, Ⅳ-3
抗凝固療法 Ⅰ-1, 5
口腔ケア Ⅴ-1
高血圧 Ⅱ-2, 5, Ⅲ-4, Ⅳ-4
　―糖尿病合併 Ⅱ-1
抗血小板薬 Ⅰ-2
抗血小板薬二剤併用療法（DAPT）
　Ⅰ-2
抗血栓 Ⅰ-1～5
高コレステロール血症 Ⅲ-4
　―家族性 Ⅲ-1, 5, Ⅳ-4
抗酸化作用 Ⅱ-2, Ⅳ-3
高脂血症 Ⅱ-5, Ⅲ-1～5, Ⅳ-4
高心拍出状態 Ⅴ-5
高尿酸血症 ―無症候性 Ⅱ-2
高齢 Ⅰ-1, 4, Ⅲ-3, Ⅳ-2, 4
呼吸性アルカローシス Ⅴ-3
骨折リスク Ⅰ-2
コレステロールエステル転送蛋白
　（CETP）阻害薬 Ⅲ-2
コレステロール値 Ⅲ-5

さ
再出血 Ⅰ-5
細小血管合併症 Ⅱ-5
在宅酸素療法 Ⅳ-1
在宅人工呼吸 Ⅳ-1
サクサグリプチン（オングリザ®）
　Ⅳ-5
鎖骨下静脈穿刺 Ⅴ-2
左房内血栓 Ⅰ-4
酸化ストレス Ⅳ-2
酸素投与 Ⅴ-3, 4
酸素分圧（PaO_2） Ⅴ-3
酸分泌抑制薬 Ⅰ-2

脂質 ―摂取・吸収 Ⅲ-5
脂質低下薬（療法） Ⅱ-3, Ⅲ-3, 4
歯周病 Ⅴ-1
持続陽圧呼吸療法（CPAP） Ⅳ-1,
　Ⅴ-4
シタグリプチン（ジャヌビア®, グラ
　クティブ®） Ⅳ-5
歯肉指数 Ⅴ-1
集中治療 Ⅴ-5
十二指腸潰瘍 Ⅰ-2
出血傾向 Ⅰ-1, Ⅴ-2
出血リスク Ⅰ-1, 4
昇圧剤 Ⅴ-5
小腸 ―吸収 Ⅲ-5
上部消化管出血 Ⅰ-2, 3
食事療法 Ⅱ-3, 4, Ⅳ-5
腎機能障害 Ⅰ-1, 2, 4, Ⅱ-2, Ⅳ-5
心筋梗塞 Ⅰ-3, 4, Ⅱ-3, 4, 5, Ⅲ-1,
　2, 3, 4, 5, Ⅳ-5
　―急性 Ⅰ-2, Ⅲ-4, Ⅴ-3
　―陳旧性 Ⅰ-1
心筋リモデリング Ⅳ-3
神経保護作用 Ⅱ-2
心血管イベント抑制効果 Ⅱ-1, 2,
　3, 4, Ⅲ-3
心血管疾患 ――次予防 Ⅰ-3
心原性肺水腫 ―急性 Ⅴ-4
腎硬化症 Ⅱ-1
人工弁置換 Ⅰ-1
浸透圧利尿 Ⅱ-3
心肺蘇生 Ⅴ-2

シンバスタチン Ⅲ-5, Ⅳ-4
心不全 Ⅳ-1～5
　―急性 Ⅴ-4
　―虚血性 Ⅳ-3
　―入院 Ⅱ-3, Ⅳ-2, 3, 5
　―慢性 Ⅲ-2, Ⅳ-1, 3, Ⅴ-5
腎不全 ―末期 Ⅱ-1, 4, Ⅳ-5
心房細動 Ⅳ-2, 3
　―DES留置患 Ⅰ-5
　―急性心筋梗塞 Ⅰ-4
　―非弁膜症性（NVAF） Ⅰ-1
　―末期CKD Ⅰ-4
　―慢性透析 Ⅰ-4
腎保護作用 Ⅱ-3, 4

膵炎 Ⅲ-3, Ⅳ-5
睡眠時無呼吸症候群（SAS） Ⅳ-1
　―閉塞性（OSAS） Ⅰ-5, Ⅳ-1
睡眠ポリグラフィー Ⅳ-1
頭蓋内出血 Ⅰ-5
スタチン Ⅱ-2, 5, Ⅲ-1, 2, 3, Ⅳ-2, 3, 4
　―6％ルール Ⅲ-5

セマグルチド Ⅱ-4

臓器保護作用 Ⅱ-1, 2
早期目標指向療法（EGDT） Ⅴ-5
僧帽弁狭窄 Ⅰ-4

た
大血管合併症 Ⅱ-5
代謝性疾患 Ⅱ-1～5
大動脈弁狭窄（AS） Ⅲ-5, Ⅳ-4
大動脈弁石灰化 Ⅳ-4
多臓器不全 Ⅴ-5
ダパグリフロジン Ⅱ-3
ダビガトラン Ⅰ-1, 5
炭水化物 Ⅲ-5
蛋白異化 Ⅴ-5

チアゾリジン系薬剤 Ⅳ-5
チエノピリジン系抗血小板薬 Ⅰ-2, 5
地中海食 Ⅲ-5

中心静脈カテーテル ―挿入Zone Ⅴ-2
中心静脈血酸素飽和度 Ⅴ-5
中心静脈穿刺 Ⅴ-2
中性脂肪（TG） Ⅱ-1, Ⅲ-3
腸内細菌叢 Ⅰ-2, Ⅲ-4
鎮静 Ⅴ-4

痛風 Ⅱ-2

低血糖 Ⅱ-4, 5, Ⅳ-5
低酸素血症 Ⅳ-1, Ⅴ-3
デクスメデトミジン（プレセデックス®） Ⅴ-4
テタニー Ⅴ-3
テネリグリプチン Ⅳ-5
テルミサルタン Ⅱ-1

透析 Ⅰ-4, Ⅴ-5
　―心房細動合併 Ⅰ-4
糖尿病 Ⅱ-1～5, Ⅲ-3, Ⅳ-2, 4
　―1型 Ⅱ-1
　―2型 Ⅰ-3, Ⅱ-1, 3, 4, 5, Ⅲ-3, Ⅳ-5
　―罹病期間 Ⅱ-4, 5, Ⅳ-5
糖尿病性腎症 Ⅱ-1, 5
糖尿病性網膜症 Ⅱ-1, 5
動脈硬化 Ⅱ-1, Ⅲ-1～5
動脈硬化進展抑制作用 Ⅱ-4
ドパミン Ⅴ-5
ドブタミン Ⅴ-5

な
ナイアシン Ⅲ-2, 3
内頸静脈穿刺 Ⅴ-2
内臓脂肪 Ⅱ-2
内皮型NO合成酵素（eNOS） Ⅲ-2, Ⅳ-3
内皮機能障害 Ⅱ-4, Ⅲ-2

二酸化炭素分圧（$PaCO_2$） Ⅴ-3
尿酸値 Ⅱ-2
尿蛋白 Ⅱ-1
認知機能 Ⅲ-1
認知症 Ⅰ-2

脳梗塞　Ⅰ-1, 3, 5, Ⅲ-2, Ⅴ-2
脳出血　Ⅰ-3, 4, 5
ノルアドレナリン　Ⅴ-5

は
肺炎クラミジア菌　Ⅲ-4
敗血症　Ⅰ-4
敗血症性ショック　Ⅴ-5
肺梗塞　Ⅴ-2
肺塞栓　Ⅲ-3, Ⅴ-3
バソプレシン　Ⅴ-5
歯みがき　Ⅴ-1

ピオグリタゾン　Ⅳ-5
非侵襲的陽圧換気療法（NPPV）　Ⅴ-4
ビスホスホネート　Ⅰ-2
ビタミン・ミネラル吸収障害　Ⅰ-2
ビタミンB_{12}吸収障害　Ⅰ-2
ビタミンE　Ⅰ-3, Ⅳ-2
ビタミンK依存性凝固因子/凝固阻止因子　Ⅰ-1
ヒドロクロロチアジド　Ⅱ-1
皮膚潰瘍　Ⅰ-4
非弁膜症性心房細動（NVAF）　Ⅰ-1
肥満　Ⅱ-2, 3, 4, Ⅳ-1
ビルダグリプチン（エクア®）　Ⅳ-5
頻拍誘発性心筋症　Ⅴ-5
頻脈性不整脈　Ⅴ-5

ファモチジン　Ⅰ-2
不安定狭心症　Ⅰ-3, Ⅱ-4, Ⅲ-1, 2, 4, Ⅳ-5
フィブラート系薬剤　Ⅲ-3
フェノフィブラート　Ⅱ-2, Ⅲ-3
不飽和脂肪酸　Ⅲ-5
プラーク形成　Ⅲ-4
プラークスコア（歯科）　Ⅴ-1
プラーク退縮　Ⅲ-1
プリン体　Ⅱ-2
プレニル化　Ⅳ-3
プロトンポンプ阻害薬（PPI）　Ⅰ-2, 3
プロプラノロール（インデラル®）　Ⅴ-5

プロベネシド　Ⅱ-2

β遮断薬　Ⅱ-1, 3, Ⅲ-3, Ⅳ-2, 3, Ⅴ-5
ペーパーバッグ法　Ⅴ-3
ベナゼプリル　Ⅱ-1
ヘリコバクター・ピロリ（*H. pylori*）　Ⅰ-2, Ⅲ-4
ベンズブロマロン　Ⅱ-2

飽和脂肪酸　Ⅲ-5

ま
マグネシウム（Mg）吸収障害　Ⅰ-2
末梢血管抵抗　Ⅴ-5
慢性心不全　Ⅲ-2, Ⅳ-1, 3, Ⅴ-5

ミダゾラム　Ⅴ-4

無呼吸低呼吸指数（AHI）　Ⅳ-1

メタボリックシンドローム　Ⅱ-2, Ⅳ-4
メトホルミン　Ⅱ-3, 4

や
ユビデカレノン　Ⅳ-2

用量依存性　Ⅱ-3
予防的抗菌薬投与　―感染性心内膜炎（IE）　Ⅴ-1

ら
ラベプラゾール　Ⅰ-2
ラミプリル　Ⅱ-1
ランジオロール（オノアクト®）　Ⅴ-5

リウマチ性僧帽弁疾患　Ⅰ-1
リキシセナチド　Ⅱ-4
利尿薬　Ⅱ-1, 2, 3
　―サイアザイド系　Ⅱ-1
　―ループ　Ⅰ-2
リバーロキサバン　Ⅰ-1, 5
リポ蛋白関連ホスホリパーゼA_2

(Lp-PLA₂) Ⅲ-4
リポ蛋白リパーゼ (LPL) Ⅲ-3
リラグルチド Ⅱ-4

ルセオグリフロジン Ⅱ-3

レガシー効果 Ⅱ-5
レムナント Ⅲ-3

ロサルタン Ⅱ-1, 2
ロスバスタチン Ⅳ-3, 4

わ
ワルファリン Ⅰ-1, 4, 5
ワルファリン関連脳出血 Ⅰ-5

著者略歴
佐々木達哉(ささき たつや)
1984年　大阪大学医学部卒業
1985年　桜橋渡辺病院
1988年　大阪大学医学部大学院
1992年　国立循環器病研究センター
　　　　を経て，何カ所か寄り道したのち，
2006年　国立病院機構大阪南医療センター
2018年　医療法人正和病院

著書
・急性心不全 診療のテクニック(医薬ジャーナル社，1996)
・慢性心不全 管理のテクニック(同，1997)
・心不全 診療・管理のテクニック(同，2001)
　　同　改訂2版(同，2003)
　　同　改訂3版(同，2008)
　　同　改訂4版(同，2012)
・PCI診療・管理のテクニック(同，2010)
・循環器疾患ディベート(メディカル・サイエンス・インターナショナル，2014)

循環器疾患ディベート II
―Evidence and Experience Based Medicine―　　定価：本体 3,500 円＋税

2018 年 8 月 21 日発行　第 1 版第 1 刷 ©

著　者　佐々木達哉
　　　　（さ さ き たつ や）

発行者　株式会社　メディカル・サイエンス・インターナショナル
　　　　代表取締役　金子 浩平
　　　　東京都文京区本郷 1-28-36
　　　　郵便番号 113-0033　電話 (03) 5804-6050

印刷：アイワード／表紙装丁：トライアンス

ISBN 978-4-8157-0129-1　C3047

本書の複製権・翻訳権・上映権・譲渡権・貸与権・公衆送信権（送信可能化権を含む）は，㈱メディカル・サイエンス・インターナショナルが保有します。
本書を無断で複製する行為（複写，スキャン，デジタルデータ化など）は，「私的使用のための複製」など著作権法上の限られた例外を除き禁じられています。大学，病院，診療所，企業などにおいて，業務上使用する目的（診療，研究活動を含む）で上記の行為を行うことは，その使用範囲が内部的であっても，私的使用には該当せず，違法です。また私的使用に該当する場合であっても，代行業者等の第三者に依頼して上記の行為を行うことは違法となります。

JCOPY　〈㈳出版者著作権管理機構　委託出版物〉
本書の無断複写は著作権法上での例外を除き禁じられています。
複写される場合は，そのつど事前に，㈳出版者著作権管理機構（電話 03-3513-6969, FAX 03-3513-6979, info@jcopy.or.jp）の許諾を得てください。